U0199605

眼表活体
共聚焦显微镜图谱
Atlas of Ocular Surface
in Vivo Confocal Microscope

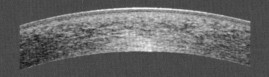

主编　徐建江　乐琦骅　洪佳旭

编者（按姓氏拼音排序）

陈荟宇　崔心瀚　洪佳旭　乐琦骅

任　毅　田丽佳　魏安基　吴　丹

项　俊　徐建江　杨宇婧　郑天玉

朱文卿

人民卫生出版社
·北京·

图书在版编目（CIP）数据

眼表活体共聚焦显微镜图谱 / 徐建江，乐琦骅，洪佳旭主编 . —北京：人民卫生出版社，2021.11
ISBN 978-7-117-32310-9

Ⅰ. ①眼⋯ Ⅱ. ①徐⋯ ②乐⋯ ③洪⋯ Ⅲ. ①眼病 – 镜检 – 图谱 Ⅳ. ①R770.43-64

中国版本图书馆 CIP 数据核字（2021）第 220772 号

人卫智网	www.ipmph.com	医学教育、学术、考试、健康，
		购书智慧智能综合服务平台
人卫官网	www.pmph.com	人卫官方资讯发布平台

眼表活体共聚焦显微镜图谱
Yanbiao Huoti Gongjujiaoxianweijing Tupu

主　　编：徐建江　乐琦骅　洪佳旭
出版发行：人民卫生出版社（中继线 010-59780011）
地　　址：北京市朝阳区潘家园南里 19 号
邮　　编：100021
E - mail：pmph @ pmph.com
购书热线：010-59787592　010-59787584　010-65264830
印　　刷：北京盛通印刷股份有限公司
经　　销：新华书店
开　　本：889×1194　1/16　印张：20
字　　数：509 千字
版　　次：2021 年 11 月第 1 版
印　　次：2021 年 12 月第 1 次印刷
标准书号：ISBN 978-7-117-32310-9
定　　价：228.00 元

打击盗版举报电话：010-59787491　E-mail: WQ @ pmph.com
质量问题联系电话：010-59787234　E-mail: zhiliang @ pmph.com

主编简介

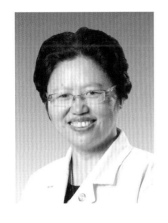

徐建江

主任医师，教授，博士研究生导师；复旦大学附属眼耳鼻喉科医院眼表学组主任，眼科研究院副院长；中华医学会眼科学分会角膜病学组副组长，上海医学会眼科学分会角膜病学组组长，国际泪膜与眼表科学理事会理事，上海市优秀学科带头人（A 类）。所带领的团队是国内最早将眼表活体共聚焦显微镜应用于临床的团队之一，并在此领域开展了大量的临床科研工作，获得了一系列丰硕成果。先后承担国家自然科学基金面上项目及省部级课题 8 项，在国际知名期刊发表 SCI 论文 59 篇；主编出版著作两部，拥有发明专利两项。多次获得教育部科学技术进步奖、教育部高校科学研究优秀成果奖、中华医学科技奖、上海市科技进步奖、上海市医学科技奖等奖项，并先后获得中国女医师协会医术奖、上海市三八红旗手、上海市巾帼建功标兵、上海市最美女医师等荣誉称号。

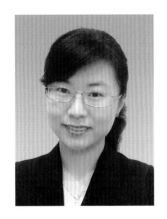

乐琦骅

医学博士，美国加州大学洛杉矶分校博士后，复旦大学附属眼耳鼻喉科医院副教授，硕士研究生导师，上海市青年科技启明星。作为国内最早开展眼表活体共聚焦显微镜实际操作、图像解读分析和临床科研工作的眼科医生之一，在眼表活体共聚焦显微镜的应用方面深耕十余年，积累了丰富经验。先后承担国家自然科学基金面上项目及省部级课题 5 项，在国际知名期刊发表 SCI 论文 50 余篇；主编出版著作两部。多次获得教育部科学技术进步奖、教育部高校科学研究优秀成果奖、中华医学科技奖、上海市科技进步奖、上海市医学科技奖等奖项。

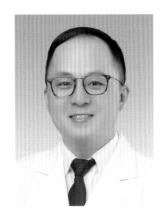

洪佳旭

副主任医师、硕士研究生导师，复旦大学附属眼耳鼻喉科医院干眼中心主任，上海合成免疫工程技术研究中心副主任。工信部国家新一代人工智能产业创新重点任务首席科学家，上海高校东方学者特聘教授。中国康复医学会视觉康复专业委员会干眼康复学组副组长、全国智能眼科学组副组长兼常委。主要从事眼表疾病基础与临床研究。曾获中华医学科技奖二等奖，教育部高等学校科学研究优秀成果奖二等奖，上海市科技进步奖一等奖，上海市医学科技奖一等奖及上海市优秀发明选拔赛优秀发明金奖。作为负责人承担 4 项国家自然科学基金项目，在 *Nature Biotechnology*、*Biomaterials*、*Small* 等杂志发表 SCI 论文多篇。

序

　　临床激光共聚焦显微镜是全身检查中唯一可以在活体上看到组织和细胞的设备，其功能和重要性不言而喻。10 年前，徐建江教授和她的团队使用眼表活体共聚焦显微镜对结膜、角膜的生理和病理就进行了较为详尽的观察和初探，对共聚焦显微镜在我国的临床应用起到了积极的推动作用。10 年来，对结膜、角膜生理和病理的认识已经有了长足的进步和提高，临床共聚焦显微镜的检查和诊断的价值也日臻成熟。

　　徐建江教授从事角膜病诊疗和基础研究多年，积累了丰富的临床经验。她带领的复旦大学附属眼耳鼻喉科医院角膜团队极具开放和创新精神，对发展学术极其执着，这是我们学习的榜样。多年来的努力使她的团队已经成为一支重要的学术劲旅，在国内外占据重要的学术地位。此次，徐教授把 10 余年的经验积累配以图片，以图文并茂的方式呈现给大家。这本书是我国角膜病诊疗技术的精品之作，拜读之时，也由衷感谢徐教授团队的真诚奉献和对我国角膜病诊疗水平的推动。再次祝贺！

中国工程院院士

山东第一医科大学终身教授

山东第一医科大学附属青岛眼科医院院长

2021 年 9 月 30 日

前　言

　　眼表活体共聚焦显微镜是一种新型的高精密度、高放大倍率显微镜，能对活体状态下眼表各层组织进行无创、实时的动态和四维（三维＋时间）观察。眼表活体共聚焦显微镜在活体角膜的解剖、病理生理学及角膜病学等方面的研究优势是其他检查手段无可比拟的，它的问世使得角膜病的活体组织形态学研究和诊断水平向前推进了一大步，被认为是目前临床上对角膜病研究最有价值的工具之一。近十年来，眼表活体共聚焦显微镜在眼表组织疾病和与眼表相关的其他疾病的诊断、鉴别诊断和治疗评估中发挥着越来越重要的作用。

　　笔者曾于 2009 年出版过一本《眼表活体共聚焦显微镜》，是国内第一本关于角膜共聚焦显微镜的参考书。当时，眼表活体共聚焦显微镜的临床应用刚刚在国内起步，国内开展该项检查的单位不多，也没有相应的工具书作为参考，出于临床需求，笔者将临床积累的操作经验和有限的病例进行整理，编撰成书。随着该仪器在国内应用的广泛开展，越来越多的眼表医生意识到其在临床诊疗中的重要性，积累的病例数量也逐年增多。同时，该仪器的临床应用范围也从角膜拓展到了结膜、睑板腺和毛囊，十年前出版的参考书已经不能满足临床需求。因此，我们重新对近十年来共聚焦显微镜在眼表疾病诊断、治疗和随访中的应用进行了整理归纳，并对国内外共聚焦显微镜在眼表各个疾病的研究领域进展做了总结，在此基础上推出了这本全新的《眼表活体共聚焦显微镜图谱》。

　　本书从共聚焦显微镜的原理和基本结构入手，介绍了临床常用的几种眼表活体共聚焦显微镜的构成模块、操作方法、适应证、禁忌证和检查操作中的注意要点；详细介绍了正常眼表组织如角膜、结膜、角膜缘、睑板腺等在共聚焦显微镜下的形态和解剖学意义。本书用大量篇幅和丰富的图片详尽介绍了各种眼表组织的常见疾病和一些影响眼表组织的眼部疾病和全身疾病在共聚焦显微镜下的细胞和组织形态改变，并从临床表现和组织病理学角度阐述了出现异常形态学改变的原因和意义，使读者在阅读过程中"知其然，并知其所以然"。与 2009 年出版的《眼表活体共聚焦显微镜》相比，本书增加了共聚焦显微镜在近几年新发展的手术技术，如DMEK 和 SMILE 中的应用，删除了一些已经被摒弃的手术方法如 DLEK，因此更贴近临床需求。笔者希望新出版的《眼表活体共聚焦显微镜图谱》不仅能够成为眼表专科医生的有力工具，为眼表疾病的诊疗工作提供参考、指导和解惑；更希望它能成为眼科住院医生认识眼表活体共聚焦显微镜的窗口，加深他们对常见眼表疾病的病理生理过程和相应影像学变化的理解。

共聚焦显微镜在角膜疾病的诊断方面有着非常广泛的用途，我们在本书中总结的资料和图片只是其中的一小部分。尽管在本书再版过程中，我们补充了近十年来共聚焦显微镜应用于眼表疾病诊疗中的一些心得体会和研究结果，但是相对于数量庞大、种类繁多的眼表疾病来说，仍然是九牛一毛。对于许多临床疾病的诊断和随访方面的资料，尚需要进一步的积累和完善。

本书的编撰过程得到了周行涛教授、张朝然教授、龚岚教授、洪晶教授、梁庆丰教授、Sophie Deng 教授和毕颖文副教授的鼎力支持，在此一并表示感谢！

2021 年 9 月

目录

第一章

共聚焦显微镜的发展历史和背景

1955 年，Marvin Minsky 等首先提出了共聚焦显微镜的概念，用于研究活体脑组织中的神经网络。其原理是利用聚光镜将光线聚焦到神经组织的很小范围内，同时显微镜的物镜也准确聚焦在同一位置。由于聚光镜和物镜的焦点是相同的，所以这种显微镜被称为共聚焦显微镜。自此之后，Wilson 和 Sheppard 等人对其光学理论做了进一步的发展。1974 年，Maurice 首次将共聚焦光学理论应用于眼科实践，发明了角膜内皮镜。而后，Bourne 和 Koester 等人对其进行了进一步改进，发明出可用于临床的角膜内皮镜。这种基本设计，目前仍在眼库等临床实践中广泛应用。但是，由于角膜内皮镜使用较宽的扫描裂隙检测器（500μm）代替衍射限制的点状（20μm）或裂隙状光源，且由于物镜将光线分为两条路径（入射光/检测器），所以使用这种仪器虽然可以获得较大范围内的图像，但是图像的水平和轴向分辨率比使用相同有效光圈数量物镜的共聚焦显微镜要小得多。

1994 年，Master 和 Thaer 等人报道了可变裂隙、实时、非接触性角膜共聚焦显微镜对活体角膜的观察结果。经过二十余年的发展，目前，眼科临床型共聚焦显微镜已发展得比较成熟，在角膜的病理、生理、创伤愈合及疾病诊断方面都具备以往其他检查设备所无可比拟的优势。

现代临床中应用于角膜成像的共聚焦显微镜是将点状或裂隙状（即光的衍射极限）光源，聚焦到活体角膜很小的范围内，同时使用一个共聚焦的点状（小孔）或者裂隙状探测器来接收信号（图1-0-1）。光学校准可以排除或减少物镜所确定的聚焦平面（或体积）以上或以下的离焦反射信号，从而使得横断面（x、y 轴）和轴向（z 轴）的分辨率和对比度均有明显提高（图 1-0-2）。尽管聚焦区域内的分辨率获得明显提高，但是每个点状或裂隙状光源探测器每次观察到的聚焦区域仅仅是角膜的很小一部分，所以必须通过快速扫描以获得更大的观察野，从而从整体上观察角膜的情况。通过照明装置和检测装置的同步运动可以达到以上要求。更重要的是，在角膜上通过沿 z 轴方向改变光源和检测器的聚焦平面，不需要移动就可以非侵袭性观察角膜光学切面。这种情况使得操作者能在足够大的放大倍数下原位观察角膜的正常结构及其病理生理过程，实现对细胞和亚细胞结构进行四维动态观察（x、y、z 轴和时间）。

目前应用于眼科临床的共聚焦显微镜均属于实时、无创的裂隙光扫描共聚焦显微镜。与早期的共聚焦显微镜相比，它有两大明显的优势：①通过连续调整裂隙从而调节焦点在 z 轴的深度，可以使信噪比达到最大，以保证组织深度增加时光学切面的影像仍有较高的对比度；②使用裂隙光源可以得到较强的信号，当联合使用有效光圈数较高的物镜时，可通过调整裂隙连续获得共聚焦点，进而得到高清晰度的视频影像。由此共聚焦显微镜可以实现对活体组织超微结构的无创性观察。

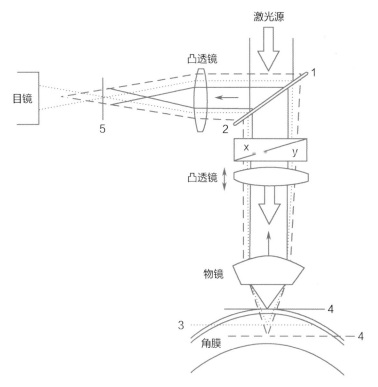

图 1-0-1　共聚焦显微镜成像原理

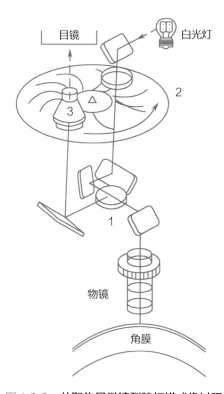

图 1-0-2　共聚焦显微镜裂隙扫描成像过程

物镜前方和目镜前方各有一个凸透镜，两个凸透镜的焦点相同。激光光束通过一个光扫描装置（2）和凸透镜后聚焦在角膜上，光线反射后通过光线分离器（1）和另一个凸透镜聚焦到目镜前方的小孔镜平面（5）。如光线聚焦在焦平面上（3，图中为浅层角膜基质），由于两个凸透镜的焦点相同，则反射光线可以通过小孔镜在目镜上成像；如光线聚焦在焦平面外（4，图中为角膜表面和深处角膜基质），则反射光线被小孔镜阻挡，不能在目镜上成像。

光线通过一个带有很多小孔镜的 Nipkow 旋转盘（2）后，经物镜聚焦在角膜上，反射光线直接被光分离器（1）反射到 Nipkow 盘另一侧的相同孔径内（3），并聚焦于目镜上。

（乐琦骅）

1. Minksy M. Memoir on inventing the confocal scanning microscope. J Scanning, 1988, 10: 128-138.

2. Wilson T, Sheppard C. Theory and practice of scanning optical microscopy. London: Academic Press, 1984.

3. Maurice D M. A scanning slit optical microscopy. Invest Ophthalmol. 1974, 13: 1033-1037.

4. Bourne W M, McCarey B E, Kaufman H E. Clinical specular microscopy. Trans Am Acad Ophthalmol Otdaryngol, 1976, 81: 743-753.

5. Koester C J. Scanning mirror microscope with optical sectioning characteristics: applications in ophthalmology. Appl Optics, 1980, 19: 1749-1757.

6. Master B R, Thaer A A. Real-time scanning slit confocal microscopy of the in vivo human cornea. Appl Optics, 1994, 33: 695-701.

7. Cavanagh H D, Jester J V, Essepian J, et al. Confocal microscopy of the living eye. CLAO J, 1990, 16: 65-73.

8. Petroll W M, Jester J V, Cavanagh H D. In vivo confocal imaging: general principles and applications. Scanning, 1994, 16 (3): 131-149.

9. Jester J V, Andrews P M, Petroll W M, et al. In vivo, real-time confocal imaging. J Electron Microsc Tech, 1991, 18 (1): 50-60.

第二章

共聚焦显微镜的
检查方法

第一节　共聚焦显微镜的组成结构和类型

一、组成结构

共聚焦显微镜主要由主机、光学传输系统和计算机分析系统这三大部分组成。

1. 主机　由一个一维的扫描裂隙装置和一个与图像光路相一致的物体聚焦盘，在一维的光切面上做三维的点状分层扫描。

2. 光学传输系统　将连续的光扫描信号同步传输到计算机屏幕上显示并储存在计算机硬盘内。

3. 计算机分析系统　通过系统自带的分析软件，对记录在电脑内的图像加以分析。一般说来，不同厂商生产的共聚焦显微镜均带有厂商自主研发的分析软件，彼此之间不能互相通用或兼容。

二、共聚焦显微镜的类型

目前临床上常用的眼科用活体共聚焦显微镜主要有两大类：

1. 以卤素等为光源型　目前市场上如 Confoscan（CS）系列（NIDEK）即属这一类型。它具有自动、半自动和手动三种不同的扫描模式，三种模式均通过类似裂隙灯的手柄控制探头的前进和后退，操作方便、简单易学，因此容易被眼科医生熟悉和接受（图 2-1-1）。CS 系列还配有 Z-scan 模式，可对不同部位的组织或病变进行深度定位。此外，最新的 CS4 还增加了三维重建扫描，通过

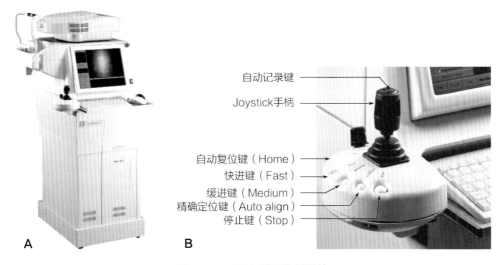

图 2-1-1　**CS3 共聚焦显微镜**

A. 外观；B. 控制面板和手柄按钮分布图

计算机软件将连续采集的二维扫描图片进行整合还原成三维模型，有助于全方位地对病灶进行观察和评估。

    这一类型的共聚焦显微镜有许多优点，除了操作简单、模式多样外，其放大倍率高达1 000倍，最佳分辨精度可达1μm；其探头通过凝胶为介质，与角膜表面保持约1.98mm的安全距离，并不直接与角膜表面接触，无创伤性，易被患者接受（图2-1-2）；高端产品还配有注视光源，容易控制患者眼位，使患者更好地配合检查。但是，由于其使用卤素光为光源，所以其最大缺点是光源的穿透力有限，仅适用于对透明角膜的观察；如角膜水肿混浊较明显，则光线大多在浅层组织被反射或散射，不能到达深层组织以致深层组织不能显影。此外，由于每次检查完毕镜头表面仅使用75%乙醇擦拭消毒，故有发生交叉感染的风险。

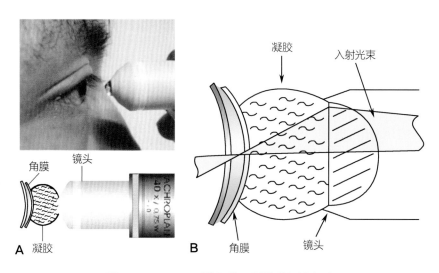

图 2-1-2　CS 系列共聚焦显微镜进行检查时

A. 镜头与角膜表面不直接接触；B. 以凝胶作为介质与角膜表面保持约1.98mm的安全距离，在安全距离内，入射光束可聚焦在角膜组织内；如镜头与角膜距离过近，则入射光束的焦点进入前房

    2. 以激光为光源型　目前市场上HRTⅡ/RCM型（Heidelberg）即属这一类型（图2-1-3）。HRTⅡ/RCM需要通过将探头旋进或后退调节成像平面，操作复杂、不易掌握。此外，其放大倍率为800倍，低于前一种类型；探头与患者角膜直接接触，易引起感染和患者不适感；探头挤压角膜，容易导致深层组织的图像出现轻微畸变，且角膜变薄濒于穿孔者不宜进行检查以免诱发穿孔。然而，与卤素灯光源的共聚焦显微镜相比，HRTⅡ/RCM的最大优点是激光光源的穿透力强，不仅能对透明角膜进行成像，而且对水肿混浊的角膜组织以及周边的不透明组织如角巩膜缘、睑板腺、结膜杯状细胞和结膜滤泡（青光眼术后）等均能进行清晰成像。另外，每检查一名患者，都要对镜头表面的无菌帽进行更换，故可防止交叉感染。

    HRTⅡ/RCM也有三种不同的图像采集方式，如单幅采集（single scan）、连续线性采集

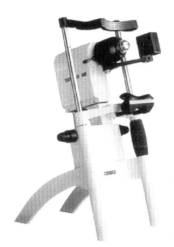
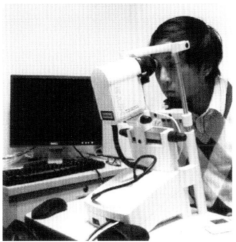

图 2-1-3　HRT Ⅱ 型共聚焦显微镜外观

（sequence scan）和对同一观察位置的动态采集（volume scan）。 HRT Ⅱ /RCM 所内置的软件功能较为单一，只能进行细胞计数。如需要对图像进行较为复杂的分析或者进行三维重建，必须依靠其他软件。

这两种类型的共聚焦显微镜各有利弊，目前在临床上均有广泛应用。但是由于目前这两种常用的共聚焦显微镜均尚未克服眼球运动造成图像畸变问题，所以该项检查对于患者的配合程度要求较高。

第二节　检查步骤及注意要点

一、检查步骤

两种类型的共聚焦显微镜的检查步骤相似。

1. 检查前向受检者说明检查中需要注意的事项，取得患者的充分理解和配合。

2. 在受检眼的结膜囊内点 0.5% 丁卡因或者 0.4% 盐酸奥布卡因（倍诺喜）一滴，稍待片刻直至患者能自然睁眼。如患者睑裂过小或者睑球粘连，可使用弹簧开睑器开睑。

3. 嘱患者将下颌放于托架上，额部顶靠托架上方的头带，以保持头位与显微镜探头的垂直。

4. 如为 CS 系列共聚焦显微镜，在浸锥式镜头上涂适量透明的黏稠物质（如卡波姆凝胶），作为镜头与角膜表面的耦合剂和成像介质。如为 HRT Ⅱ 共聚焦显微镜，在镜头表面涂布卡波姆凝胶后再在镜头前套上一个一次性无菌帽；为了保护角膜上皮，也可在无菌帽外壁（与角膜接触面）和患者的结膜囊内再滴少量卡波姆凝胶。无论哪种机型，在镜头表面涂凝胶时都需要均匀涂布，凝胶内没有空隙或气泡。

5. 通过调节主机上的手柄，使镜头上的耦合剂与角膜表面接触（CS系列）或带有一次性无菌帽的镜头与角膜直接相接触（HRT Ⅱ）。通过前后移动 Jovstick 手柄（CS系列）或者手动将探头旋进或后退，调节成像焦点平面，使角膜各层图像通过计算机屏幕快速显示。

6. 选择适当的图像采集模式，通过脚踏板或者仪器上的图像采集按钮将所需的图像记录于电脑中。

7. 根据不同的检查目的，对采集的图像进行筛选，然后利用系统自带的分析软件或者其他专用分析软件进行图像分析。

二、检查时的注意点

1. 镜头上涂布的耦合剂量要适中，太多易流失，太少影响成像质量和图像清晰度。可通过旋转调焦旋钮观察是否在监控屏上出现"高反光全白"的图像判断凝胶涂布是否均匀，如不能调出"高反光全白"的图像，说明凝胶涂布有问题，建议将原来的凝胶擦去之后重新进行涂布。

2. 一般每次每个检查部位至少检查 2~3 个点，以提高阳性率。

3. 每次检查完毕要用 75% 乙醇对镜头表面进行擦拭消毒（CS系列）或者更换一次性无菌帽（HRT Ⅱ），使用后的开睑器也必须使用 75% 乙醇擦拭消毒，每周再集中使用 0.2% 戊二醛浸泡一次，以防止交叉感染。

第三节　图像采集模式

一、HRT Ⅱ /RCM

HRT Ⅱ /RCM 有三种不同的图像采集方式：单幅采集（single scan）、连续线性采集（sequence scan）和对同一观察位置的动态采集（volume scan）。

1. 单幅采集　该模式每次获取单张图像，采集过程中需要操作者同时使用手动旋钮调节镜头位置、深度和控制脚踏板采集记录才能获得多幅连续图像，要求操作者对仪器的熟悉和使用熟练度较高。该模式的优点是不受单帧图像采集上限的限制，适合对病灶面积较大的患者进行检查部位初筛。

2. 连续线性采集　该模式下每一单帧扫描可以自动获取同一平面的 100 幅图像，采集过程中操作者通过手动调整探头的位置扩大获取图像的范围。该模式的优点是操作者只需要对镜头的检查位置进行调节，不需要调节深度和脚踏，对操作者的熟练程度要求相对较低，适用于需要通过大范围采集同一深度平面的图像制作拼图的研究或者疾病，如角膜上皮下神经丛、后部多形性营养不良等。

3. 动态采集　该模式下每一单帧扫描共获得 40 幅动态连续图像，总深度为 80μm，每幅图像间隔 2μm。一旦扫描启动，无需检查者再对镜头焦点和深度进行调节，适用于观察同一个部位由浅入深各层结构的形态和病变情况。一般来说，建议先使用 single scan 或者 sequence scan 模式进行初筛，找出需要重点检查的位点，然后再使用 volume scan 模式对该位点进行深入检查。

volume scan 模式具备测厚功能，可用于对组织或病变进行深度定位。由于每次 volume scan 的扫描厚度只有 80μm，因此该模式不适用于角膜全层测厚，而比较适用于角膜部分组织如角膜上皮层或者角膜内皮层测厚。以角膜上皮细胞层为例（图 2-3-1），分别记录第一帧出现角膜表层鳞状

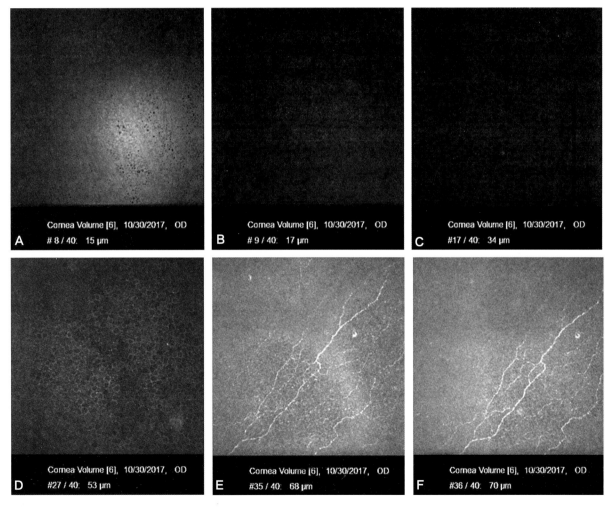

图 2-3-1　HRT Ⅱ/RCM 的 volume scan 获取的图像

A~F. HRT Ⅱ/RCM 的 volume scan 获取的图像：图 B 为第一帧出现角膜表层鳞状上皮细胞的图像，厚度为 17μm（#9/40），图 E 为最后一帧可见角膜基底上皮细胞的图像，厚度为 68μm（#35/40），比较两帧图像的深度差值可知角膜上皮层厚度为 51μm

上皮的图像的深度和最后一帧可见角膜基底上皮细胞的图像的深度，两者之间的差值就是角膜上皮细胞层厚度。目前临床上常用眼前节相干光断层扫描仪（AS-OCT）来进行上皮测厚，但是AS-OCT的工作原理是通过不同组织之间的反光度差异来判断细胞层厚度。因此，当细胞的反光度发生异常或者当上皮厚度低于AS-OCT的分辨率（<5μm）时，AS-OCT的测厚结果就不可信，这种情况下使用HRT进行细胞测厚的结果就更为可靠。当然，使用volume scan测厚对检查者的操作熟练程度和患者的配合程度都有极高的要求，轻微的移动就可能会对测厚结果造成很大的影响。

二、CS3

1. 普通扫描　CS3也有自动、半自动和手动三种普通扫描模式。以自动模式为例，每次扫描可完成对角膜全层组织的来回两次扫描，扫描间隔固定为1.5μm，共可获得350幅连续动态图像。一旦扫描启动，探头自动前进和后退，无需操作者再进行调节。自动模式和volume scan的扫描方式类似，因此患者的配合尤其重要，需要注意在检查过程中监控患者的头部和眼部，尽量减少头部移动或眼球转动对结果造成的影响。

2. Z-scan　Z-scan是CS系列角膜共聚焦显微镜的一项独特功能，其作用原理类似A型超声波，可以根据出自角膜各组织（表层角膜上皮细胞、角膜上皮细胞基底层、前弹力层、基质层和内皮细胞层）每一层的光反射强度不同，将一个完整扫描所记录到的350张图像以类似于A超的形式表现出来，如图2-3-2～图2-3-6所示：根据表层角膜上皮细胞层和内皮细胞层之间的扫描深度的差值，可计算出活体状态下的角膜厚度。据研究显示，使用共聚焦显微镜测得的角膜厚度与A超测厚仪及Orbscan Ⅱ角膜地形图系统的检测结果具有较高的一致性。另外，由于它可以准确显示一次完整扫描所记录到的350张图像中任意一张图像的深度，所以可准确测量活体角膜各个部分的厚度。

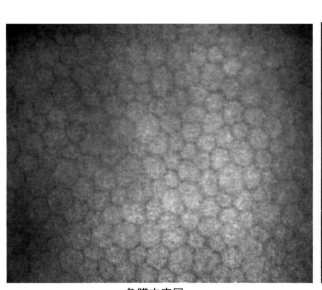
角膜内皮层

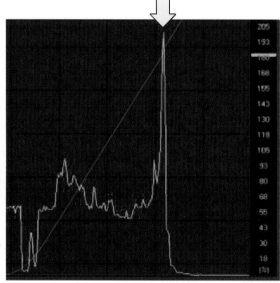
内皮层反射强度

图 2-3-2　角膜内皮层图像的光反射强度强，在 Z-scan 模式上表现为波峰（黄色箭头），且光反射度的峰值最高

利用 Z-scan 功能，我们可以对角膜内的病灶如混浊、异物、内生角膜上皮等的深度进行判断，并测量目标物与角膜上皮和角膜内皮之间的距离。这一活体深度定位功能可应用于评估准分子屈光手术（如 LASIK 术）后角膜切削瓣的深度、各种成分角膜移植术后的植片 / 植床深度测量以及观察手术疗效和并发症，如植片 / 植床愈合情况、角膜瓣下上皮内生、层间弥漫性角膜炎等。然而，随着结果更直观、测量更简便的眼前节光学相干断层扫描技术（AS-OCT）问世之后，CS 系列共聚焦显微镜的角膜测厚和深度测量功能正在逐渐被取代。

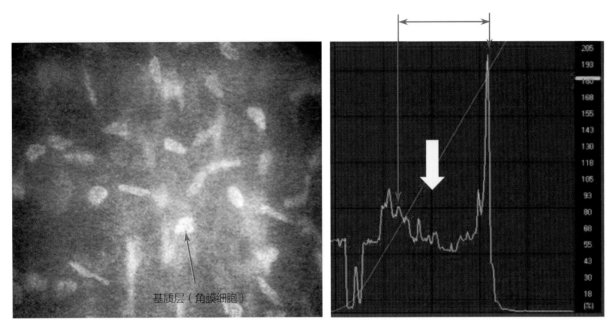

基质层（角膜细胞）

图 2-3-3　角膜基质细胞层的光反射强度较弱，在 Z-scan 模式上表现为内皮细胞层的波峰（红色短箭头）与前弹力层的波峰（红色长箭头）之间的波谷（黄色箭头）

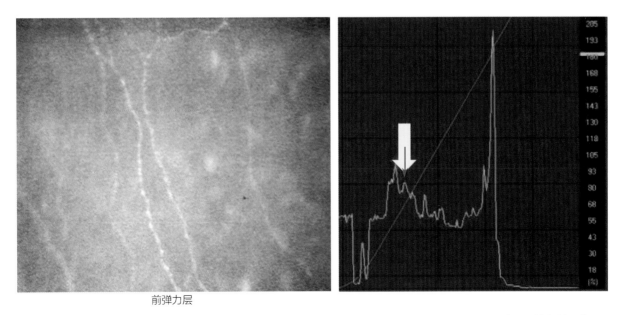

前弹力层

图 2-3-4　前弹力层的光反射强度比基质细胞层强，故在 Z-scan 模式上表现为一个小波峰（红 / 黄色箭头）

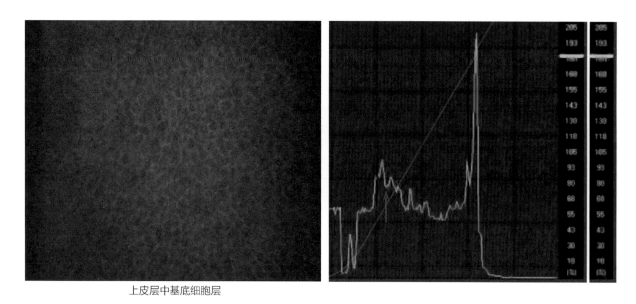

上皮层中基底细胞层

图 2-3-5　上皮细胞基底层的光反射强度比前弹力层弱，在 Z-scan 模式上表现为一个小波谷（红色箭头），但是其光反射度值高于基质层

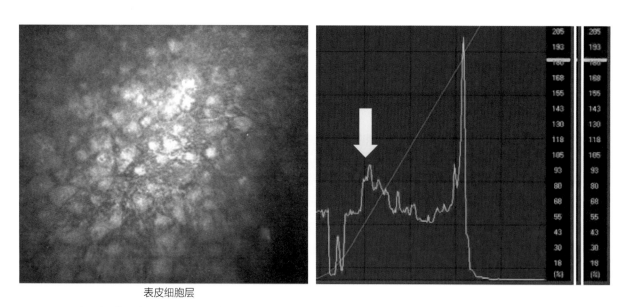

表皮细胞层

图 2-3-6　表层角膜上皮细胞层的光反射强度较强，在 Z-scan 模式上表现为一个小波峰（黄色箭头），但光反射度的峰值远低于内皮细胞层

第四节　共聚焦显微镜检查的适应证和禁忌证

一、适应证

1. 感染性角膜疾病的无创性快速诊断和鉴别诊断。

2. 穿透性角膜移植术和各种成分角膜移植术的术后随访，观察角膜各层细胞、组织结构和神经的术后愈合，对术后并发症进行早期诊断。

3. 各种角膜营养不良和角膜变性类疾病的形态学检测和辅助诊断。

4. 角膜屈光手术的术前、术后定量检测，观察角膜组织结构和神经的创伤愈合，对术后并发症进行诊断。

5. 对各种原因引起的角膜缘干细胞功能缺陷的严重程度进行评估，评判角膜缘干细胞的形态和功能。

6. 观察干眼患者角膜、结膜和睑板腺状态，为评估干眼的严重程度和治疗效果提供客观依据。

7. 眼睑螨虫感染患者的睫毛毛囊、睑板腺的形态观察和杀螨治疗的疗效随访。

8. 角结膜肿瘤的辅助诊断。

9. 其他眼部或全身疾病继发眼表异常的形态观察和治疗评估。

10. 白内障术前内皮细胞的计数和形态观察。

二、禁忌证

1. 眼球震颤，无法固视者。

2. 对表面麻醉剂（丁卡因，奥布卡因）过敏者。

3. 因各种原因造成的睑裂过小或睑球粘连者（如化学伤后）。

4. 结膜囊内有活动性炎症并具有传染性者（不宜使用 CS 系列检查）。

5. 角膜溃疡、变薄，濒于穿孔者（不宜使用 HRT II 检查）。

6. 眉弓突出、眼窝较深者，因容易造成镜头与角膜不能充分接触，所以初学操作、经验不丰富者不宜对此类患者进行检查。

（乐琦骅）

1. Villani E, Baudouin C, Efron N, et al. In vivo confocal microscopy of the ocular surface: from bench to bedside. Curr Eye Res, 2014, 39 (3): 213-231.

2. Kymionis G D, Diakonis V F, Shehadeh M M, et al. Anterior segment applications of in vivo confocal microscopy. Semin Ophthalmol, 2015, 30 (4): 243-251.

3. Alzubaidi R, Sharif M S, Qahwaji R, et al. In vivo confocal microscopic corneal images in health and disease with an emphasis on extracting features and visual signatures for corneal diseases: a review study. Br J Ophthalmol, 2016, 100 (1): 41-55.

4. Patel D V, McGhee C N. Contemporary in vivo confocal microscopy of the living human cornea using white light and laser scanning techniques: a major review. Clin Exp Ophthalmol, 2007, 35 (1): 71-88.

5. Zhivov A, Stachs O, Kraak R, et al. In vivo confocal microscopy of the ocular surface. Ocul Surf, 2006, 4 (2): 81-93.

6. De Nicola R, Labbé A, Amar N, et al. In vivo confocal microscopy and ocular surface diseases: anatomical-clinical correlations. J Fr Ophthalmol, 2005, 28 (7): 691-698.

7. Patel D V, Zhang J, McGhee C N. In vivo confocal microscopy of the inflamed anterior segment: A review of clinical and research applications. Clin Exp Ophthalmol, 2019, 47 (3): 334-345.

8. Matsumoto Y, Ibrahim OMA. Application of in vivo confocal microscopy in dry eye disease. Invest Ophthalmol Vis Sci, 2018, 59 (14): DES41-DES47.

9. Cruzat A, Qazi Y, Hamrah P. In vivo confocal microscopy of corneal nerves in health and disease. Ocul Surf, 2017, 15 (1): 15-47.

10. Shukla A N, Cruzat A, Hamrah P. Confocal microscopy of corneal dystrophies. Semin Ophthalmol, 2012, 27 (5-6): 107-116.

11. Chiou A G, Kaufman S C, Kaufman H E, et al. Clinical corneal confocal microscopy. Surv Ophthalmol, 2006, 51 (5): 482-500.

12. Chirapapaisan C, Abbouda A, Jamali A, et al. In vivo confocal microscopy demonstrates increased immune cell densities in corneal graft rejection correlating with signs and symptoms. Am J Ophthalmol, 2019, 203: 26-36.

13. Randon M, Aragno V, Abbas R, et al. In vivo confocal microscopy classification in the diagnosis of meibomian gland dysfunction. Eye (Lond), 2019, 33 (5): 754-760.

14. Villani E, Sacchi M, Magnani F, et al. The ocular surface in medically controlled glaucoma: an

in vivo confocal study. Invest Ophthalmol Vis Sci, 2016, 57（3）: 1003-1010.

15. Chidambaram JD, Prajna NV, Palepu S, et al. In vivo confocal microscopy cellular features of host and organism in bacterial, fungal, and acanthamoeba keratitis. Am J Ophthalmol, 2018, 190: 24-33.

第三章

正常角膜、结膜和睑板腺

第一节 正常角膜及角膜缘

角膜是眼球壁外层的重要组成部分，占眼球外壁前 1/6。由于角膜透明无血管，因此不仅有机械保护作用，也是屈光系统的重要组成部分。角膜横径 11~12mm，纵径 10~11mm，成年女性比男性小 0.1mm，屈光指数 1.376。

从解剖学角度，可以将角膜分为中央角膜、周边角膜和角膜缘。从中央角膜到周边角膜，基质胶原纤维的排列方式逐渐变化。角膜缘是角膜向巩膜和结膜的移行区域，与角膜上皮再生更新密切相关的角膜缘干细胞就位于该区域的上皮细胞基底层内。

从组织学角度，角膜从外到内分为上皮层、前弹力层、基质层、后弹力层和内皮层（图 3-1-1）。平整的角膜上皮不仅是保护眼球的第一道机械屏障，防止角膜水分的丧失和病原体的侵入，也与视觉清晰度密切相关。角膜基质纤维均匀规则的有序排列是角膜透明的基础。角膜内皮对维持角膜的脱水状态，维持角膜透明至关重要。

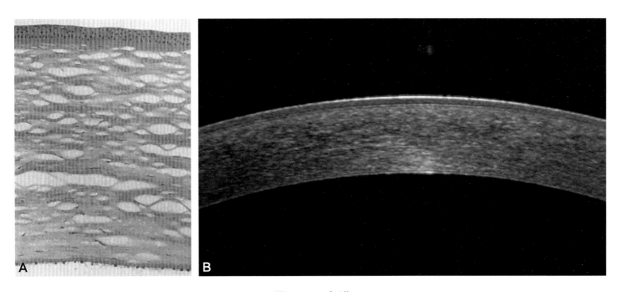

图 3-1-1　**角膜**
A. 正常角膜的组织切片（HE 染色）；B. 眼前节 OCT 图像，可见角膜的五层组织结构

一、角膜上皮层

1. 组织学特点　角膜上皮层由非角化的复层鳞状上皮细胞构成。上皮细胞共有 6~8 层，细胞排列整齐，厚度 50~52μm，位于无血管的透明角膜基质表面，表面光滑、湿润。角膜上皮层可分为三种不同形态的细胞：最外层 1~3 层细胞为表层细胞，中间 1~3 层为翼状细胞，基底层为单层柱状

细胞。基底层细胞是自角膜缘干细胞分化而来的瞬时扩充细胞，是角膜上皮细胞中唯一具有分裂功能的细胞，有丝分裂后产生子细胞即翼状细胞，翼状细胞向角膜浅表上皮移行，并在移行过程中逐渐向终末状态分化，最终自角膜表面脱落。

基底层细胞为排列整齐紧密的低柱状细胞，底部扁平头部形圆，借助于半桥粒锚定在基底膜上。基底层细胞向翼状细胞移动过程中，细胞逐渐变扁，面积逐渐变大，细胞形态逐渐变为多角形。表层细胞为扁平形，每个细胞的面积可伸展至 $46\mu m^2$，细胞厚度仅为 $4\mu m$。细胞核小而扁，细胞膜表面有很多细小的微绒毛，泪液中黏蛋白可以锚定在这些微绒毛上，协助稳定泪膜。当与泪液渗透压相差过大的溶液或者对细胞具有一定毒性的药物作用于角膜上皮细胞时，细胞表面的微绒毛会发生退行性变，导致角膜上皮水肿。在电镜下，基底细胞和翼状细胞内含水平方向排列的微小空泡，而在表层细胞中不存在这种空泡。正常情况下，角膜上皮细胞无角化，但是在干眼等病理情况下，上皮细胞可发生角化，且细胞层数增多。

2. 共聚焦显微镜下表现 在共聚焦显微镜下，角膜表层上皮细胞为较规则五或六边形，胞体大，高反光，细胞中央可见一圆形亮核（图 3-1-2）。细胞越大、越扁平，说明细胞的位置越是浅表。翼状细胞是介于基底细胞和表层细胞之间的中间态细胞，胞体呈多边形，大小介于表层细胞和基底细胞之间，排列较密集，胞体低反光，细胞边界高反光，一般不可见细胞核（图 3-1-3）。基底层细胞为排列紧密的多边形细胞，胞体最小，细胞大小较为规则一致，胞体低反光，细胞边界高反光，一般不可见细胞核（图 3-1-4）。

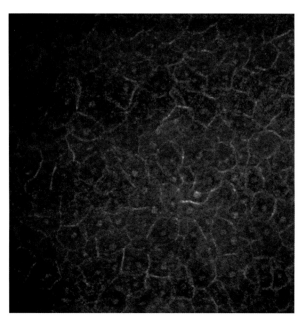

图 3-1-2　角膜表层上皮细胞为较规则五或六边形，胞体大，细胞中央可见一圆形亮核（800×）

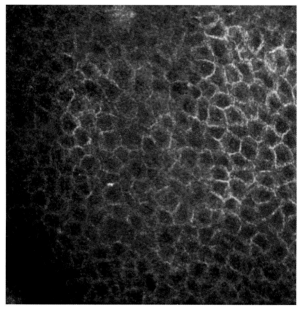

图 3-1-3　翼状细胞为多边形，细胞大小介于表层细胞和基底细胞之间，排列较密集，胞体低反光，细胞边界高反光，一般不可见细胞核（800×）

根据现有的报道，中央角膜表层上皮细胞平均密度为（1 392±337）个 /mm²，平均细胞面积为（766±197）µm²；周边角膜表层上皮细胞的平均密度为（1 323±377）个 /mm²，平均细胞面积为（808±227）µm²。按照年龄分组的研究结果表明，0~19 岁组、20~39 岁组、40~59 岁组和 60~79 岁组的中央角膜表层上皮细胞平均密度为（1 303±268）个 /mm²、（1 443±432）个 /mm²、（1 413±255）个 /mm²、（1 405±369）个 /mm²，平均细胞面积为（794±140）µm²、（748±218）µm²、（730±137）µm²、（752±168）µm²，四组之间比较无显著性差异。四个年龄组周边角膜表层上皮细胞的平均密度为（1 445±498）个 /mm²、（1 295±346）个 /mm²、（1 223±268）个 /mm²、（1 371±355）个 /mm²，平均细胞面积为（780±310）µm²、（824±212）µm²、（859±

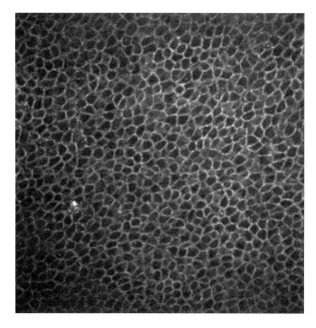

图 3-1-4　基底层细胞为多边形，胞体小，排列密集，胞体低反光，细胞边界高反光，一般见不到细胞核（800×）

204）µm²、（768±164）µm²，四组之间比较也没有显著性差异。各个年龄组中央与周边角膜表层上皮细胞的密度和面积比较均无统计学差异。Mustonen 等人的报道结果与此基本一致。角膜上皮细胞自基底层移行入表层的过程中，丧失增殖能力，逐渐分化成熟，表层细胞完成凋亡过程后自角膜脱落。因此，中央与周边角膜的表层上皮细胞均为分化较为成熟的上皮细胞，共聚焦显微镜检查显示其形态、大小、密度在不同年龄组之间不存在显著差异。

中央角膜上皮基底层细胞的平均密度为（6 433±999）个 /mm²，平均细胞面积为（159±26）µm²；周边角膜表层上皮细胞的平均密度为（6 627±1 038）个 /mm²，平均细胞面积为（155±25）µm²。四个年龄组中央角膜上皮基底层细胞的平均密度分别为（6 632±932）个 /mm²、（6 292±789）个 /mm²、（6 633±1 176）个 /mm²、（6 189±1 115）个 /mm²，平均细胞面积分别为（155±21）µm²、（165±22）µm²、（155±25）µm²、（166±33）µm²，四组之间比较没有显著性差异。四个年龄组周边角膜上皮基底层细胞的平均密度为（7 238±903）个 /mm²、（6 334±1 148）个 /mm²、（6 513±973）个 /mm²、（6 488±898）个 /mm²，平均细胞面积为（142±17）µm²、（163±31）µm²、（157±25）µm²、（159±23）µm²；除 0~19 岁组的平均细胞密度高于其他三组，平均细胞面积低于其他三组，其他三个年龄组之间比较无显著性差异。另外，0~19 岁组的中央与周边角膜上皮基底层细胞的细胞密度和细胞面积比较有明显差异，其他各组之间没有差异。以往研究发现，上皮细胞大小可代表细胞的增殖活力：表皮细胞的增殖活力和其细胞大小梯度相关，最小的细胞具有最高的克隆形成率；角膜缘上皮基底细胞显著小于中央角膜基底细胞，与前者因富含干细胞而具有的高增殖活力相符合。0~19 岁组的周边角膜基底细胞比中央角膜基底细胞胞体小、密度高，提示儿童期周边角膜增殖力较强，受创伤后具有较高的自我修复能力；而其余三组的周边角膜基底细胞大小、密度与中央角膜无显著差异，提示成年后中央与周边角膜具有的增殖能力处于相同水平。因此，以往研究发现的周边角膜损伤后修复更快这一现象，不应归因于周边角膜基底上皮细胞具有较强增殖力，而是因为周边角膜更接近角膜缘，有利于角膜缘干细胞的子代细胞更快通过向心性运动来完成修复。

二、前弹力层

1. 组织学特点 前弹力层又称 Bowman 膜，由无定向排列的Ⅰ型、Ⅲ型胶原纤维和氨基葡聚糖构成，无任何细胞结构，厚约 8~14μm，由角膜浅层基质细胞合成分泌而成。前弹力层的前表面光滑，因此容易与角膜上皮细胞分离；而后表面粗糙，发出许多弓形纤维斜行伸入角膜基质内，因此与基质的关系十分牢固。前弹力层对机械性损伤如钝挫伤的抵抗力较高，但是出生后不能再生。任何原因造成的前弹力层损伤都会导致永久性瘢痕。前弹力层上存在许多孔洞。三叉神经眼支在角膜周围发出 60~80 根末梢纤维并脱去髓鞘，先在浅基质层内行走，到达前弹力层下形成致密的神经丛，穿过前弹力层上的孔洞进入上皮层。

2. 共聚焦显微镜下表现 由于前弹力层是由胶原纤维构成，除了 Schwann 细胞延伸到该层以外，无其他细胞结构，所以在共聚焦显微镜下前弹力层没有特殊的显示标志。一般认为角膜上皮层与基质层交界处无细胞成分的暗反光层面即为前弹力层（图 3-1-5，图 3-1-6），其中可见大量纤细的串珠样神经丛出现（图 3-1-7）。

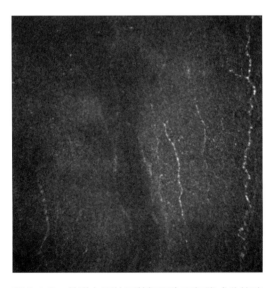

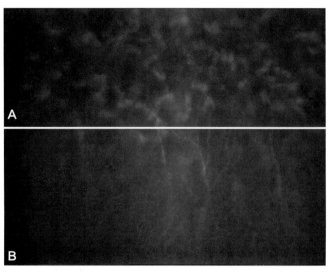

图 3-1-5 前弹力层的冠状切面为无细胞成分的暗反光界面，隐约可透见深层的基质细胞，在该层间可见纤细的上皮下神经（1 000×）

图 3-1-6 角膜纵切面，白线所示为前弹力层界面，为无细胞成分的暗反光界面，位于基质层（A）与上皮层（B）交界面，并可见纤细的上皮下神经穿过该层，进入上皮（1 000×）

三、角膜基质层

1. 组织学特点 角膜基质是角膜最主要的组成成分，占角膜厚度 90% 以上，在维持角膜的物理学特性和透明性等方面起重要作用。角膜基质由基质细胞、胶原纤维板和蛋白聚糖组成（图 3-1-8）。

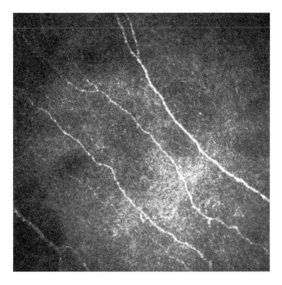

图 3-1-7 前弹力层界面可见纤细的上皮下神经，神经的走行方向近于平行（800×）

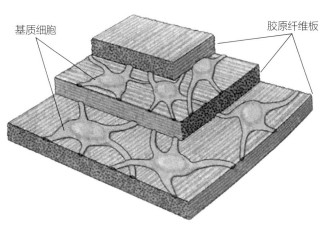

图 3-1-8 胶原纤维板由许多平行排列、直径相同的胶原纤维组成，基质细胞分布于胶原纤维板之间

基质细胞呈纺锤形或成骨细胞形，散在分布在胶原纤维板中，其中含有大量细胞骨架蛋白和肌动蛋白丝，功能为合成和分泌胶原纤维以及蛋白聚糖。正常情况下，基质细胞处于静息状态，细胞处于脱水态，胞浆较少，约占角膜干重的 5%；当基质受损时，基质细胞活化，胞内合成和分泌活动增加，并转化为肌成纤维细胞，表达 α 平滑肌动蛋白，进行组织修复。角膜内还有少量游走细胞，免疫荧光染色结果证实这些细胞是外胚层起源的类神经鞘膜细胞。这些细胞在角膜基质中的作用，目前尚不完全清楚。

角膜基质含有 200~250 层胶原纤维板。这些胶原纤维板呈交错排列，与角膜表面基本平行，非常整齐。每层纤维板又由许多平行排列、直径相同的胶原纤维组成。角膜基质的胶原纤维绝大多数是 I 型和 IV 型胶原，I 型为粗横纤维，呈网状排列，构成纤维板的支架；IV 型胶原为丝状结构，主要起连接作用。正常人角膜基质中胶原纤维板的宽度和厚度不一，彼此之间以各种角度衔接，中央角膜与周边角膜的胶原纤维板的排列方向也不相同。胶原纤维板的排列特点使其对散射光线产生破坏性干扰，使之互相抵消，而对与透射光相同方向的光线没有干扰，从而使角膜具备良好的透光性。

蛋白聚糖分布于胶原纤维板之间，由核心蛋白和糖胺聚糖组成，多为葡萄糖胺聚糖、少部分为硫酸软骨素、硫酸肝素和硫酸皮肤素。电镜下可见，每个胶原小板周围都包裹蛋白聚糖，蛋白聚糖的吸水和保水作用也是维持角膜透明的重要因素。

2. 共聚焦显微镜下表现 由于基质纤维板层的规则排列和优良的透光性，所以共聚焦显微镜下在中央角膜基质处观察不到纤维结构，在图像的暗背景下仅见发亮的基质细胞的胞核（图 3-1-9），其中偶尔可见基质神经穿过（图 3-1-10）。在周边角膜基质内，除正常的基质细胞外，还可见针棒状高反光沉积物。我们认为，与周边角膜相比，中央角膜组织环境的规则性较强，这是其良好光学性质的组织基础。中央角膜基质为均一暗反光背景，但在周边角膜则出现针棒状高反光沉积物。该沉积物一定程度上破坏了光学介质的均一性，其生化成分有待进一步研究。检查点越接近角膜缘，图像中基质纤维的反光越明显，透光性也越差，呈现向巩膜纤维过渡的趋势。共聚焦显微镜下角膜中央与周边的表现差异与其组织学结构的差异是高度一致的。

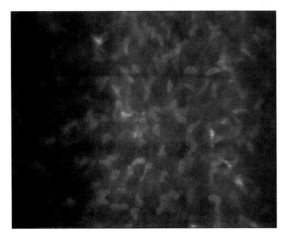

图 3-1-9　正常角膜基质为暗反光背景，其中可见静止状态的基质细胞，仅见长圆形或纺锤形细胞核（1000×）

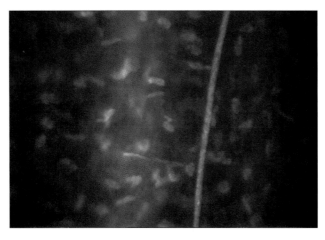

图 3-1-10　基质内可见角膜神经穿过，比上皮下神经粗大（1000×）

正常情况下，角膜基质细胞处于静止状态。静止状态下的基质细胞核呈成骨细胞状、纺锤状或长圆形，细胞质和细胞边缘一般不可见。而当角膜处于炎症状态下时，基质细胞被激活，激活态的基质细胞由于细胞质丰富，可见纵横伸展甚至相互交错的细胞轮廓，呈多角形或蟹爪形（图 3-1-11）。由于此时基质细胞的胞体反光增强，故基质细胞的胞核很难分辨。

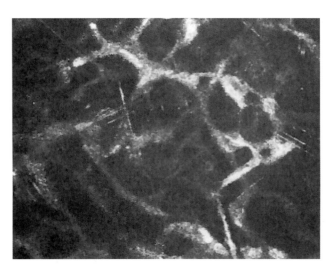

图 3-1-11　激活状态下的基质细胞轮廓呈多角形，胞体呈高反光，纵横伸展交错，胞核较难分辨（800×）

角膜浅基质层的基质细胞密度最高，而深基质层的基质细胞密度最低（图 3-1-12）。中央角膜内的浅基质层细胞的平均密度为（990±233）个 /mm²，其中 0~19 岁组、20~39 岁组、40~59 岁组和 60~79 岁组的中央浅层角膜基质内的基质细胞密度分别为（1 019±262）个/mm²、（1 025±186）个/mm²、（1 026±216）个/mm²、（867±252）个/mm²，其中60~79岁组的浅基质层细胞密度明显低于其他三组。周边角膜内的浅基质层细胞的平均密度为（886±187）个/mm²，明显低于中央区域的浅基质细胞密度。其中四个年龄组的周边浅基质细胞密度分别为（967±152）个/mm²、（898±214）个/mm²、（851±173）个/mm²、（819±183）个/mm²，其中20~39岁组和40~59岁组的周边角膜内的浅基质细胞的密度明显低于中央角膜的浅基质层细胞密度。基质细胞是角膜上皮、基质损伤修复中的重要环节：在单纯上皮损伤后，紧邻损伤区的浅基质细胞迅速凋亡；基质损伤则直接造成损伤区基质细胞死亡。之后，损伤区周围的基质细胞激活，2小时内开始进行DNA合成，3天内移行进入损伤区，分泌胶原酶清理受损基质成分，并分泌胶原进行基质重建，此外，它们还可以分泌肝细胞生长因子（HGF）和角质细胞生长因子（KGF）等细胞因子，刺激上皮细胞的增殖。因此，中央角膜浅

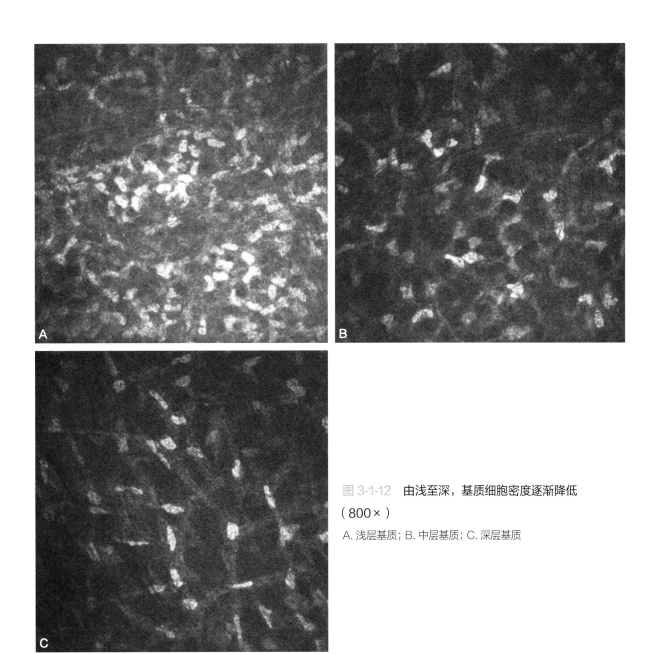

图3-1-12　由浅至深，基质细胞密度逐渐降低
（800×）
A.浅层基质；B.中层基质；C.深层基质

基质细胞密度显著高于周边角膜，这对于提高中央角膜对上皮、基质损伤的修复能力有帮助，一定程度上代偿了中央角膜较薄且缺乏角膜缘血管网营养支持的弱点，减少了在创伤修复过程中中央角膜穿孔的机会。

中央角膜的深基质层细胞的平均密度为（554±132）个/mm²，其中0~19岁组、20~39岁组、40~59岁组和60~79岁组的中央深层角膜基质内的基质细胞密度分别为（552±130）个/mm²、（559±132）个/mm²、（570±135）个/mm²、（532±142）个/mm²，各组之间无显著性差异。周边角膜的深基质层细胞的平均密度为（546±136）个/mm²，其中四个年龄组的中央深层角膜基质内的基质细胞密度分别为（576±152）个/mm²、（549±118）个/mm²、（544±119）个/mm²、（512±157）个/mm²，各组之间也无显著性差异。此外，对中央角膜和周边角膜的深基质层细胞的平均密度进行比较，各个年龄组均没有差异。深层基质细胞密度降低主要与深层基质中胶原纤维板的排列疏松、间隔变大有关，使得角膜质量更轻、弹性更好。

四、后弹力层

1. 组织学特点 后弹力层又称 Descemet 膜，位于角膜基质层与内皮层之间，是角膜内皮的基底膜，由内皮细胞合成。后弹力层随年龄增长而变厚，刚出生时厚约 3μm，到成人时厚度增加到 7~12μm。其中，中央区域的后弹力层厚度约为 7~10μm，周边区域的后弹力层厚度约为 10~12μm。后弹力层主要由Ⅳ型、Ⅷ型胶原纤维和层黏蛋白组成，结构均匀一致，富有弹性，对病原体、胶原酶和胰酶具有很强的抵抗力，对眼内压具有好的韧性抗力。后弹力层受到钝挫伤断裂后，断端常常发生卷曲。

2. 共聚焦显微镜下表现 在共聚焦显微镜下，仅能通过位置对后弹力层作出判断（图 3-1-13）。当图像焦距一半在深层角膜基质细胞，另一半在角膜内皮细胞层时，二者之间即为后弹力层，此层内无细胞结构。

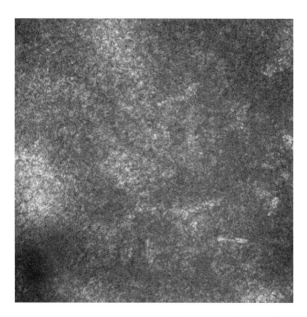

图 3-1-13　HRT 下所见后弹力层图像（800×）
左侧隐见六角形内皮细胞蜂窝状排列，右侧可见基质细胞，故可判断该图像位于后弹力层层面

五、角膜内皮层

1. 组织学特点 角膜内皮位于角膜最内侧面，是一层扁平的、蜂窝状规则排列的六角形细胞，每个细胞厚约 5μm，直径 15~30μm，细胞密度在 2 500~3 300 个/mm² 之间。角膜内皮细胞的密

度和形态随年龄的增长出现明显变化：儿童时期内皮细胞为规则六角形，排列紧密，大小形态相当一致；成年之后细胞逐渐变扁变大，密度逐渐下降，六角形细胞比例逐渐下降；老年人的内皮细胞为扁平形，细胞多形性明显，大小参差不齐，偶尔可见细胞之间的暗区或者空泡。由于自出生之后，人的角膜内皮细胞不能再生，只能通过邻近细胞的扩大和移行来修复，因此有推测认为这些区域是内皮细胞受损之后邻近的内皮细胞尚来不及移行覆盖所致。因此内皮细胞的密度、六角形细胞百分比和面积变异系数是临床上评价内皮细胞功能的重要指标，也是我们使用共聚焦显微镜对角膜内皮进行定量评估的重要参数。

内皮细胞的主要生理功能就是"泵"，通过 Na^+-K^+ 交换使角膜基质保持相对脱水状态，维持角膜透明。当角膜内皮细胞受到机械损伤、炎症感染或者其他原因造成内皮细胞的"泵功能"受损，就会导致角膜基质含水量增加和角膜水肿。在外伤和炎症刺激下，内皮细胞还可转变为成纤维细胞，分泌纤维形成纤维膜样组织覆盖于内皮细胞表面。

2. 共聚焦显微镜下表现　共聚焦显微镜下，六角形角膜内皮细胞呈现规则的蜂窝状排列，胞体为中高反光，而细胞边界为低反光，正常情况下不见细胞核，与角膜内皮镜检查时的细胞形态相同。一般说来，内皮细胞密度越高，六角形细胞的比例越高而异形细胞的比例越低；内皮细胞密度越低，六角形细胞的比例越低而异形细胞的比例越高（图 3-1-14）。

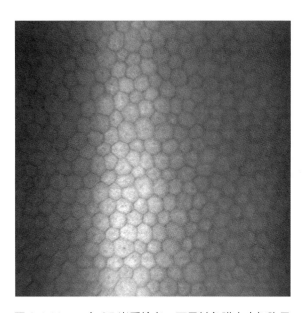

图 3-1-14　一名 25 岁受检者，可见其角膜内皮细胞呈现规则的蜂窝状排列，细胞形态较规则，排列较密集（1 000×）

对正常人的内皮细胞密度进行研究的结果表明，中央内皮细胞平均密度为（2 879±402）个 /mm^2，周边内皮细胞平均密度为（2 914±417）个 /mm^2，两者比较无统计学差异。其中，0~19 岁、20~39 岁、40~59 岁 和 60~79 岁组的中央角膜内皮细胞平均密度分别为（3 145±383）个 /mm^2、（2 986±314）个 /mm^2、（2 730±398）个 /mm^2、（2 634±326）个 /mm^2。各年龄组的周边角膜内皮细胞密度分别为（3 155±373）个 /mm^2、（3 039±360）个 /mm^2、（2 756±404）个 /mm^2、（2 685±176）个 /mm^2。随年龄增长，中央部和周边部角膜内皮细胞密度均出现明显的下降趋势，经统计学分析有显著差异（图 3-1-15，图 3-1-16）。而对中央和周边角膜内皮细胞密度进行比较，各个年龄组均无显著统计学差异。

正常人中央角膜内皮细胞的平均面积为（351±69）μm^2，周边角膜内皮细胞的平均面积为（351±58）μm^2，两者比较无统计学差异。其中，0~19 岁、20~39 岁、40~59 岁和 60~79 岁组的

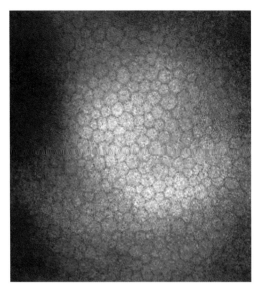 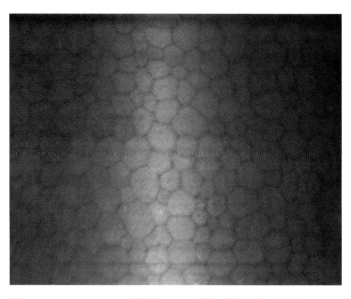

图 3-1-15　一名 22 岁受检者，可见其角膜内皮细胞形态与上图无明显差异（800×）　图 3-1-16　一名 70 岁受检者，可见其角膜内皮细胞大小、形态差异较大，呈不规则蜂窝状排列，细胞密度降低（1000×）

中央角膜内皮细胞的平均面积分别为（323±42）μm²、（338±37）μm²、（362±106）μm²、（386±54）μm²。各个年龄组的周边角膜内皮细胞平均面积分别为（322±38）μm²、（333±38）μm²、（373±73）μm²、（380±56）μm²。随年龄增长，中央部和周边部角膜内皮细胞的平均细胞面积呈明显的上升趋势，经统计学分析有显著差异。而对中央和周边角膜内皮细胞的平均细胞面积进行比较，各个年龄组均无显著统计学差异。

正常人中央区域内六角形细胞占角膜内皮细胞的平均比例为 49.7%±11.2%，周边区域内六角形细胞平均比例为 46.1%±11.3%，两者比较有统计学差异。0~19 岁、20~39 岁、40~59 岁和 60~79 岁组的中央区域内六角形细胞占角膜内皮细胞比例分别为 59.2%±7.8%、49.5%±12.9%、46.8%±7.6%、46.4%±11.9%。各个年龄组的周边区域内六角形细胞占角膜内皮细胞比例分别为 58.2%±12.8%、43.9%±9.2%、42.7%±7.7%、44.1%±10.7%。随年龄增长，中央区域和周边区域内六角形细胞占角膜内皮细胞比例均呈显著的下降趋势，差异有统计学意义；而对中央和周边角膜内皮细胞的六角形细胞比例进行比较，各个年龄组均无显著统计学差异。

既往的研究发现，在配戴角膜接触镜等情况下中央角膜与周边角膜相比更易发生水肿，推测可能与中央角膜内皮细胞较少、内皮泵功能较弱有关。然而我们的研究结果表明，中央角膜与周边角膜内皮细胞数量无显著差异。因此，从氧供来源的角度解释这一现象更为合理。中央角膜的氧供主要来源于泪液，周边角膜则主要来源于角膜缘血管网。配戴接触镜影响泪液动力学和泪膜中氧气的更新，主要限制了中央角膜的氧供，引发角膜内无氧呼吸和乳酸形成，乳酸堆积升高角膜内渗透压，造成水分进入和中央角膜水肿。此外，周边角膜内皮细胞六边形比例较中央角膜明显降低。规则六边形细胞的蜂窝状排列是角膜良好光学性的重要因素。因此，共聚焦显微镜的观察结果符合中央角膜光学性更好的解剖特点。

六、角膜神经

1. 组织学特点　角膜是人体末梢神经密度最高的组织，其末梢神经密度是皮肤的 200~300 倍。角膜的感觉神经来自三叉神经眼支的睫状长神经和睫状短神经，在眼球中后段穿过巩膜，在脉络膜上腔和巩膜内层之间的间隙内向前行进至角膜缘后，除少部分分布至巩膜外，大部分神经分支向前吻合，形成角膜缘神经环，自角膜周围发出 60~80 根末梢纤维呈放射状进入角膜内。在进入角膜前，角膜神经外有髓鞘，而在进入角膜后 0.3~0.5mm 处脱去髓鞘，先在基质层前 2/3 内水平行走，再分成小支向上到达前弹力层下，形成致密的网状神经丛，再通过前弹力膜和上皮基底膜的许多纤细小管到达上皮层表面。特殊染色显示，角膜神经纤维分布到角膜表面的密度最高，越往深层神经数量越少，人类的角膜后弹力层和角膜内皮层没有神经支配。同时，神经末梢处往往膨大或者形成小串珠状，这与共聚焦显微镜下观察到的神经形态是一致的（图 3-1-17，图 3-1-18）。

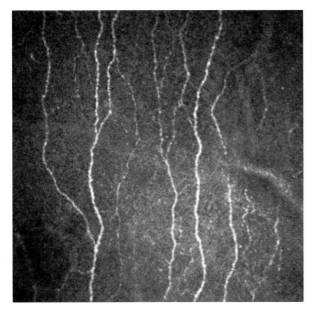 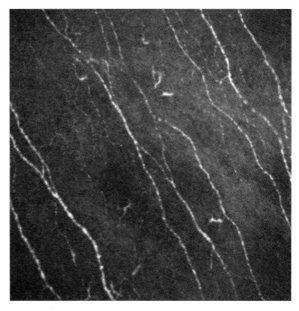

图 3-1-17　正常角膜的中央角膜上皮下神经丛较密集，走行方向近于平行，形态呈串珠样（800×）

图 3-1-18　正常角膜的中央角膜上皮下神经丛较密集，走行方向近于平行，形态呈串珠样，偶尔可见少量朗格汉斯细胞（800×）

　　角膜神经具有重要的生理功能。角膜知觉和瞬目反射与角膜上皮下神经的感觉、保护和防御功能密切相关，各种原因造成的上皮缺失会导致末梢神经暴露，引起剧烈眼痛。此外，角膜神经还具有支持角膜营养和代谢的作用。神经细胞所分泌的生长因子、多肽和神经递质如 P 物质、降钙素相关肽等，对于维持角膜上皮的正常生理功能和损伤后修复都具有重要作用。角膜神经损伤如神经营养性角膜炎可造成角膜伤口迁延不愈，导致难治性角膜病。

　　2. 共聚焦显微镜下表现　角膜是人体为数不多的可以直接在活体状态下观察末梢神经改变的组

织。根据神经在角膜内的位置以及共聚焦显微镜下的形态，可将角膜神经分为基质神经和上皮下神经丛两大部分。由于基质神经的个体差异度极大，较难获取在整个角膜中的完整图像（图 3-1-19，图 3-1-20），因此与之相关的研究报道比较少。而角膜上皮下神经丛由于位置表浅，易于观察，且在许多疾病的病理过程中都有显著的形态变化，因此相关的研究结果较多。

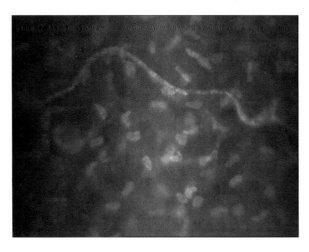 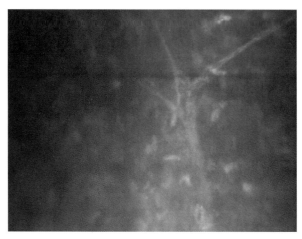

图 3-1-19　位于角膜基质内的神经，比上皮下神经丛粗大（1000×）

图 3-1-20　可见一支粗大的角膜基质神经分叉为三支（1000×）

正常情况下，中央角膜和周边角膜的神经分布有较为明显的差异。周边角膜内的神经纤维分布明显不规则：周边角膜上皮下神经走行不平行，屈曲、分叉较多；周边角膜基质内神经较粗，且分叉较多。与之相反，中央角膜的神经纤维分布较为规则：中央角膜上皮下神经相互平行、走行规则；而中央角膜基质神经较纤细、走行较规则（见图 3-1-17，图 3-1-18）。在角膜中央，上皮下神经丛汇聚成旋涡样结构。以往研究发现，中央角膜神经数量为周边角膜的 5~6 倍，以保证中央角膜的高度敏感性。中央角膜神经走行规则，这是角膜上皮下神经虽然数量众多却不影响中央角膜光学性质的重要原因。

在各种全身和 / 或局部病理状态下，角膜上皮下神经丛的形态和密度都会发生变化。因此，对角膜上皮下神经丛进行定量评估，对于许多疾病的诊断、疾病严重程度评判和疗效评估都具有重要的意义。但是由于角膜共聚焦显微镜所采集的单帧图像范围仅为 400μm × 400μm，仅能反映角膜一小片区域内的形态改变，因此要评估整个角膜上皮下神经丛的整体变化，往往需要通过拼图获取整个角膜上皮下神经丛的完整图像（图 3-1-21），然后在此基础上进行定量检测和分析评估。

目前，有许多对角膜上皮下神经丛进行测量和评估的软件，其中最常用的是美国国立卫生研究院所开发的 Image J（附带插件 Neuron J）。常用的评估参数为角膜神经纤维长度（corneal nerve fiber length，CNFL）、角膜神经纤维密度（corneal nerve fiber density，CNFD）、角膜神经分支密度（corneal nerve branch density，CNBD）、平均神经宽度 / 直径（average corneal nerve fiber thickness/diameter）和角膜神经纤维扭曲度（corneal nerve fiber tortuosity）。早期神经

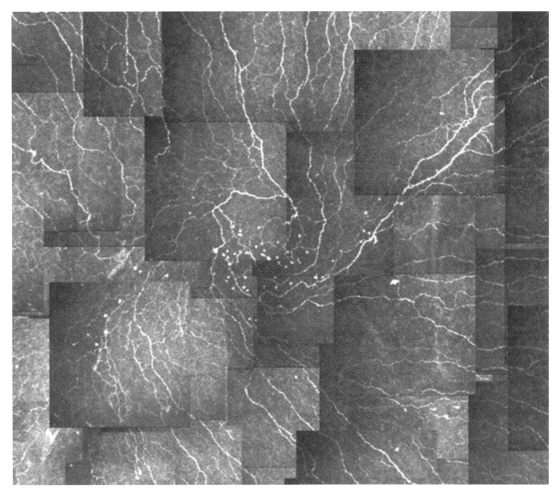

图 3-1-21 使用拼图软件制作的角膜上皮下神经丛完整图像，可见神经呈旋涡样在角膜中央汇集，其中见少量炎症细胞

纤维扭曲度的评估主要依靠检查者的主观判断进行分级评估；随着计算机软件的开发应用，目前神经纤维扭曲度的评估已经完全定量化，比人工评估更为准确可靠。据文献报道，正常人角膜 CNFL 的变异度较小 14.5~21.7mm/mm^2，而 CNFD、CNBD 和平均神经直径的变异范围较大（CNFD：25.4~277.3 个 /mm^2；CNBD：16~198 个 /mm^2；神经直径：0.52~4.68μm）。随年龄增长 CNFL 明显下降，呈显著负相关；而 CNFL 与性别无明显相关性。

七、角膜缘

1. 组织学特点　角膜缘是透明的角膜向不透明的巩膜过渡的移行区域，裂隙灯下为宽约 1~2mm 的灰色半透明环（图 3-1-22），垂直向宽度（上下方角膜缘）略大于水平向宽度（鼻颞侧角膜缘）。角膜缘区域包含小梁网、Schlemm 管等房水外流通道，包含角膜缘上皮干细胞，同时分布有大量的血管和免疫细胞，因此与角膜上皮的修复、炎症反应、角膜移植术后的免疫排斥反应和青光眼等诸多疾病的转归有密切关系。角膜缘也是青光眼、白内障等内眼手术的切口入径所在，在解剖学上具有重要意义。

组织学定义中，角膜缘的内表面从后弹力层止点至巩膜突，外表面从前弹力层止点至巩膜突的垂直眼表投影点（图3-1-23），一般以外表面长度代表角膜缘宽度。角膜缘宽度有一定的象限差异，上下角膜缘较宽，而鼻颞侧角膜缘较窄，这与裂隙灯下观察到的结果一致。值得注意的是，白人各个象限角膜缘宽度均比蒙古人种长30%~40%，因此在角膜缘设计手术路径和切口时，需要考虑角膜缘宽度的人种差异。

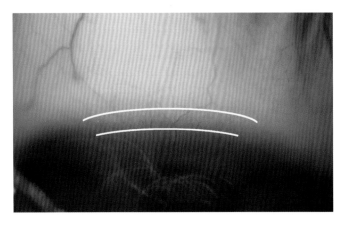

图3-1-22 裂隙灯下角膜缘是宽约1~2mm的灰色半透明区域（白色实线之间的区域）

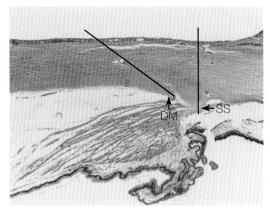

图3-1-23 角膜缘的内表面从后弹力层（DM）止点至巩膜突（SS），外表面从前弹力层止点至巩膜突的垂直眼表投影点（400×）

角膜缘的组织结构与中央角膜不同，由上皮细胞层、疏松纤维组织层和基质层组成。角膜缘上皮细胞排列密集，细胞层数在10层以上。目前的研究结果表明，角膜缘干细胞（limbal stem cells，LSCs）就位于角膜缘上皮细胞基底层，具有高度增殖和应激增殖能力，负责角膜上皮正常的补充和创伤后的修复。角膜缘干细胞通过不对称增殖分裂为子代干细胞和短时扩增细胞，短时扩增细胞以X-Y-Z模式，通过基底至浅层的垂直运动和由角膜缘至中央角膜的向心性运动移行至角膜中央。角膜缘的上皮基底部乳头成波浪状伸入其下的基质中，形成特殊的栅栏状结构，称为Vogt栅栏（Vogt of palisades）。

据文献报道，Vogt栅栏环境具有以下特点：上皮基底层中含有黑素细胞，可减轻紫外线对干细胞造成的损伤；与基底膜紧密相连，使其不易受剪切力剥离；解剖上与角膜缘血管网靠近，且通过波浪状突起扩大了基底细胞与血管和基质细胞的接触面积，有利于干细胞获得更充足的氧气和营养物质支持。这符合成体干细胞龛环境的共同特点：位于组织较深处、保护充分、氧气和各种营养物质供应丰富。因此角膜缘的各种解剖组织学特点使之尽可能地减少内外环境（如DNA突变、细胞代谢产物的积累、细胞碎片和脂质沉积、过量的大分子交联、内源性和外源性自由基损伤等）对角膜缘干细胞池的影响，因此，正常的角膜缘结构对于维持稳定健康的眼表至关重要。

2. 共聚焦显微镜下表现 共聚焦显微镜下角膜缘上皮细胞的浅表层可见角膜上皮细胞和结膜上皮细胞的移行区，移行区域内两种细胞形态均可见（图3-1-24）。上皮深层（约70~120μm）可见Vogt

栅栏。Vogt 栅栏结构的形态可以分为三类：典型的 Vogt 栅栏结构，萎缩的 Vogt 栅栏结构和 Vogt 栅栏结构消失。典型的 Vogt 栅栏结构呈现较规则的上皮 - 基质交替条索或波浪状界面，基底层上皮细胞呈高亮反光且轮廓不清，状似上皮 - 基质交界线的明亮"镶边"，基质突起中央见小血管伴行（图 3-1-25~ 图 3-1-28）。萎缩的栅栏结构的上皮 - 基底交界面呈轻微的波浪形，明亮"镶边"明显减少甚至消失（图 3-1-29）。Vogt 栅栏结构不存在者的角膜缘上皮层菲薄，上皮 - 基质交界面较平，基底细胞轮廓较清，胞体暗，核不明显，表浅基质中粗大血管清晰可见（图 3-1-30）。根据镜头切入角度不同，基质条索形态略有差异，可呈柱状或指状（纵切面）（图 3-1-26，图 3-1-27）、椭圆形或长椭圆形（斜切面）、圆形或类圆形（横断面）（图 3-1-28）。此外，观察中发现 Vogt 栅栏中并非所有的基质及上皮细胞条

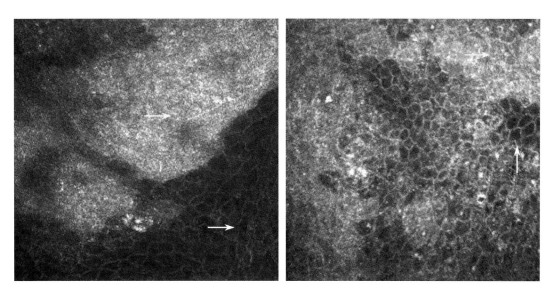

图 3-1-24　角膜缘上皮细胞表层可见角膜与结膜的上皮移行交接区，结膜上皮细胞高反光，细胞轮廓不清（黄色箭头）；角膜上皮细胞胞体暗反光，细胞边界高反光，细胞轮廓清晰（白色箭头）（800×）

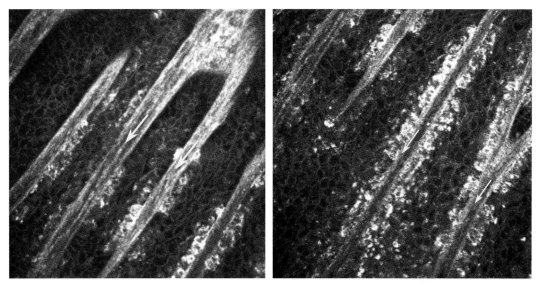

图 3-1-25　典型的 Vogt 栅栏，上皮与纤细的基质条索（箭头）呈栅栏样交替排列，基质内可见纤细血管，基质柱呈指状（纵切面），周围可见高反光的基底细胞，右图右侧可见分叉的基质柱（800×）

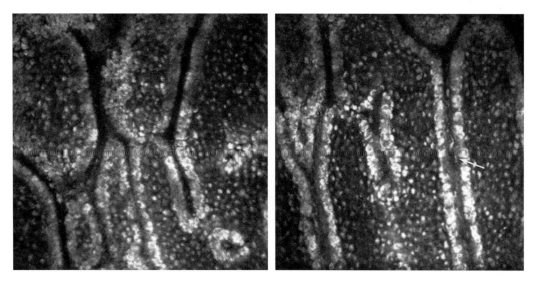

图 3-1-26　典型的 Vogt 栅栏图像，基质条索呈指状，并形成 Y 形分叉，其中可见纤细的血管（箭头），基质周围的高亮基底上皮细胞形成"明亮的镶边"（800×）

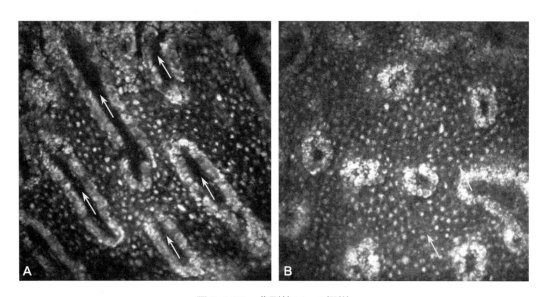

图 3-1-27　**典型的 Vogt 栅栏**

A. 斜切面中基质乳头呈椭圆形或长椭圆形（箭头）；B. 横断面中基质乳头呈圆形和类圆形，基质乳头周围可见高反光的基底细胞形成一圈"明亮的镶边"，由于切入角度关系，基质中央的纤细血管不能清晰显示（800×）

索的伸展方向都是一致的,同一个图像中可见平行排列和垂直排列的基质条索同时存在（图 3-1-28）。

　　我们对 0~19 岁、20~39 岁、40~59 岁和 60~79 岁四个年龄组的志愿者的角膜缘进行检查，发现四个组别 Vogt 栅栏的存在比例分别为 97.5%、95%、77.5% 和 42.5%，Vogt 栅栏的存在比例随年龄增长呈明显的下降趋势。40 岁以下人群中，66.4% 可见清晰的 Vogt 栅栏结构，形态也较为典型。而 60 岁以上人群中，66.7%Vogt 栅栏结构不存在。40~59 岁组中大部分受检者的角膜缘结构介于以上两种表现之间，表现为萎缩的 Vogt 栅栏结构或者是萎缩向消失过渡的中间状态。

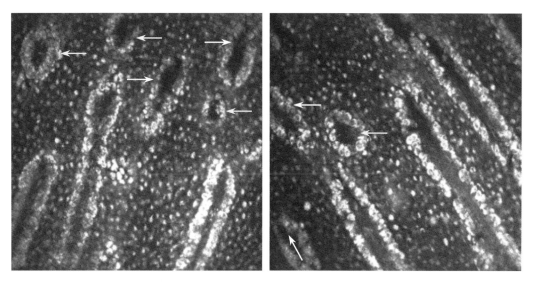

图 3-1-28　基质条索的伸展方向不平行，在同一图像中可同时看到指状、椭圆形（白色箭头）和圆形（黄色箭头）的基质乳头（800×）

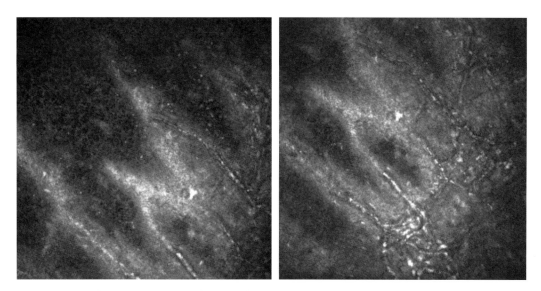

图 3-1-29　萎缩的 Vogt 栅栏表现为基质条索周围高亮基底细胞消失，基质条索周围看不到"明亮的镶边"，基质条索中见纤细的单支小血管（800×）

　　这项研究结果表明，角膜缘的组织微环境随年龄变化，突出表现在 Vogt 栅栏结构的存在比例随年龄增长呈下降趋势，栅栏特征性的上皮 - 基质交替条索或波浪状界面的存在比例也不断下降，上皮层逐渐变薄。波浪状交界面增大上皮 - 基质交界面积，对角膜缘基质充分发挥龛调节作用有一定意义。角膜缘基质有助于维持 LSC 的干性，研究发现它对其上皮细胞有去分化和抑制凋亡作用，并可刺激其产生增殖行为。这些调节作用通过基质细胞分泌特定细胞因子和细胞外基质组分与 LSCs 表达的受体和黏附分子结合，引发 LSCs 胞内特定的信息通路而达成。增大上皮 - 基质接触面积有助于这些调节因子更充分地作用于上皮层，而随年龄增长这一特点逐渐退化，不利于 LSC 干性的维持。

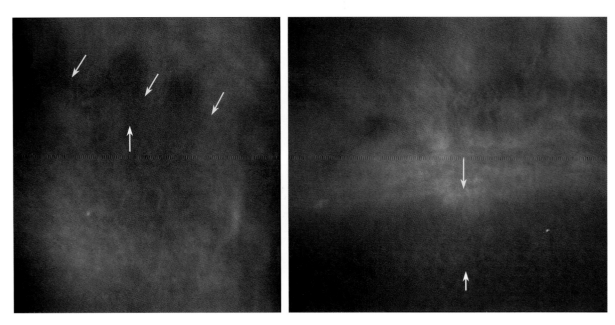

图 3-1-30　Vogt 栅栏消失者，上皮（白色箭头）与基质（黄色箭头）之间的波浪形界面几乎无法分辨（左图）甚至完全变平（右图），高亮基底细胞完全消失，基质中可见血管网（1 000×）

　　除干细胞的形态变化外，角膜缘环境中血管的走行也随年龄有明显变化。在典型的 Vogt 栅栏结构中，基质突起中央见纤细的小血管伴行；而在栅栏结构退化的老年人群中，基质突起中央小血管消失，表浅基质中的粗大血管清晰可见。血源性调节也是维持 LSC 干性的重要因素：当无血清培养基中加入 10% 或 20% 的小牛血清后，培养于其中的角膜缘上皮细胞克隆扩增明显增加且为未分化型；经研究发现，血清中富含的生长因子如 EGF、aFGF、bFGF、NGF 可诱导上皮细胞增生，而不引起其终末分化。Vogt 栅栏中的基质突起中央小血管比粗大血管的渗透性高，且距上皮基底细胞更近，有利于为基底细胞提供更丰富的营养和血源性因子，而这一有利条件亦随年龄增长有所退化。

　　在对细胞形态的观察中，我们发现角膜缘表层上皮细胞形态未见年龄差异，而由 LSC 和其直接子代瞬间扩增细胞（TAC）构成的基底层细胞的形态和数量则有年龄改变。典型的 Vogt 栅栏中，基底层细胞状似上皮 - 基质交界线的明亮"镶边"，反光强，细胞轮廓不清，可能由于高核质比下的核反光和胞体中丰富色素的强反光所致，高核质比和富含色素是上皮干细胞的特点。而在 Vogt 栅栏消失的角膜缘，基底细胞胞体暗，核不明显，轮廓清晰，与中央角膜上皮的基底层细胞形态相似，细胞核质比和色素含量的下降，提示其干性的下降。此外，角膜缘基底细胞随年龄增长而增大。细胞大小可成为并列于细胞标记物、长周期性、高克隆形成率之外的另一 LSCs 评估方法，因为它可以代表细胞的增殖活力：表皮细胞的增殖活力和其细胞大小梯度相关，最小的细胞具有最高的克隆形成率；角膜缘上皮基底细胞显著小于中央角膜基底细胞，与前者的高增殖活力相符合。故角膜缘基底细胞变大提示其增殖活力的衰退。基底细胞变大，同时上皮 - 基质波浪状交界面变平造成基底面积减少，表明随年龄增长还出现了基底细胞数量的减少。这与角膜缘组织环境的退化影响 LSC 的活性和生存相一致。

第二节 正 常 结 膜

结膜作为眼表的重要组成部分之一，在分泌黏液、润滑和缓冲眼表、免疫防御等方面都起到了重要作用。对于结膜形态观察的传统方法为组织活检和印迹细胞学检查，不仅均为有创性检查，而且需要固定染色等步骤，费时费力。对活体状态下结膜各种细胞的形态了解得并不透彻。共聚焦显微镜的问世将结膜组织结构的活体观察推进到了细胞学水平，对于眼表疾病的基础研究与临床应用意义重大。

一、组织学特点

从组织学上可将结膜分为结膜上皮与结膜固有层。位置不同的结膜上皮细胞其形态差异较大，细胞层数一般在 2~4 层。睑结膜表面的细胞为复层立方上皮细胞，穹窿部的细胞为复层柱状上皮细胞，而球结膜表面的细胞为复层鳞状上皮细胞。浅表层细胞一般较为扁平或为低矮柱状，中间层细胞为多角形，基底层细胞为立方形或柱状。电镜下，结膜上皮细胞之间有许多复杂的微绒毛互相联系，但没有真正的桥粒结构；上皮细胞内含有很多颗粒，如色素颗粒、脂质颗粒和吞噬的异物。

结膜上皮细胞中有一类特殊的细胞叫杯状细胞，数量约占结膜上皮细胞总数的 10% 左右，散在分布于结膜上皮细胞中，其中睑结膜上皮和鼻下方穹窿结膜上皮中分布的密度最高。杯状细胞呈圆形或椭圆形，体积为周围上皮细胞的 2~3 倍，胞内充满以黏蛋白为主要成分的分泌颗粒。杯状细胞的主要功能是分泌黏蛋白，是泪膜黏液层的主要来源，对于维持健康稳定的泪膜和眼表起到重要的作用。因此，结膜杯状细胞的形态与数量反映了眼表的健康状况，是判断眼表异常的一个敏感指标。

结膜固有层又可以分为浅层疏松的腺样层（adenoid layer）和深层致密的纤维层。腺样层主要由中空的网状纤维组织构成，其中分布着大量淋巴细胞和肥大细胞，其中穹窿部结膜固有层内的淋巴细胞和其他白细胞共同构成结膜相关淋巴组织（conjunctiva-associated lymphoid tissue）。淋巴细胞通过细胞因子和神经肽等递质与上皮细胞相互作用。纤维层由致密的结缔组织和弹性纤维构成，其中有丰富的血管。结膜的弹性和韧性主要源于结膜固有层，老年人的弹性纤维发生退行性变，因此结膜组织变薄变脆、易发生撕裂。

二、共聚焦显微镜下表现

1. 浅表层细胞、中间层细胞和基底层细胞 共聚焦显微镜下，结膜上皮细胞根据深度不同可被分成浅表层细胞、中间层细胞与基底层细胞。浅表层细胞形态不规则，体积较大，排列松散，胞核呈低反光，多数位于胞浆中央，有时还可见最表层的脱落细胞，此类细胞呈高反光（图 3-2-1）。中间层细胞呈卵圆形，体积较小，排列紧密，胞核呈点状高反光，时而位于胞浆中央，时而偏于胞浆一侧（图3-2-2）。基底层细胞呈多边形，排列规整，有清晰而高亮的细胞边界，时而可见偏于一侧的高亮胞核，时而不可见（图3-2-3）。三种细胞在共聚焦显微镜下的表现与组织切片中的形态基本一致。浅表层上皮、中间层上皮与基底层上皮细胞密度分别为（1 650±206）个/mm²、（4 663±232）个/mm²与（4 334±286）个/mm²，差异均有统计学意义。

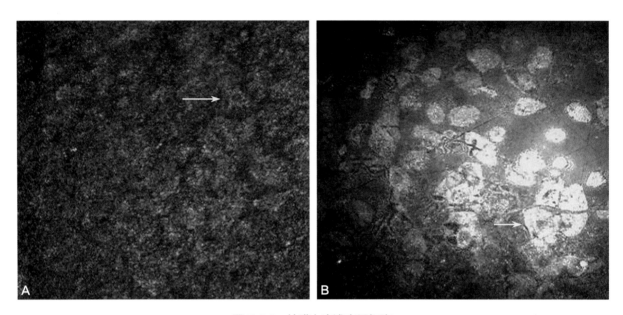

图3-2-1　结膜上皮浅表层细胞

A. 结膜上皮浅表层细胞，形态不规则，体积较大，排列松散，细胞边界模糊，多数胞核呈低反光（箭头），位于胞浆中央；B. 有时可见最表层的脱落的上皮细胞，胞体高亮（箭头）（800×）

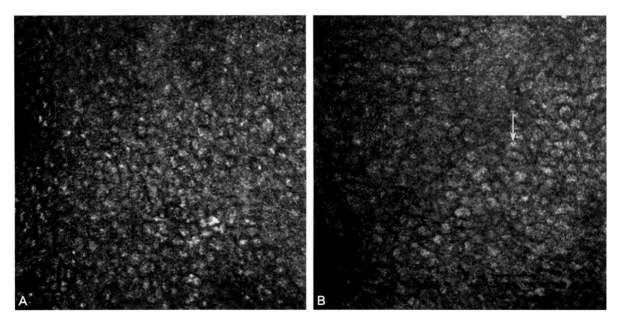

图3-2-2　结膜上皮中间层细胞呈卵圆形，排列紧密，细胞边界较为模糊，胞体较小，胞核呈点状高反光，时而位于胞浆中央（A，红色箭头），时而偏于胞浆一侧（B. 黄色箭头）（800×）

2. 杯状细胞　共聚焦显微镜下杯状细胞的表现与组织切片表现类似，细胞呈椭圆形，体积为周围上皮细胞的 2~3 倍，胞内充满透亮颗粒，有时可见低反光的胞核，成团或散在分布于结膜上皮细胞内（图 3-2-4），平均密度为（424±71）个 /mm²。也有一些研究者认为，杯状细胞的胞内为低反光，这可能与杯状细胞的分泌状态有关。目前，检测杯状细胞的金标准仍然是组织活检或印迹细胞学取材加 PAS 染色进行鉴定，检查具有一定创伤性，而且需要进行染色，耗费时间较长。相比之下，激

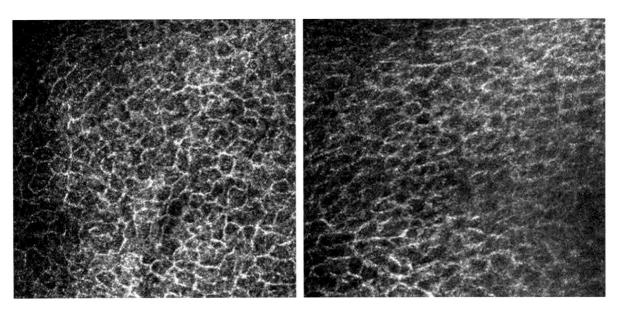

图 3-2-3　结膜上皮基底层细胞呈多边形，排列规整，有清晰而高亮的细胞边界，时而可见偏于一侧的胞核，或高反光，或低反光，时而不可见（800×）

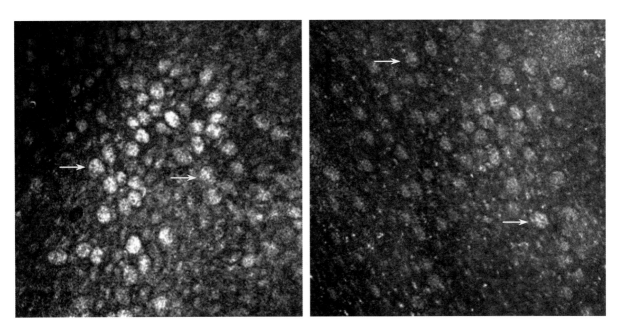

图 3-2-4　杯状细胞呈圆形或类圆形，体积为周围上皮细胞的 2~3 倍，胞内充满透亮颗粒，成团或散在分布（800×）

光共聚焦显微镜所具备的无需染色、实时成像与多点检查等特点使得检查程序得以优化。大量研究证实，共聚焦显微镜对杯状细胞检测的准确性和可靠性与印迹细胞学具有高度一致性，证实了共聚焦显微镜在结膜疾病的基础研究与临床诊断方面已具有广阔的应用前景。

3. 树突状细胞 树突状细胞，又叫朗格汉斯细胞，分散于结膜各细胞层中，细胞呈高反光，胞体有树枝状突起（图 3-2-5），平均密度为（23±25）个 /mm^2。树突状细胞是目前所知的机体内功能最强的抗原提呈细胞，通过 MHC 分子、白介素 12 与淋巴细胞共刺激分子，显著刺激初始 T 细胞进行增殖，启动免疫反应。根据细胞是否受到抗原刺激又可分为静息态树突状细胞和活化态树突状细胞。静息态细胞的胞体比较小，树枝状突起的数量少且短；活化态树突状细胞的胞体无明显变化，但是树枝状突起数量多且长，甚至可以互相交织成网状。对于结膜树突状细胞的活体观察，不仅有助于探究机体免疫应答的调控机制，而且对于感染、肿瘤、移植排斥、自身免疫性疾病的临床诊治具有重要意义。

4. 基底膜 在结膜上皮与固有层之间，存在一层致密高反光的基底膜（图 3-2-6）。结膜固有层由高度血管化的结缔组织组成，呈不规则的条状纤维或大片的网状，浅层较为疏松，深层较为致密（图 3-2-7）。固有层中弥散分布小圆高亮的细胞，推测可能是淋巴细胞，这些细胞在近穹窿部的结膜固有层中检出概率较高（图 3-2-8）。结膜固有层中还可清晰观察到血管中血液的流动（图3-2-9）。

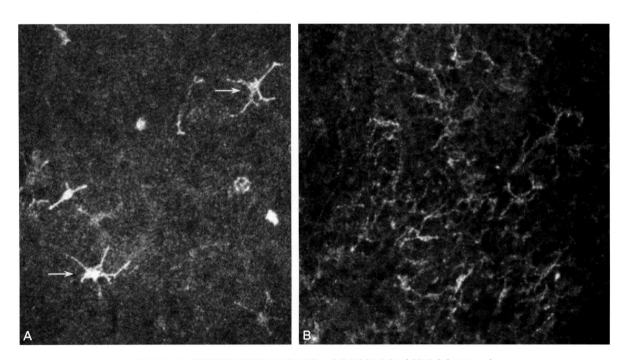

图 3-2-5　**树突状细胞胞体呈高反光，有树枝样突起（箭头）（800×）**
A. 静息态树突状细胞的突起少且短；B. 活化态树突状细胞的突起多且长，相互交织成网状

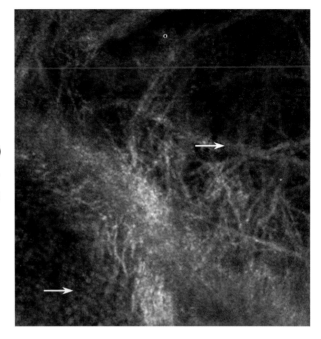

图 3-2-6　结膜上皮（黄箭头）与固有层（白箭头）之间存在一层致密高反光的基底膜（800×）

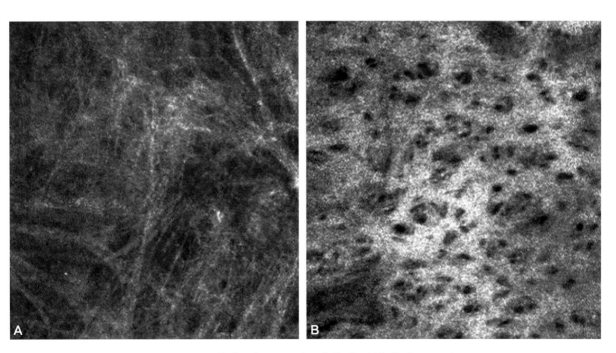

图 3-2-7　结膜固有层可见大量条状或网状纤维（800×）

A. 浅层排列疏松；B. 深层排列致密

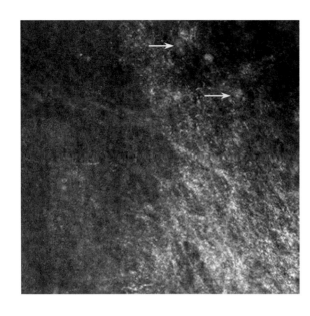

图 3-2-8 结膜固有层中还散在分布着淋巴细胞（箭头）（800×）

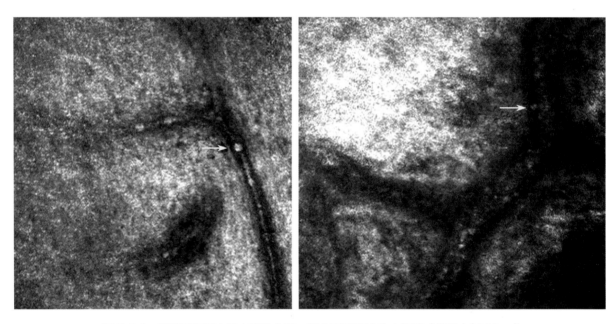

图 3-2-9 结膜固有层中见丰富的血管，其中可见流动的血细胞（箭头）（800×）

第三节 正常睑板腺

一、组织学特点

睑板腺是全身最大的皮脂腺，位于眼睑的上下睑板内，呈单行排列，腺体间大致呈平行。上下睑板腺的数量不相同，上睑板腺数约 30~40 个，下睑板腺数约 20~30 个，上睑板腺腺体较下睑板腺腺体窄。睑板腺的主要生理功能是合成、储存及分泌睑脂，是泪膜脂质层的主要来源，可减少泪液过度蒸发、润滑睑缘、防止泪液外流、降低眼睛表面眨眼产生的摩擦，维持泪膜的稳定性，以及提供光滑的光学表面以保持良好的眼表生理环境。

正常睑板腺的每个腺体由一根中央导管和多个腺泡单位组成。腺泡单位由周边腺泡上皮细胞环绕组成，中央为腺泡泡腔。腺泡上皮细胞为多层上皮，基底细胞呈方形，排列整齐，细胞内无脂肪，能进行分裂以补充细胞数量；邻近腺泡泡腔的上皮细胞体积增大，呈多角形，细胞内开始出现脂肪颗粒；当这种腺上皮完全被脂肪类物质所充满时，细胞破裂释放出内含的脂质物质，细胞残片与脂质分泌物一起被排入支导管中。支导管由 3~4 层立方形上皮覆盖，各个腺泡的分泌物通过支导管汇聚至中央导管。中央导管由 5~6 层复层鳞状上皮构成，与睑缘垂直，表面有角化。中央导管顶端为盲端，末端开口在睑缘的中间沟，通过瞬目时眼睑对腺体和导管的挤压作用将睑板腺所产生的睑脂分泌至泪液中。

二、共聚焦显微镜下表现

由于睑板腺埋于不透明的眼睑组织内，因此，只有使用激光为光源的 HRT Ⅱ/RCM 才能够获取睑板腺图像。在共聚焦显微镜下，睑板腺开口呈现圆形或椭圆形，由多层扁平上皮细胞环绕而成，中央的黑色暗区为导管开口，直径为 30~40μm。腺泡单位呈类圆形或类椭圆形，边界清楚、规则（图 3-3-1）。腺泡单位由立方状腺泡上皮细胞围绕而成，细胞排列紧凑、较为整齐，形成中高反光的环形结构，状如镶嵌链条。由腺体上皮细胞围聚形成的腺泡腔大小不等，在高亮腺泡细胞映衬下表现为灰黑暗区，在腺泡腔的分泌物大多表现为低反光结构，偶尔可见高亮的分泌物。腺泡单位周边为密度均匀的结缔组织，正常人睑板腺间质组织内几乎看不到炎症细胞（图 3-3-2）。

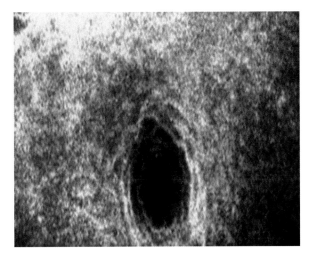

图 3-3-1　在共聚焦显微镜下，睑板腺开口呈现圆形或椭圆形，由多层扁平上皮细胞环绕而成，呈黑色暗区（800×）

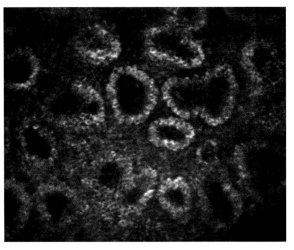

图 3-3-2　腺泡单位呈类圆形或类椭圆形，由腺泡上皮细胞围绕而成，细胞排列紧凑、较为整齐，形成中高反光的环形结构，腺泡单位中央为低反光暗区，腺泡外间质密度均匀（800×）

共聚焦显微镜除了可以观察腺体腺泡的形态，还能对睑板腺的密度、直径、腺泡单位面积、周边的炎症细胞密度及纤维化程度来进行定量评估，为评判睑板腺的状态、诊断睑板腺相关疾病提供客观参考依据。正常人睑板腺腺泡密度（113.7±36.6）个/mm²，腺泡单位最长直径（56.3±10.4）μm，最短直径（17.4±4.2）μm，腺泡面积（17 020.49±7 284.38）μm²，炎症细胞密度（188.80±72.25）个/mm²，纤维化程度约0级。不同性别之间无显著性差异。

年龄对睑板腺的形态和功能有显著影响（图3-3-3，图3-3-4）。随着年龄增长，睑板腺腺泡密度显著下降。笔者的研究结果表明，20~29岁、30~39岁、40~49岁、50~59岁、60~69岁、大于70岁组的睑板腺腺泡密度分别为（121±42）个/mm²、（114±20）个/mm²、（119±48）个/mm²、（112±17）个/mm²、（96±24）个/mm²、（85±35）个/mm²，具有统计学差异。50岁以下正常人群的腺体密度和腺泡单位直径分别约（118±29）个/mm²和（47±8）μm，而50岁以上正常人群这两项参数仅为（97±26）个/mm²和（36±8）μm，腺泡密度明显下降、直径显著减小、腺泡萎缩、腺泡壁不均匀反光增加、分泌物反光变强。这些变化均提示年龄对睑板腺的功能有显著影响。关于睑板腺功能障碍的相关内容将在第七章内详述。

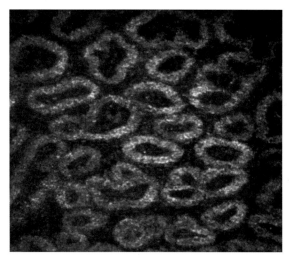

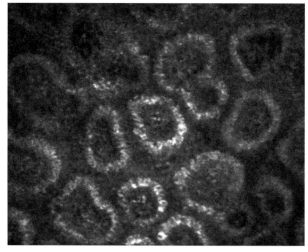

图3-3-3　50岁以下正常人群，腺泡单位密度较高，上皮细胞排列紧凑，反光连续无中断，腺泡腔内偶尔见到高亮分泌物（800×）

图3-3-4　50岁以上正常人群，腺泡单位密度明显下降，腺泡萎缩，腺泡壁反光不均匀或中断，高反光分泌物反光增多（800×）

（乐琦骅　郑天玉　朱文卿　魏安基　徐建江）

1. Beuerman R W, Laird J A, Kaufman S C, et al. Quantification of real-time confocal images of the human cornea. J Neurosci Methods, 1994, 54（2）: 197-203.

2. Masters B R, Thaer A A. Real-time scanning slit confocal microscopy of the in vivo human cornea. Appl Opt, 1994, 33（4）: 695-701.

3. Wiegand W, Thaer A A, Kroll P, et al. Optical sectioning of the cornea with a new confocal in vivo slit-scanning videomicroscope. Ophthalmology, 1995, 102（4）: 568-575.

4. Petroll W M, Jester J V, Cavanagh H D. Quantitative three-dimensional confocal imaging of the cornea in situ and in vivo: system design and calibration. Scanning, 1996, 18（1）: 45-49.

5. Mustonen R K, McDonald M B, Srivannaboon S, et al. Normal human corneal cell populations evaluated by in vivo scanning slit confocal microscopy. Cornea, 1998, 17（5）: 485-492.

6. Böhnke M, Masters B R. Confocal microscopy of the cornea. Prog Retin Eye Res, 1999, 18（5）: 553-628.

7. Patel S, McLaren J, Hodge D, et al. Normal human keratocyte density and corneal thickness measurement by using confocal microscopy in vivo. Invest Ophthalmol Vis Sci, 2001, 42（2）: 333-339.

8. Hollingsworth J, Perez-Gomez I, Mutalib H A, et al. A population study of the normal cornea using an in vivo, slit-scanning confocal microscope. Optom Vis Sci, 2001, 78（10）: 706-711.

9. Imre L, Nagymihály A. Reliability and reproducibility of corneal endothelial image analysis by in vivo confocal microscopy. Graefes Arch Clin Exp Ophthalmol, 2001, 239（5）: 356-360.

10. Masters B R, Böhnke M. Confocal microscopy of the human cornea in vivo. Int Ophthalmol, 2001, 23（4-6）: 199-206.

11. Oliveira-Soto L, Efron N. Morphology of corneal nerves using confocal microscopy. Cornea, 2001, 20（4）: 374-384.

12. Masters B R, Bohnke M. Three-dimensional confocal microscopy of the living human eye. Annu Rev Biomed Eng, 2002, 4: 69-91.

13. Grupcheva C N, Wong T, Riley A F, et al. Assessing the sub-basal nerve plexus of the living healthy human cornea by in vivo confocal microscopy. Clin Experiment Ophthalmol, 2002, 30（3）: 187-190.

14. Oliveira-Soto L, Efron N. Assessing the cornea by in vivo confocal microscopy. Clin Experiment Ophthalmol, 2003, 31（1）: 83-84.

15. Jalbert I, Stapleton F, Papas E, et al. In vivo confocal microscopy of the human cornea. Br J Ophthalmol, 2003, 87（2）: 225-236.

16. Kobayashi A, Yoshita T, Sugiyama K. In vivo laser and white light confocal microscopic findings of the human conjunctiva. Ophthalmic Surg Lasers Imaging, 2004, 35: 482-484.

17. Popper M, Morgado A M, Quadrado M J, et al. Corneal cell density measurement in vivo by scanning slit confocal microscopy: method and validation. Ophthalmic Res, 2004, 38（5）: 270-278.

18. 徐永根, 潘飞, 姚玉峰. 角膜厚度的共聚焦显微镜测量分析. 临床眼科杂志, 2004, 12（6）: 528-530.

19. Dua H S, Shanmuganathan V A, Powell-Richards A O, et al.Limbal epithelial crypts: a novel anatomical structure and a putative limbal stem cell niche.Br J Ophthalmol, 2005, 89: 529-532.

20. Zhivov A, Stave J, Vollmar B, et al. In vivo confocal microscopic evaluation of Langerhans cell density and distribution in the normal human corneal epithelium. Graefes Arch Clin Exp Ophthalmol, 2005, 243: 1056-1061.

21. Kobayashi Akira, Sugiyama Kazuhisa. In vivo corneal confocal microscopic findings of palisades of vogt and its underlying limbal troma.Cornea, 2005: 435-437.

22. Kobayashi A, Yoshita T, Sugiyama K. In vivo findings of the bulbar/palpebral conjunctiva and presumed meibomian glands by laser scanning confocal microscopy. Cornea, 2005, 24（8）: 985-988.

23. Zhivov A, Stachs O, Kraak R, et al. In vivo confocal microscopy of the ocular surface. Ocul Surf, 2006, 4（2）: 81-93.

24. Messmer E M, Mackert M J, Zapp D M, et al. In vivo confocal microscopy of normal conjunctiva and conjunctivitis. Cornea, 2006, 25: 781-788.

25. Patel D V, Sherwin T, McGhee C N. Laser scanning in vivo confocal microscopy of the normal human corneoscleral limbus. Invest Ophthalmol Vis Sci, 2006, 47（7）: 2823-2827.

26. Mastropasqua L, Nubile M, Lanzini M, et al. Epithelial dendritic cell distribution in normal and inflamed human cornea: in vivo confocal microscopy study. Am J Ophthalmol, 2006, 142（5）: 736-744.

27. 荣蓓, 晏晓明. 激光共焦显微镜对正常人眼角膜缘和中央角膜的观察. 中华眼科杂志, 2006, 42（1）: 17-21.

28. Chiou A G, Kaufman S C, Kaufman H E, et al. Clinical corneal confocal microscopy. Surv Ophthalmol, 2006, 51（5）: 482-500.

29. Stachs O, Zhivov A, Kraak R, et al. In vivo three-dimensional confocal laser scanning microscopy of the epithelial nerve structure in the human cornea. Graefes Arch Clin Exp Ophthalmol, 2007, 245（4）: 569-575.

30. Szaflik J P. Comparison of in vivo confocal microscopy of human cornea by white light scanning slit and laser scanning systems. Cornea, 2007, 26（4）: 438-445.

31. Niederer R L, Perumal D, Sherwin T, et al. Age-related differences in the normal human cornea: a laser scanning in vivo confocal microscopy study.Br J Ophthalmol, 2007, 91（9）: 1165-1169.

32. Patel D V, McGhee C N. Contemporary in vivo confocal microscopy of the living human cornea using white light and laser scanning techniques: a major review. Clin Exp Ophthalmol, 2007, 35（1）: 71-88.

33. Patel D V, McGhee C N. In vivo laser scanning confocal microscopy confirms that the human corneal sub-basal nerve plexus is a highly dynamic structure.Invest Ophthalmol Vis Sci, 2008, 49（8）: 3409-3412.

34. Dosso A A, Rungger-Brändle E. Clinical course of epidemic keratoconjunctivitis: evaluation by in vivo confocal microscopy. Cornea, 2008, 27: 263-268.

35. Zheng T, Xu J. Age-related changes of human limbus on in vivo confocal microscopy. Cornea, 2008, 27: 782-786.

36. Zhivov A, Stachs O, Stave J, et al. In vivo three-dimensional confocal laser scanning microscopy of corneal surface and epithelium. Br J Ophthalmol, 2009, 93（5）: 667-672.

37. Patel D V, McGhee C N. In vivo confocal microscopy of human corneal nerves in health, in ocular and systemic disease, and following corneal surgery: a review. Br J Ophthalmol, 2009, 93（7）: 853-860.

38. Midena E, Cortese M, Miotto S, et al. Confocal microscopy of corneal sub-basal nerve plexus: a quantitative and qualitative analysis in healthy and pathologic eyes. J Refract Surg, 2009, 25（1 Suppl）: S125-S130.

39. Erie J C, McLaren J W, Patel S V. Confocal microscopy in ophthalmology. Am J Ophthalmol, 2009, 148（5）: 639-646.

40. Efron N, Al-Dossari M, Pritchard N. In vivo confocal microscopy of the palpebral conjunctiva and tarsal plate. Optom Vis Sci, 2009, 86（11）: E1303-E1308.

41. Patel D V, Tavakoli M, Craig J P, et al. Corneal sensitivity and slit scanning in vivo confocal microscopy of the subbasal nerve plexus of the normal central and peripheral human cornea. Cornea, 2009, 28（7）: 735-740.

42. Niederer R L, McGhee C N. Clinical in vivo confocal microscopy of the human cornea in health and disease. Prog Retin Eye Res, 2010, 29（1）: 30-58.

43. Jürgens C, Rath R, Giebel J, et al. Laser scanning confocal microscopy for conjunctival epithelium imaging. Dev Ophthalmol, 2010, 45: 71-82.

44. Zhivov A, Blum M, Guthoff R, et al. Real-time mapping of the subepithelial nerve plexus by in vivo confocal laser scanning microscopy. Br J Ophthalmol, 2010, 94（9）: 1133-1135.

45. Cruzat A, Pavan-Langston D, Hamrah P. In vivo confocal microscopy of corneal nerves: analysis

and clinical correlation. Semin Ophthalmol, 2010, 25（5-6）: 171-177.

46. Zhu W, Hong J, Zheng T, et al. Age-related changes of human conjunctiva on in vivo confocal microscopy. Br J Ophthalmol, 2010, 94（11）: 1448-1453.

47. Salvetat M L, Zeppieri M, Miani F, et al. Comparison between laser scanning in vivo confocal microscopy and noncontact specular microscopy in assessing corneal endothelial cell density and central corneal thickness. Cornea, 2011, 30（7）: 754-759.

48. Allgeier S, Zhivov A, Eberle F, et al. Image reconstruction of the subbasal nerve plexus with in vivo confocal microscopy. Invest Ophthalmol Vis Sci, 2011, 52（9）: 5022-5028.

49. Wei A, Hong J, Sun X, et al. Evaluation of age-related changes in human palpebral conjunctiva and meibomian glands by in vivo confocal microscopy. Cornea, 2011, 30（9）: 1007-1012.

50. Scarpa F, Zheng X, Ohashi Y, et al. Automatic evaluation of corneal nerve tortuosity in images from in vivo confocal microscopy. Invest Ophthalmol Vis Sci, 2011, 52（9）: 6404-6408.

51. Miri A, Al-Aqaba M, Otri A M, et al. In vivo confocal microscopic features of normal limbus. Br J Ophthalmol, 2012, 96（4）: 530-536.

52. Misra S, Craig J P, McGhee C N, et al. Interocular comparison by in vivo confocal microscopy of the 2-dimensional architecture of the normal human corneal subbasal nerve plexus. Cornea, 2012, 31（12）: 1376-1380.

53. Turuwhenua J T, Patel D V, McGhee C N. Fully automated montaging of laser scanning in vivo confocal microscopy images of the human corneal subbasal nerve plexus. Invest Ophthalmol Vis Sci, 2012, 53（4）: 2235-2242.

54. Falke K, Prakasam R K, Guthoff R F, et al. In vivo imaging of limbal epithelium and palisades of Vogt］. Klin Monbl Augenheilkd, 2012, 229（12）: 1185-1190.

55. Villani E, Canton V, Magnani F, et al. The aging Meibomian gland: an in vivo confocal study. Invest Ophthalmol Vis Sci, 2013, 54（7）: 4735-4740.

56. Petropoulos I N, Manzoor T, Morgan P, et al. Repeatability of in vivo corneal confocal microscopy to quantify corneal nerve morphology. Cornea, 2013, 32（5）: e83-e89.

57. Prakasam R K, Winter K, Schwiede M, et al. Characteristic quantities of corneal epithelial structures in confocal laser scanning microscopic volume data sets. Cornea, 2013, 32（5）: 636-643.

58. Cottrell P, Ahmed S, James C, et al. Neuron J is a rapid and reliable open source tool for evaluating corneal nerve density in herpes simplex keratitis. Invest Ophthalmol Vis Sci, 2014, 55（11）: 7312-7320.

59. Kymionis G D, Diakonis V F, Shehadeh M M, et al. Anterior segment applications of in vivo confocal microscopy. Semin Ophthalmol, 2015, 30（4）: 243-251.

60. Zheng T, Le Q, Hong J, et al. Comparison of human corneal cell density by age and corneal

location：an in vivo confocal microscopy study. BMC Ophthalmol, 2016, 16：109.

61. Fasanella V, Agnifili L, Mastropasqua R, et al. In Vivo Laser Scanning Confocal Microscopy of Human Meibomian Glands in Aging and Ocular Surface Diseases. Biomed Res Int, 2016, 2016：7432131.

62. Kowtharapu B S, Winter K, Marfurt C, et al. Comparative quantitative assessment of the human corneal sub-basal nerve plexus by in vivo confocal microscopy and histological staining. Eye (Lond), 2017, 31 (3): 481-490.

63. Chan E H, Chen L, Yu F, et al. Epithelial thinning in limbal stem cell deficiency. Am J Ophthalmol, 2015, 160 (4): 669-677.

64. Le Q, Chen Y, Yang Y, et al. Measurement of corneal and limbal epithelial thickness by anterior segment optical coherence tomography and in vivo confocal microscopy. BMC Ophthalmol, 2016, 16 (1): 163.

第四章

共聚焦显微镜在
感染性角膜病诊
疗中的应用

感染性角膜炎是目前我国最常见的致盲眼病之一，造成感染性角膜炎的常见病原体包括细菌、真菌、病毒、棘阿米巴等。感染性角膜炎的诊断和治疗一直是我国防盲治盲的重点之一。共聚焦显微镜对感染性角膜炎，尤其是传统方法诊断较困难或诊断阳性率较低的真菌性角膜炎和棘阿米巴性角膜炎的诊断和治疗中，具有非常重要的价值。

第一节　真菌性角膜炎

一、概述

我国是个农业大国，农业人口占较大比例，植物性外伤多见，且气候温暖、潮湿地区较多，利于真菌的生长和繁殖，所以在我国真菌性角膜炎（图4-1-1）非常常见。流行病学研究结果表明，在北京、山东等地区，真菌性角膜炎占每年感染性角膜病新发病例的35%~49%。真菌性角膜炎不仅是我国部分地区感染性角膜病的首位致病因素，也是导致角膜盲的常见原因，防治工作任务艰巨。据研究报道，真菌性角膜炎患者中近六成有植物外伤史。近几年来由于糖皮质激素和广谱抗生素的滥用，加上诊断技术的不断提高，真菌性角膜炎的发病率和检出率逐年上升。

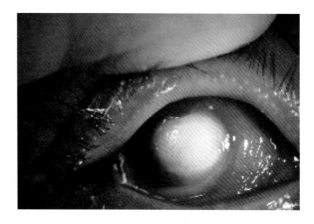

图 4-1-1　真菌性（丝孢菌）角膜炎患者的裂隙灯下所见，可见角膜中央溃疡灶，表面有浓密菌丝苔被，伴前房积脓

真菌主要分为丝孢菌和酵母菌两大类（表4-1-1）。在我国，真菌性角膜炎绝大多数都是由于丝孢菌感染所致，最常见的致病真菌为镰刀菌（28%~65%），其次为曲霉菌（11%~49%），镰刀菌

表 4-1-1　常见真菌性角膜炎的致病菌及其分类

丝孢菌属		酵母菌属	
淡色丝孢科	镰刀菌	念珠菌科	白色念珠菌
	曲霉菌		热带假丝念珠菌
	青霉菌		光滑假丝念珠菌
暗色丝孢科	弯孢菌		平滑假丝念珠菌
	凸脐蠕孢菌		克柔氏念珠菌
	链格孢菌		

和曲霉菌所致的真菌性角膜炎占病例总量的70%以上。其余病例与青霉菌（3.6%~11.6%）和弯孢霉属（1.2%~13.1%）感染有关。发达国家常见的致病菌酵母菌属原先在我国比较少见，但是近几年随着接触镜和免疫抑制剂的使用日益增多，酵母菌感染所致真菌性角膜炎的发病也有逐年增长的趋势。

二、临床病理特征

各种原因如外伤、配戴接触镜造成角膜上皮缺损后，真菌通过上皮缺损处进入角膜基质，诱发炎症反应，引起组织坏死。真菌的种类不同，生长方式不同，病变阶段不同，引起的组织学变化形式也不尽相同。

水平生长的菌种一般累及角膜基质浅层，临床表现以菌丝苔被为主，前房反应比较轻，角膜刮片容易找到菌丝，抗真菌药物的治疗效果较好。此类菌种一般导致增生性病变，病理切片中菌丝大量堆积生长于角膜表面和浅基质层内，病灶基底部可有少量炎症细胞浸润，但是化脓性病变不明显。

纵向/斜行生长的菌种能向深层侵袭角膜基质并突破后弹力层，除基质脓疡外，大多伴有伪足、卫星灶和前房积脓，抗真菌药物的治疗周期较长。病理学主要表现为化脓性病变，角膜基质胶原纤维变性坏死，伴有大量中性粒细胞浸润和组织碎片（图4-1-2），往往在深部基质层形成局灶性的中性粒细胞和脓细胞聚集的"微脓肿"，这就是临床上所见的卫星灶。随病变发展，坏死组织自溶脱落形成溃疡，病变向深层发展，菌丝突破后弹力层进入前房，导致内皮细胞的肿胀和化脓性炎症，产生前房积脓。前房积脓是判断角膜感染严重程度的重要指标。由于垂直生长的菌丝可以在角膜基质尚未出现明显炎症时菌丝就已穿过后弹力层到达前房，因此，纵向生长的菌丝和菌丝突破完整的后弹力层均被视为病情严重或进展迅速的标识。在真菌菌丝侵犯角膜全层的病例中，往往在角膜缘和周边角膜见大量淋巴细胞、浆细胞和嗜酸性粒细胞浸润，围绕真菌孢子形成免疫环。免疫因素也可能是真菌性角膜溃疡导致角膜穿孔的推动因素之一。值得注意的是，真菌很少存在于坏死病灶中，大部分情况下真菌菌丝和孢子出现在邻近溃疡的角膜基质中。因此，这提示我们在使用共聚焦显微镜检查的时候除了对病灶区域进行扫描，也要在病灶与正常组织交界的区域进行多点采集。

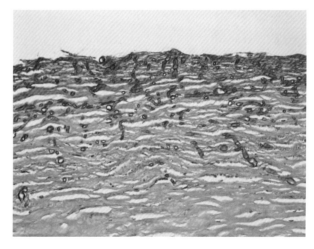

图4-1-2　组织病理学上可见真菌性角膜溃疡患者的角膜基质内有大量菌丝和孢子，浅层基质内见大量炎症细胞浸润和组织坏死，部分菌丝斜行向深部生长（PAS染色，400×）

三、共聚焦显微镜在真菌性角膜炎诊断中的应用

1. 共聚焦显微镜的诊断价值　以往对真菌性角膜炎的诊断方法比较有限，主要是角膜刮片（图4-1-3）、组织活检和真菌培养。角膜刮片和组织活检虽然快速简单，但是对角膜组织造成损伤，不利于上皮修复，而且可能导致炎症扩散，不能反复使用；如取材部位不理想则可能影响检测结果。真菌培养需要特殊培养基，且比较费时；在我国较为常见的丝孢类真菌的培养至少需要两周甚至更长的时间，且培养的假阴性率较高，不利于临床及时开展治疗。共聚焦显微镜在临床上的应用，为这一疾病的诊断提供了一个简便、快捷、有效、无创的活体检查手段，且阳性率较高，文献报道其阳性率可达90%~95%。

2. 共聚焦显微镜在诊断丝孢类真菌感染中的应用　丝孢类真菌的菌丝和孢子在共聚焦显微镜下的形态与刮片标本的显微镜下所见相似。菌丝主要表现为高折光性的丝状或线状物，有分支，呈竹节样或树枝样（图4-1-4），直径3~8μm，长约50~250μm。如周围坏死组织较多，背景大多为高反光，但背景反光度一般低于菌丝的反光度；如坏死组织较少，背景一般为低反光。菌丝周围组织中可伴有炎症细胞浸润。有时病变组织中可见孢子，孢子多呈卵圆形，直径10~15μm，比炎症细胞大，孢子的检出率一般低于菌丝。如在图像中检出菌丝和/或孢子，均可确诊为真菌性角膜炎。由于菌丝和孢子在坏死病灶与周边正常基质交接处的检出率相对较高，因此除了对病灶中央进行检查外，还要对病灶周边部和邻近角膜基质进行检查，一般每个部位选2~3个点进行扫描，提高检出阳性率。部分病例由于组织坏死程度较高，背景反光极强，影响对菌丝的分辨，会出现假阴性结果。对于此类病例，可以先进行治疗，1~2周后再复查。随着炎症反应减退，背景反光减弱，可以检出菌丝和/或孢子。

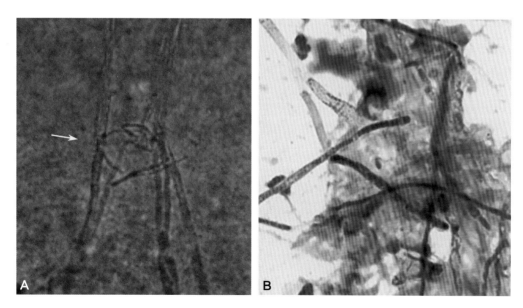

图 4-1-3　**角膜刮片取样后染色可见菌丝**

A. 氢氧化钾湿片；B. Giemsa 染色

3. 共聚焦显微镜在诊断酵母菌感染中的应用 酵母菌感染所致的真菌性角膜炎临床上相对较为少见，致病菌以白色念珠菌、光滑假丝酵母菌等为主（图 4-1-5）。由于酵母菌性角膜炎的临床表现隐匿，缺乏特异性，且刮片阳性率非常低，因此，传统诊断方法很难在疾病初发期进行正确诊断。酵母菌在体外培养时大多呈集落样生长，有些菌种会形成假菌丝。共聚焦显微镜下酵母菌所呈现的形态与体外培养一致性较高，可见集落样或假菌丝样结构。共聚焦显微镜对于早期正确诊断酵母菌感染所致角膜炎有很大帮助（图 4-1-6~ 图 4-1-12）。

当然，由于共聚焦显微镜进行的是活体检查，不能像病理切片一样进行染色，所以，尽管目前动物实验和临床研究中都发现不同种属的真菌在共聚焦显微镜下的表现有一定程度的差异，并有研究者认为共聚焦显微镜对于真菌性角膜炎的菌种鉴别诊断有重要的参考价值，但是目前临床上将共

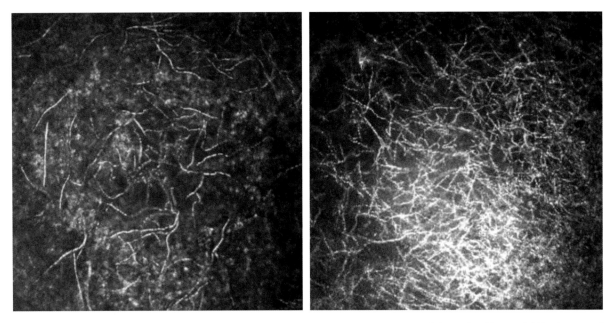

图 4-1-4　图 4-1-3 患者共聚焦显微镜下见角膜基质内大量高反光树枝样菌丝，形态与湿片下菌丝形态接近（800×）

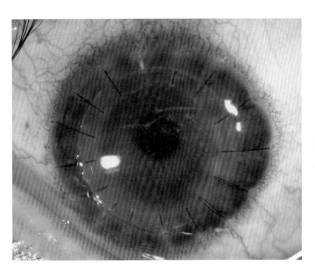

图 4-1-5　**全厚深板层角膜移植术（DALK）**
术后六天，植片发生酵母菌感染，植片深层见奶油色斑点样和线条样混浊病灶

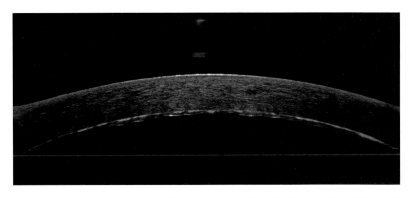

图 4-1-6　图 4-1-5 患者眼前节 OCT 显示混浊部位位于角膜植片与植床（后弹力层）之间

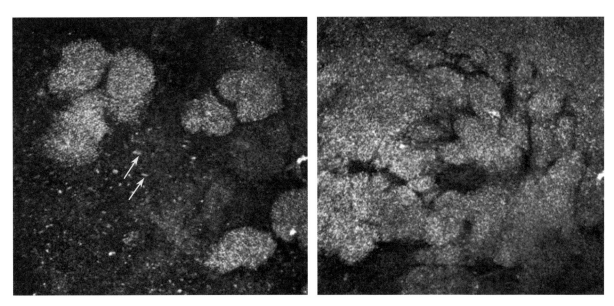

图 4-1-7　图 4-1-5 患者共聚焦显微镜下可见，患者的角膜深层基质内可见大量云雾样集落，并融合成片，偶尔可见长度 10~20μm 的伪菌丝（箭头处）（800×）

图 4-1-8　图 4-1-5 患者行植片更换后 1 天，植片水肿和层间奶油样混浊加重

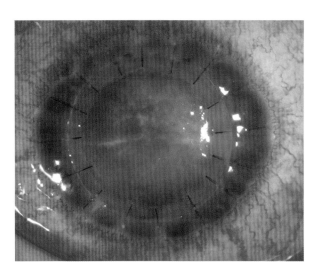

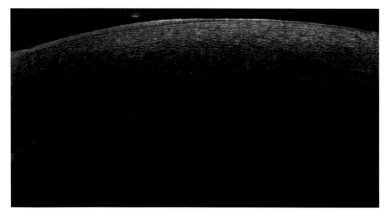

图 4-1-9　图 4-1-5 患者二次术后眼前节 OCT 结果证实植片与植床之间的混浊加重

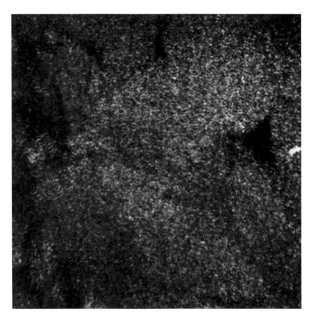

图 4-1-10　图 4-1-5 患者二次术后共聚焦显微镜显示角膜深层基质内云雾样混浊病灶完全融合，已无法分辨集落边界（800×）

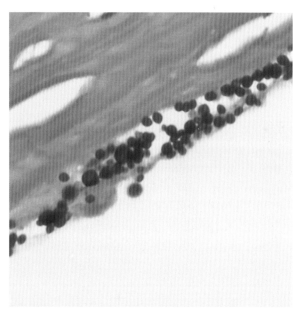

图 4-1-11　图 4-1-5 患者 PAS 染色结果显示，被更换的植片的内侧面（即与患者角膜后弹力层相邻面）见大量酵母菌（1 000×）

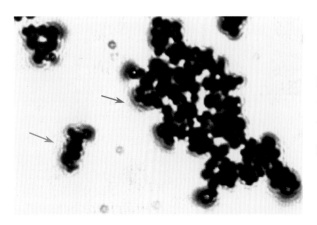

图 4-1-12　图 4-1-5 患者 Giemsa 染色下见酵母菌的形态与共聚焦显微镜下表现类似，呈伪菌丝样（绿色箭头）或集落样生长（红色箭头）（800×）

聚焦显微镜的结果直接用于真菌菌种的鉴定尚处于摸索阶段。另外，尽管共聚焦显微镜对于真菌性角膜炎的诊断敏感度极高，但是其敏感度高度依赖于检查者的经验和图像采集质量。如共聚焦显微镜图像采集质量不佳、缺乏诊断价值，或者读片医生经验不足，均可能影响诊断结果，应该请经验较为丰富的医生进行操作和读片，以减少误诊和漏诊。对一些临床怀疑为真菌性角膜炎的患者，即使刮片结果为阴性也不能轻易排除真菌性角膜炎。比较稳妥的方法是遵循两个"多"的原则，即多点和多次。多点是指在角膜溃疡中央、周边、病灶与正常角膜交界处和周边正常角膜等多个位置进行图像采集，提高菌丝的检出率。多次是指在治疗过程中重复多次检查，尤其是在高度怀疑真菌感染但是刮片和培养阴性的患者，随着用药后坏死反应和炎症细胞浸润减轻后，再行共聚焦显微镜检查往往可以获得阳性结果。

四、共聚焦显微镜在真菌性角膜炎治疗中的应用

由于真菌培养耗时较长，且药敏试验中许多药物并无眼科制剂可用，因此，缺乏合适的检测手段来客观评价抗真菌药物的疗效，只能通过临床病程的转归来评判治疗效果，对医生的临床经验要求较高，缺乏客观依据。目前临床上所使用的抗真菌药物都有明显的毒副作用，不适用于长期用药。但是如过早停药又会可能由于治疗不彻底导致真菌性角膜炎复发。由于多数患者经过一段时间治疗后，角膜上皮完全愈合，仅根据裂隙灯下的观察很难区分抗真菌药物毒性造成的角膜上皮水肿混浊与真菌浸润之间的差别。再次行角膜刮片会破坏已经愈合的角膜上皮，造成愈合延迟；而且此时由于菌量减少，分布较散，刮片的阳性率很低。因此，对于恢复期的真菌性角膜炎患者来说，裂隙灯检查和角膜刮片都无法科学合理地评判病灶内是否残留菌丝和活动性炎症。如何正确地判断抗真菌药物的治疗效果、是否需要更换药物、何时进行逐步减量、何时停药，都是临床医生面临的棘手问题。

与裂隙灯检查和角膜刮片相比，共聚焦显微镜可对病灶进行多点、反复、无创的检查，动态观察真菌性角膜炎的治疗效果、合理判断停药时机，在真菌性角膜炎诊疗中的应用具有其他任何诊断技术所无法比拟的优势。有研究发现，真菌性角膜炎在上皮愈合之后，仍有将近一半患者的角膜基质中存在着少量菌丝。尽管菌丝数量非常少，有时多个位点多个视野检查只能找到1~2根菌丝，但是只要有菌丝存在就意味着真菌感染并未完全控制，抗真菌治疗还必须持续下去，直至菌丝完全消失。共聚焦显微镜对于酵母菌感染病例进行诊疗指导的意义也非常重要。通过无创性检测菌落的数量和形态，辅助评估感染的严重程度，对于判断及时手术介入治疗具有重要价值。

除了真菌菌丝之外，共聚焦显微镜还能评估病灶内的炎症细胞浸润情况，观察角膜基质形态。溃疡活动期角膜基质内可见大量炎症细胞，角膜基质坏死致使基质细胞的形态完全无法分辨。随着病情趋向好转，炎症细胞密度逐渐降低，基质细胞的轮廓逐渐显现，大部分基质细胞均呈激活状态。当菌丝完全消失后，炎症细胞尚需要一段时间才能完全消退，而基质细胞的形态还需更长一段时间才能完全恢复正常。因此，除了真菌菌丝完全消失之外，炎症细胞消退和基质细胞形态是否恢复也是共聚焦显微镜下辅助判断抗真菌治疗何时减量和停药的重要依据，必须通过临床表现和共聚焦显微镜提供的各种线索综合判断分析抗真菌治疗的停药时机和手术时机（图4-1-13~ 图4-1-36）。

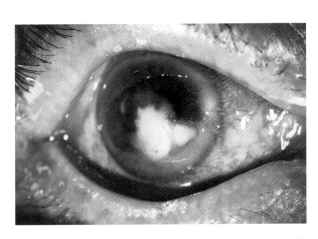

图 4-1-13　患者一，植物外伤后十天，裂隙灯下见角膜中央浓密溃疡，伴伪足，角膜刮片见丝状真菌

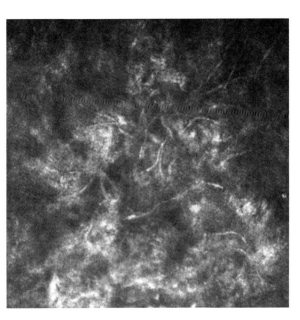

图 4-1-14　图 4-1-13 患者共聚焦显微镜下，角膜基质内可见大量树枝样菌丝，高反光，周围伴组织坏死和少量炎症细胞（800×）

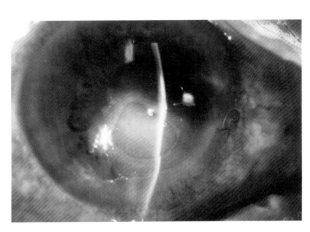

图 4-1-15　图 4-1-13 患者经过抗真菌治疗一个月后，基质脓疡减轻

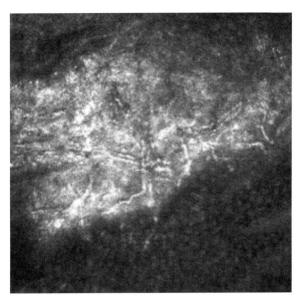

图 4-1-16　图 4-1-13 患者复查共聚焦显微镜可见菌丝数量减少，炎症反应和组织坏死减轻（800×）

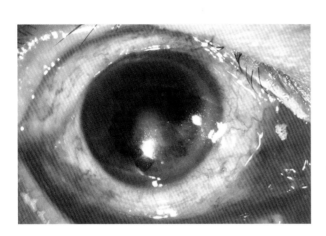

图 4-1-17　图 4-1-13 患者经过抗真菌治疗 3 个月后，裂隙灯下见上皮完整，基质脓疡完全吸收，瘢痕形成

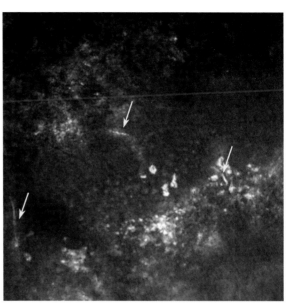

图 4-1-18　图 4-1-13 患者治疗 3 个月后共聚焦显微镜下仍然可见少量残存菌丝（箭头所示），提示还不能停止抗真菌治疗（800×）

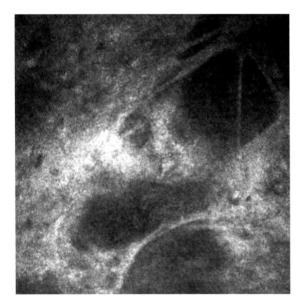

图 4-1-19　图 4-1-13 患者抗真菌治疗 4 个月后，基质内的菌丝完全消失，基质内瘢痕组织形成，提示此时方可停药（800×）

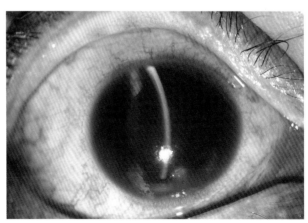

图 4-1-20　患者二，外伤（具体原因不详）后三天，角膜下方五点位近角膜缘处可见一小溃疡灶，伴上皮缺损

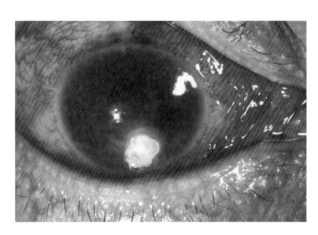

图 4-1-21 图 4-1-20 患者自用妥布霉素地塞米松滴眼液 3 天后，角膜溃疡范围扩大，基质浸润明显加重

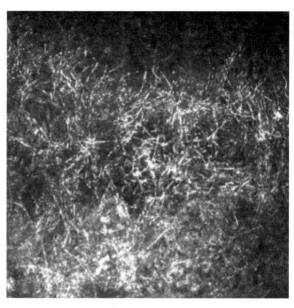

图 4-1-22 图 4-1-20 患者共聚焦显微镜下可见大量杂乱无章的菌丝（800×）

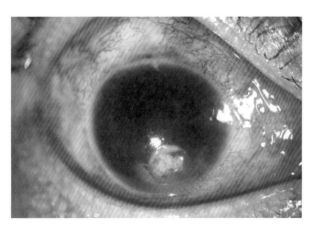

图 4-1-23 图 4-1-20 患者抗真菌治疗 4 周后，裂隙灯下见基质脓疡减轻

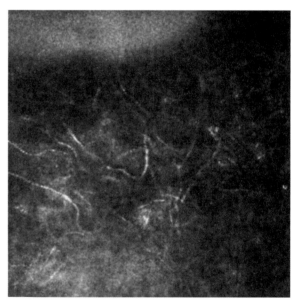

图 4-1-24 图 4-1-20 患者抗真菌治疗 4 周后，共聚焦显微镜下可见菌丝数量较前明显减少（800×）

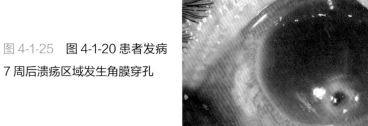

图 4-1-25　图 4-1-20 患者发病7 周后溃疡区域发生角膜穿孔

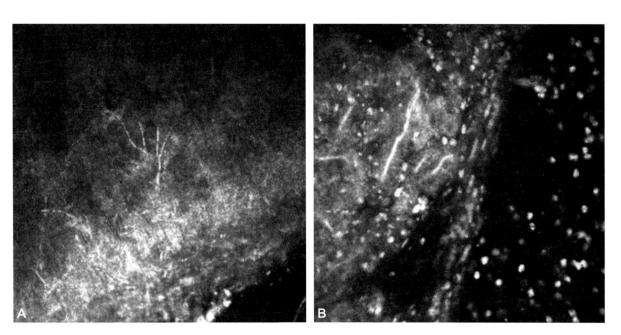

图 4-1-26　图 4-1-20 患者发病 7 周后共聚焦显微镜像（800×）

A. 角膜基质可见菌丝及大量炎症细胞；B. 角膜上皮内可见菌丝及大量炎症细胞

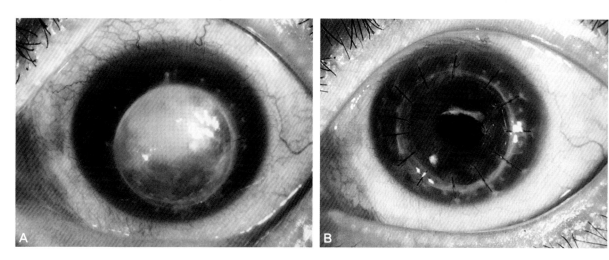

图 4-1-27　患者三，因角膜植片混浊行二次穿透性角膜移植术（PKP）

A. 术前见原角膜植片混浊；B. 术后 3 个月裂隙灯下植片透明

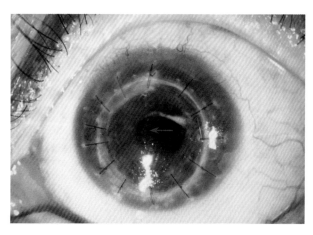

图 4-1-28　图 4-1-27 患者术后 8 个月随访时，裂隙灯下可见角膜植片后出现少量奶油色颗粒样附着物（红色箭头），上方 12 点缝线处出现轻度基质浸润

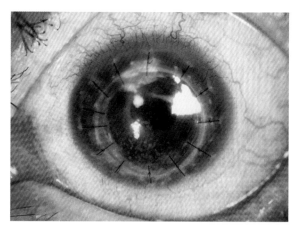

图 4-1-29　图 4-1-27 患者术后 9 个月，内皮表面奶油色颗粒样附着物的范围明显扩大，11~12 点角膜植片植床交界处的角膜基质见多处奶油样不规则浸润灶

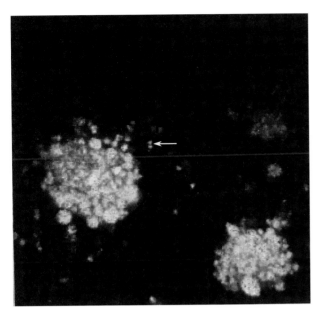

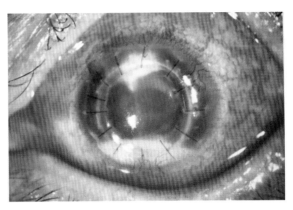

图 4-1-30 　图 4-1-27 患者共聚焦显微镜下见内皮表面细小的高反光物质沉积（黄色箭头），彼此聚集成簇甚至成团，综合临床表现和共聚焦显微镜检查结果，考虑可能为酵母菌感染，开始给予抗真菌治疗（800×）

图 4-1-31 　图 4-1-27 患者治疗 2 周后，角膜上方11~12 点位的基质浸润病灶明显加重，前房积脓 2mm

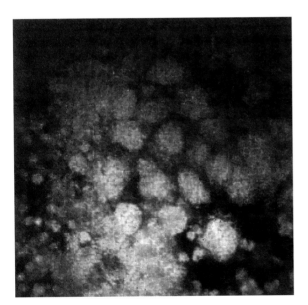

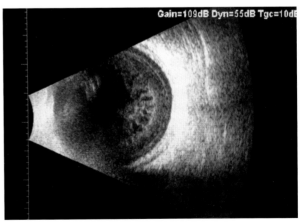

图 4-1-32 　图 4-1-27 患者治疗 2 周后共聚焦显微镜下，高反光沉积物形成集落样结构，并融合成片

图 4-1-33 　图 4-1-27 患者治疗 2 周后 B 超显示玻璃体中后段中大量点状回声，伴球壁轻度增厚；综合各项检查，考虑真菌性角膜炎继发眼内炎，遂进行了角膜植片置换 + 晶状体切除 + 玻璃体切除术，术后继续进行抗真菌治疗

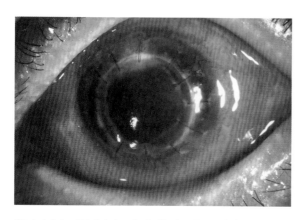

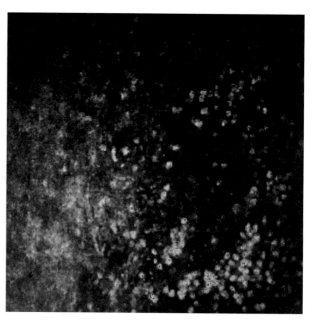

图 4-1-34　图 4-1-27 患者术后 2 周，裂隙灯下见角膜植片轻度水肿，上方 12 点角膜植床植片交界处的基质浸润减轻

图 4-1-35　图 4-1-27 患者术后 2 周共聚焦显微镜下上方缝线处病灶内仅见炎症细胞浸润，集落样结构消失

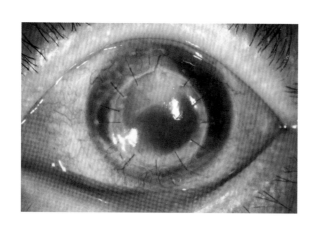

图 4-1-36　图 4-1-27 患者术后 4 个月，角膜上方植片植床交界处的病灶逐渐形成瘢痕，并伴有大量新生血管，角膜植片中央区域仍透明

五、共聚焦显微镜下真菌菌丝的图像鉴别要点

由于真菌的菌种不同、生长方式和生长阶段不同、受药物影响不同，在共聚焦显微镜下的表现变化多样，初学者往往判断较为困难，容易造成误诊和漏诊。在共聚焦显微镜图像上容易与菌丝发生混淆的常见结构有上皮下神经和树突状细胞，少数情况下，也可能与基质内沉积的胆固醇结晶或者钙盐结晶混淆，因此掌握共聚焦显微镜下菌丝与这些结构的图像鉴别要点非常重要。

菌丝与上皮下神经的鉴别要点如下：①典型菌丝有竹节样结构，可以见到透明间隔；上皮下神经呈串珠样；②菌丝的排列杂乱无章；上皮下神经排列比较规则，神经主干的走行方向基本平行；③菌丝形态较为僵直，分枝与主干的角度可呈接近直角；上皮下神经形态比较自然，大部分分支与主干的夹角均小于45°；④菌丝周围大多伴有大量炎症细胞和坏死反应，很难看到正常角膜组织的细胞结构；上皮下神经周围偶尔有少量炎症细胞浸润，可见正常角膜组织的细胞结构（图4-1-37）。

菌丝与树突状细胞的鉴别要点如下：①菌丝没有胞体，丝状结构的长度长、粗细较为均匀，分叉较少；树突状细胞的胞体较为肥大，丝状结构的长度短，分叉较多且不规律，分叉多呈蟹爪样、粗细不均；②菌丝在溃疡病灶与周边角膜交界区域的检出率最高，在溃疡中央区域检出率反而不高；树突状细胞在溃疡区域的分布没有明显的区域性差异，溃疡中央和周边均能观察到（图4-1-38）。

菌丝与角膜基质内的钙盐沉积物或胆固醇类沉积物的鉴别要点如下：①钙盐或胆固醇类基质沉积物大多呈针棒状，长度较短，形态较为僵直；菌丝长短不一，存在生理弯曲，排列杂乱；②钙盐或胆固醇类基质沉积物周围没有炎症细胞浸润，可以见到正常角膜组织的细胞结构；菌丝周围常常伴有炎症细胞浸润和组织坏死，看不到正常的角膜组织结构（图4-1-39）。

除了要与一些容易混淆的结构鉴别之外，菌丝的形态本身在治疗过程中也会发生变化，例如用药之后菌丝发生断裂（图4-1-40）或者形态变得不典型（图4-1-41），这些都增加了辨认的难度，需要检查者在长期的临床工作中积累经验，避免误判，减少误诊和漏诊。

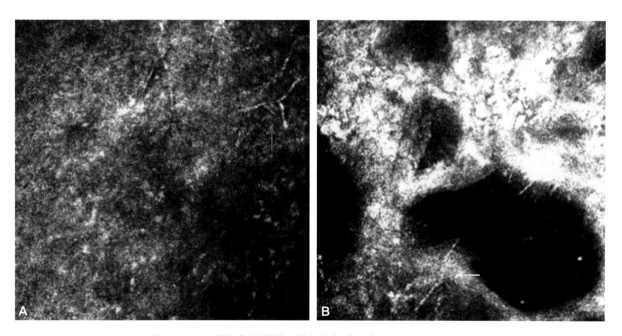

图4-1-37　共聚焦显微镜下菌丝与角膜上皮下神经的图像对比

A. 菌丝；B. 角膜上皮下神经

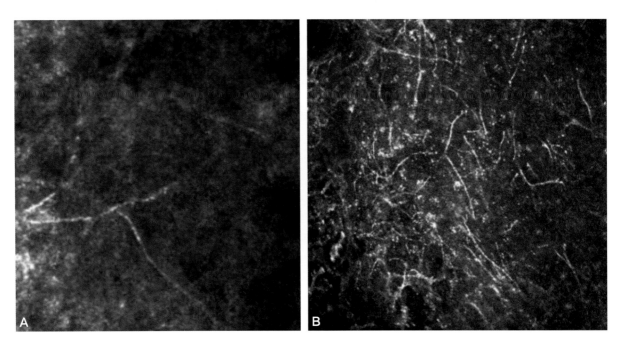

图 4-1-38　共聚焦显微镜下菌丝和树突状细胞的图像对比

A. 菌丝；B. 树突状细胞

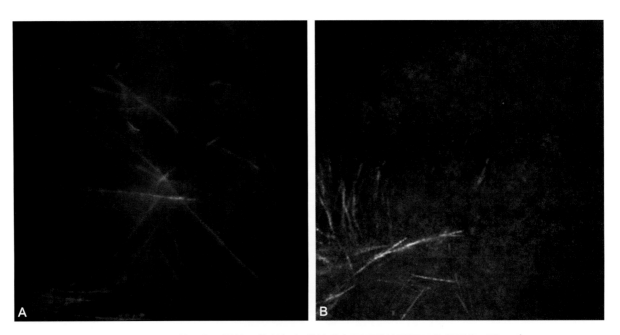

图 4-1-39　共聚焦显微镜下菌丝与角膜基质内胆固醇结晶沉积物的图像对比

A. 菌丝；B. 角膜基质内胆固醇结晶沉积物

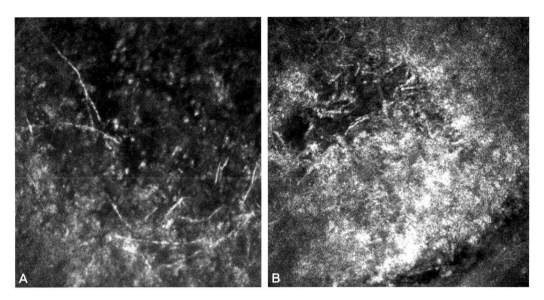

图 4-1-40　共聚焦显微镜下进行抗真菌治疗前后对比

A. 治疗前可见菌丝结构完整; B. 治疗后菌丝断裂成节段状

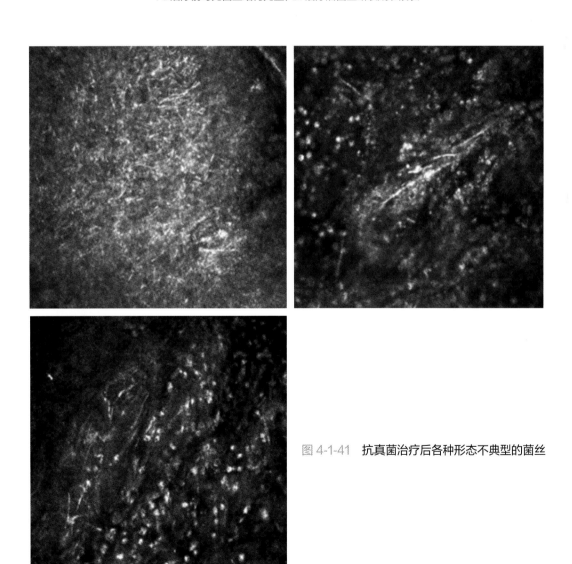

图 4-1-41　抗真菌治疗后各种形态不典型的菌丝

第二节　棘阿米巴性角膜炎

一、概述

棘阿米巴性角膜炎是由棘阿米巴原虫侵犯角膜所引起的感染性角膜病。棘阿米巴广泛分布于土壤、水、空气和尘埃等自然环境中，有滋养体原虫和双壁包囊两种不同的生存形式。以前棘阿米巴性角膜炎大多与外伤和泥土接触有关，近几年来随着配戴角膜接触镜的人数增加，棘阿米巴性角膜炎的发病率逐渐增加。棘阿米巴性角膜炎起始症状隐匿，病程相对缓慢，且早期没有特征性的临床表现和体征（图4-2-1，图4-2-2），所以临床诊断比较困难，经常被误诊为非感染性角膜炎或细菌性、病毒性角膜炎。再加上早期病变较为局限，由于取材和培养条件所限，角膜刮片和培养结果常常为阴性，进一步增加了早期正确诊断的困难性。疾病发展到后期裂隙灯下出现典型的环形浸润等临床表现（图4-2-3），但此时往往角膜内已存在大量滋养体和包囊，治疗相当困难棘手，患者愈后不佳。因此，早期诊断和治疗对于改善棘阿米巴性角膜炎的预后来说尤其重要。

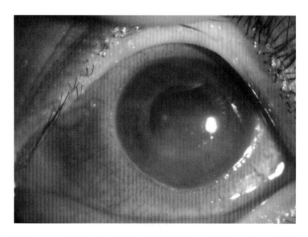

图 4-2-1　棘阿米巴性角膜炎早期，裂隙灯下仅见结膜充血和浅基质内的云雾状浸润灶

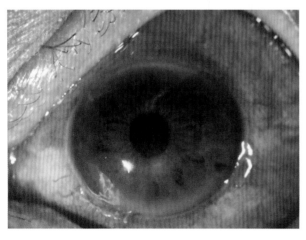

图 4-2-2　棘阿米巴性角膜炎早期，裂隙灯下仅见结膜充血和浅基质内的斑点状浸润灶

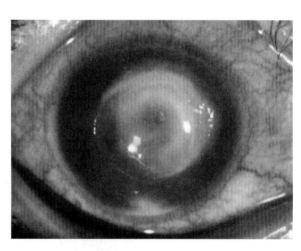

图 4-2-3　棘阿米巴性角膜炎发展至病程中后期，裂隙灯下可见典型环形角膜基质溃疡和上皮缺损，伴前房积脓

二、临床病理特征

棘阿米巴有两种生存形式：滋养体和双壁包囊。包囊可耐受高温、干燥、辐射和抗生素等不利环境因素；滋养体是棘阿米巴的活动形式，以此进行有丝分裂并感染侵入人体。当外界环境适宜的时候，棘阿米巴以滋养体形式存在；当外界环境不适宜时，滋养体可以在数小时内迅速转变为具有双层囊壁结构的包囊。双壁包囊对于外界环境具有很强的抵抗力，可以存活数十年，待环境适宜后又可以重新变为滋养体形式。

棘阿米巴原虫导致角膜炎病理过程非常复杂，确切致病机制尚不完全清楚。目前已知，棘阿米巴原虫通过角膜上皮的小缺损或伤口侵入角膜后，分泌溶细胞毒素，刺激胶原酶和磷脂酶分泌，引起角膜基质溶解和溃疡，并招募巨噬细胞和中性粒细胞至病灶外围。即使当棘阿米巴在不利环境下（如药物作用）转变为包囊后，这些酶对基质的降解作用依然持续，所以包囊可以藏匿在角膜基质溶解后形成的孔洞中，躲避药物对它的杀伤作用。此外，棘阿米巴原虫可引起眼表免疫偏倚，导致招募而来的免疫细胞主要聚集在溃疡的外围，无法到达溃疡的中心区域，也无法充分识别原虫，从而无法对其进行有效的杀灭。这是棘阿米巴性角膜炎患者的角膜病灶中炎症细胞较少，坏死反应不明显的主要原因。棘阿米巴性角膜炎另一大临床特征是与体征不相符合的剧烈眼痛和放射痛，因为棘阿米巴原虫有嗜神经生长的特性，往往引起角膜神经的炎症。在基质浸润早期，棘阿米巴沿神经侵袭，可出现沿角膜神经分布的放射状线状浸润和渗出。一开始放射状角膜神经炎多发生于角膜中央或旁中央的中层或深层角膜基质，随后沿神经逐渐扩展至角膜缘。棘阿米巴原虫的特性决定了其病变呈非线性、慢性、易反复和临床特征多样性等特点。

三、共聚焦显微镜在棘阿米巴性角膜炎诊断中的应用

棘阿米巴性角膜炎诊断的关键是分离培养出包囊和／或滋养体。然而由于棘阿米巴性角膜炎初期的临床特征隐匿且不典型，单纯依赖角膜刮片和染色进行分离培养的阳性率非常低。大部分的棘阿米巴性角膜炎主要依靠临床特征进行诊断，然而能通过典型临床特征进行诊断的棘阿米巴性角膜炎大多数都是晚期患者，治疗效果较差。早期对棘阿米巴性角膜炎进行正确诊断是及时治疗、改善预后的前提。

共聚焦显微镜在棘阿米巴性角膜炎的诊断上有无可比拟的优势。研究表明，共聚焦显微镜对棘阿米巴性角膜炎诊断的敏感度达到90%，特异度75%~95%。共聚焦显微镜的临床使用极大地推动了棘阿米巴性角膜炎早期正确诊断。然而，由于棘阿米巴原虫的形态和生长特点，共聚焦显微镜对操作者的图像采集质量和读片者的图像解读阅片能力具有很高要求，缺乏经验者可能造成漏诊和误诊。

共聚焦显微镜可以清晰显示棘阿米巴的包囊。共聚焦显微镜图片上的棘阿米巴包囊大多呈具有双层囊壁或空心的圆形、椭圆形小体，直径 10~25μm，大于炎症细胞、小于上皮细胞，多位于上皮细胞间、上皮下或浅基质中（图 4-2-4）。棘阿米巴包囊在共聚焦显微镜下的双层囊壁结构与涂片和病理学检查的结果高度一致（图 4-2-5）。除了表现为典型的双层囊壁结构外，也有一些包囊表现为

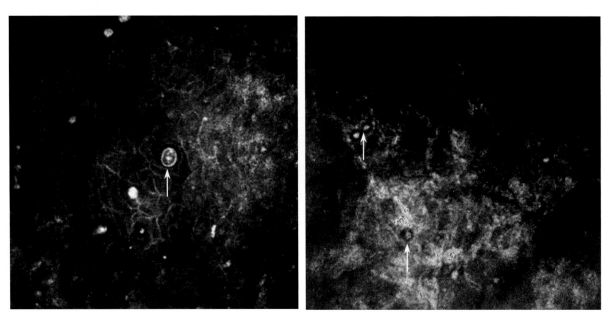

图 4-2-4　共聚焦显微镜下见角膜基质内的棘阿米巴包囊表现为具有双层囊壁或空心的圆形、椭圆形高反光小体（白色箭头所示），直径 10~25μm（800×）

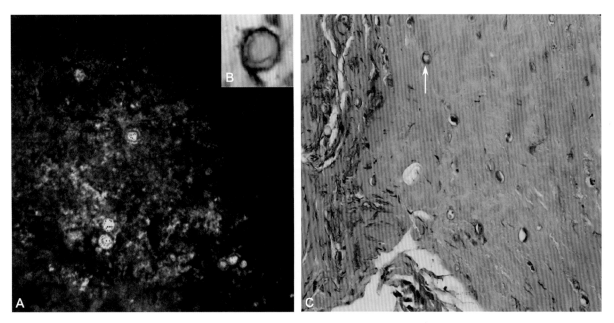

图 4-2-5　几种检查所见的棘阿米巴包囊结构形态几乎完全一致

A. 共聚焦显微镜下所见的棘阿米巴包囊结构；B. 角膜刮片 +Giemsa 染色所见的包囊；C. 病理切片 +HE 染色所见的包囊（白色箭头所示）（Giemsa 染色图片由梁庆丰教授提供）

直径 10μm 以上的高亮圆形或椭圆形小体，两个或三个聚集在一起，散在分布于基质内，呈"三三两两"状（图 4-2-6），偶尔可以汇集成簇或者串珠样（图 4-2-7）。

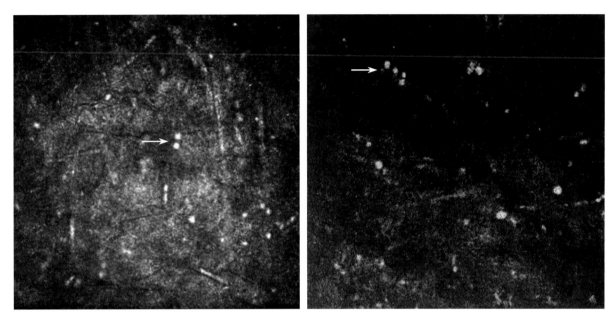

图 4-2-6 角膜基质内的棘阿米巴包囊有时表现为直径 10μm 以上的圆形高亮结构，呈"三三两两"样散在分布（白色箭头）（800×）

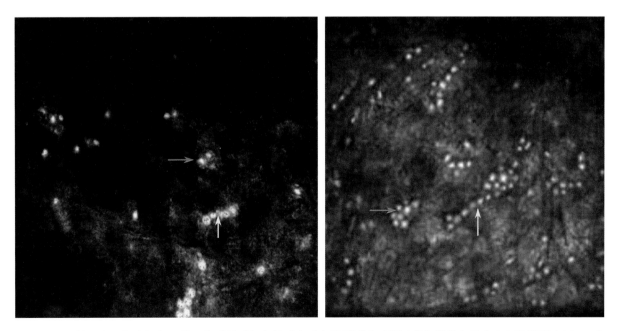

图 4-2-7 棘阿米巴包囊偶尔可以汇集成簇（红色箭头）或者排列成串珠样（黄色箭头）分布在角膜基质（800×）

由于棘阿米巴性角膜炎很少引起组织的坏死性炎症，因此角膜基质内炎症细胞浸润不明显，背景大多为低反光，包囊在低反光背景下非常醒目。此外，由于棘阿米巴可以分泌胶原酶导致病变区域的角膜基质溶解，因此在包囊周围的角膜基质内可出现嵴、沟和小空洞样改变，在包囊周边形成相应形态的黑色低反光区，而包囊位于低反光区的中间（图4-2-8，图4-2-9），这与其临床病理特征高度一致。在清晰度较高的实时图像中，有时也能观察到棘阿米巴滋养体（图4-2-10，图4-2-11）。由于滋养体形态多变，缺少特征，没有明显的细胞边界，因此不易辨认，大部分情况下对滋养体的确认还需要通过角膜刮片和Giemsa染色。在部分患者还可出现伴发的放射状神经炎的症状，主要表现为神经纤维增粗。

在使用共聚焦显微镜诊断棘阿米巴性角膜炎中，如何在图像中正确分辨棘阿米巴包囊和炎症细胞是避免误诊和漏诊的关键点。鉴别的要点如下：①棘阿米巴包囊为双层囊壁结构，高亮外壁与内部高亮核心之间可见低反光的环形暗区；炎症细胞没有这种表现；②包囊的排列呈"三三两两"串珠状；炎症细胞的排列没有明显规律；③包囊之间的排列间距相等或接近，包囊之间互相不重叠；炎症细胞的排列间距不相等，彼此之间可相互重叠挤压；④包囊为圆形，主要分布于角膜基质层；炎症细胞为圆形或椭圆形，核呈分叶状，可以累及角膜上皮至角膜内皮全层（图4-2-12）。

近几年的研究中发现棘阿米巴可能与其他病原如细菌混合感染，造成混合性感染性角膜炎。共聚焦显微镜对于此类混合感染的诊断也具有重要作用，与角膜刮片等其他诊断手段联合使用，可以提高诊断阳性率，避免漏诊和误诊。

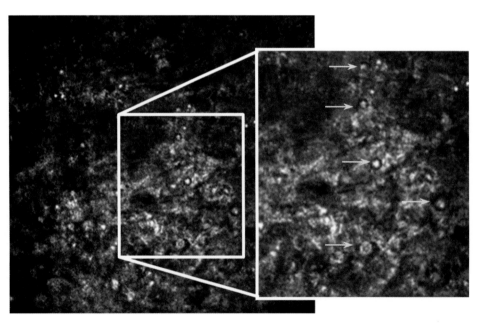

图4-2-8　棘阿米巴包囊周围有环状黑色低反光区（黄色箭头所示），包囊位于低反光区中间（800×）

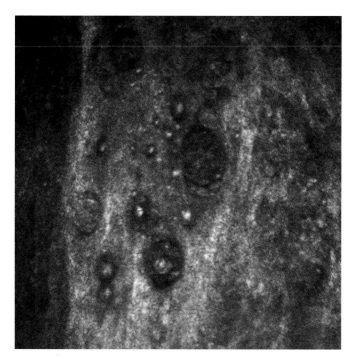

图 4-2-9　棘阿米巴病原体导致病变区域的角膜基质溶解，在包囊周围的角膜基质内可出现空洞样改变，形成黑色低反光区，而包囊位于低反光区的中间

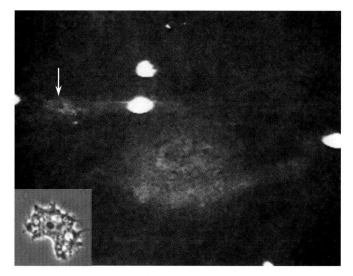

图 4-2-10　病灶内可见一个棘阿米巴滋养体（白色箭头所示），形态与角膜刮片后所见的形态（左下图）相似（800×）

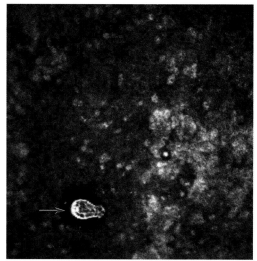

图 4-2-11　红色箭头示一棘阿米巴包囊正向滋养体转化

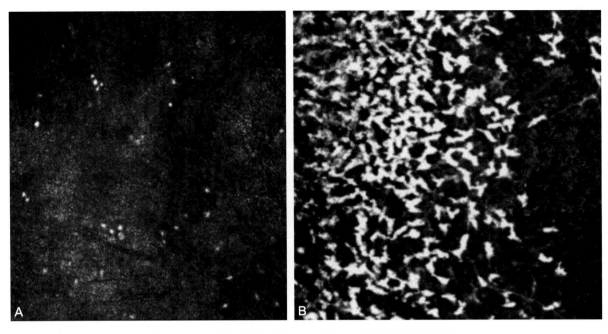

图 4-2-12　棘阿米巴包囊和炎症细胞的共聚焦图像鉴别特征

A. 棘阿米巴包囊呈圆形，"三三两两"排列规则，间距接近或一致，彼此之间无重叠；B. 炎症细胞呈椭圆或分叶状，排列无规则，彼此之间相互重叠挤压

四、共聚焦显微镜在棘阿米巴性角膜炎治疗中的应用

　　棘阿米巴性角膜炎的治疗是诸多临床医生面临的一个相当棘手的问题。由于棘阿米巴原虫由滋养体转变为包囊后对于环境有很强的抵抗力，在环境适宜时又会重新转变为滋养体，因此在治疗过程中对于病原体的杀灭要求务必彻底，否则一旦停药很可能造成感染复发。最佳治疗应该根据病原学检测结果进行针对性的用药。然而，棘阿米巴性角膜炎的病原学检查手段少，阳性率低，使得以病原学检测结果为指导的针对性治疗非常困难，只能通过临床病程的转归来评判治疗效果，对医生的临床经验要求较高，缺乏合适的检测手段来客观评价药物治疗的疗效。

　　与裂隙灯检查和角膜刮片相比，共聚焦显微镜可对病灶进行多点、无创、反复多次的检查，动态观察棘阿米巴性角膜炎的治疗效果、合理判断停药时机，在棘阿米巴性角膜炎诊疗中的应用具有其他任何诊断技术所无法比拟的优势。即使上皮愈合、病灶组织瘢痕化也不意味着包囊完全消失；通过共聚焦显微镜监控包囊数量和形态，必须持续治疗直至包囊完全消失才能停药（图 4-2-13~ 图4-2-16 ）。

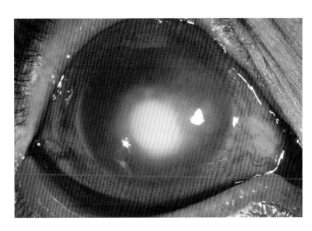

图 4-2-13 一名23岁患者因配戴角膜接触镜引起角膜溃疡

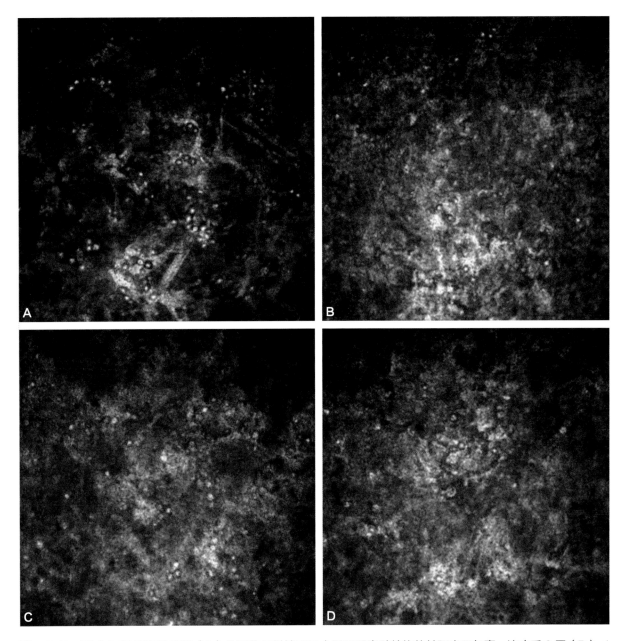

图 4-2-14 图 4-2-13 患者治疗前（A）共聚焦显微镜下见大量双层囊壁结构的棘阿米巴包囊，治疗后 2 周（B）、1个月（C）和 2 个月（D），棘阿米巴包囊数量逐渐减少

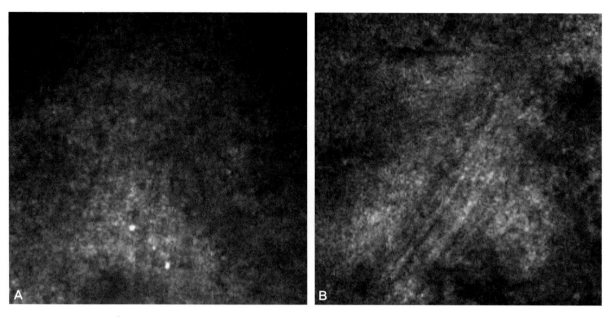

图 4-2-15　**图 4-2-13 患者停药时机**

A. 治疗 4 个月后复查，仍可见极少量棘阿米巴包囊，提示仍然必须继续治疗；B. 治疗 6 个月后复查，包囊完全消失，提示可以停药

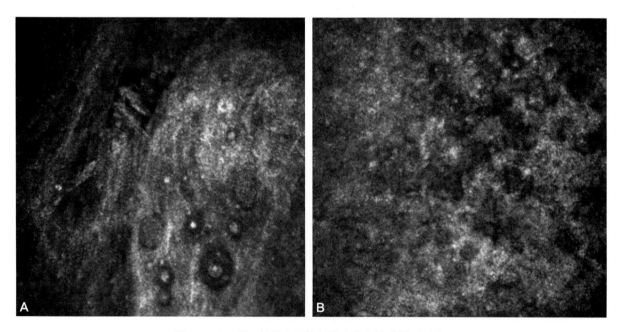

图 4-2-16　**另一棘阿米巴性角膜炎患者治疗前后对比**

A. 可见角膜基质内大量棘阿米巴包囊，包囊周围的角膜基质被破坏形成大小不等的"黑洞"；B. 治疗 9 个月后，棘阿米巴包囊完全消失，仅残留角膜组织被破坏后形成的"黑洞"，呈蜂窝状

第三节　病毒性角膜炎

一、概述

临床上引起病毒性角膜炎的常见致病病毒主要为单纯疱疹病毒（HSV）、水痘-带状疱疹病毒（VZV）、腺病毒（ADV）和巨细胞病毒（CMV）。

单纯疱疹病毒性角膜炎是最常见的感染性角膜病之一，也是西方发达国家首位致盲性角膜病。病毒可累及角膜上皮至内皮全层，因此病变机制复杂、临床表现多样（图4-3-1，图4-3-2），容易与其他疾病混淆造成漏诊。水痘-带状疱疹病毒感染引起带状疱疹多见于老年人、细胞免疫功能异常、肿瘤患者或长期使用免疫抑制剂的患者。在水痘-带状疱疹病毒感染三叉神经眼支的患者中约有20%~70%会出现眼部病变，其中2/3患者会出现角膜病变。水痘-带状疱疹病毒性角膜炎的临床表现也非常复杂（图4-3-3），但是由于患者大多有明确的皮肤感染病史和皮损表现，因此诊断并不困难。腺病毒性角膜炎又被称为流行性角膜结膜炎，一般仅累及上皮下和浅层角膜基质，如治疗及时一般可以完全吸收。巨细胞病毒感染临床相对较为少见，大多也发生在免疫功能低下或者长期使用免疫抑制剂的患者，累及眼部可造成视神经发育异常、小眼球、白内障、葡萄膜炎、巩膜炎和角膜炎（图4-3-4）。由于巨细胞病毒感染所致的角膜炎非常少见，因此容易误诊和延误治疗，造成预后不良。

二、临床病理特征

HSV和VZV都属于疱疹病毒，均为双链DNA病毒，结构相似，都具有高度嗜神经性。造成眼部感染和病变的HSV和VZV一般都潜伏在三叉神经节内。此类病毒损伤角膜的临床病理过程主要由两方面原因造成。一方面病毒可以对角膜上皮细胞和角膜神经造成直接损伤，表现为上皮缺损、神经粗大肿胀和角膜知觉下降；另一方面病毒作为外来抗原诱发了机体的细胞免疫反应，进而对自身的角膜组织造成损伤，表现为角膜基质水肿、角膜内皮炎，严重者可能造成角膜组织溶解和穿孔。在炎症修复过程中，角膜形成瘢痕，伴随新生血管长入。唯一不同的是，VZV感染之后可获得终身免疫；而HSV容易复发，每一次疾病的复发都伴随上述过程周而复始，病程迁延，角膜损伤不断加重，最终致盲。刺激HSV复发的因素非常多，精神应激、全身感染、配戴角膜接触镜、经期、眼外伤等都可能引起眼部HSV复发。最终病变的严重程度除了与复发频次和严重程度有关，也与身体机能、免疫应答强度和病毒的毒力相关。

CMV最常见的感染部位是角膜内皮，2006年Koizumi报道了全球首例CMV性角膜内皮炎，之后该疾病逐渐被眼科医生所认识。CMV性角膜内皮炎大多伴发前葡萄膜炎和眼压升高，而且对激素治疗的应答效果很差。CMV性角膜内皮炎主要临床表现为角膜基质水肿、角膜内皮钱币样病

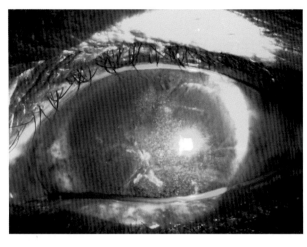

图 4-3-1　单纯疱疹病毒性角膜炎患者，裂隙灯下可见典型的树枝状病灶，伴上皮糜烂

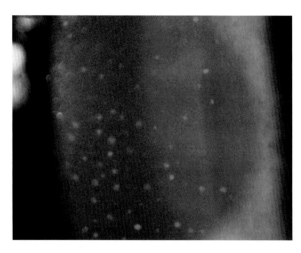

图 4-3-2　单纯疱疹病毒性角膜内皮炎，裂隙灯下见大量羊脂状 KP 附着于内皮细胞表面，角膜基质轻度水肿

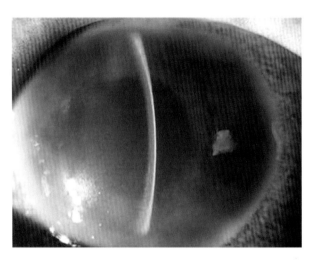

图 4-3-3　水痘 - 带状疱疹病毒性角膜炎，裂隙灯下见受累区域角膜基质水肿，伴大量 KP（洪晶教授提供）

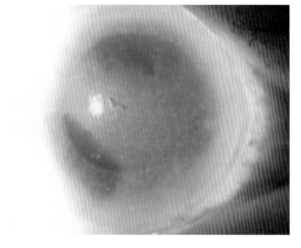

图 4-3-4　巨细胞病毒性角膜内皮炎，裂隙灯下见角膜弥漫性水肿混浊，伴前房大量纤维素样渗出

灶、线样 KP 和虹膜萎缩，大部分患者伴有严重的前房反应和纤维素样渗出。CMV 感染引起角膜上皮炎和角膜基质炎非常罕见，目前仅有两例病例报道，均发生于 AIDS 病毒感染患者继发 CMV 感染。

三、共聚焦显微镜在病毒性角膜炎诊断中的应用

由于病毒的尺寸远小于菌丝和包囊，也远远低于共聚焦显微镜的分辨率，因此共聚焦显微镜在病毒性角膜炎的诊断中不能直观地观察病原体，只能对病毒感染以及由此引发机体免疫反应所造成的组织和细胞形态学的异常改变进行观察，再结合临床表现进行诊断。当然，共聚焦显微镜也可以用于排除病毒与其他病原体的混合感染。

目前的研究结果表明，共聚焦显微镜在 HSV/VZV 感染所致角膜炎的诊断中并无明显优势和特异性可言。角膜上皮炎患者在共聚焦显微镜下可见角膜上皮下以及基质层内分布中-大量高反光的树枝状结构，炎症累及角膜内皮的患者在角膜内皮细胞表面也可以见到类似的树枝状结构和高亮的小圆炎症细胞，推测这种树枝状结构可能是受免疫应激而从角巩膜缘或虹膜血管移行过来的朗格汉斯细胞（图 4-3-5）。在角膜基质炎或角膜内皮炎活动期，共聚焦显微镜下可见细胞表面的 KP 呈"山包样"隆起，表现为中高反光（图 4-3-6），内皮细胞内可出现类细胞核样结构（图 4-3-7）。随疾病病情控制，可逐渐吸收消散。有研究显示，朗格汉斯细胞和炎症细胞的密度与病毒性角膜炎的临床严重程度和活跃程度存在一定的相关性，监控朗格汉斯细胞和炎症细胞的密度、形态，以及细胞在组织中的分布情况，有助于判断疾病的活动情况和治疗效果，调整治疗方案，但是对病毒性角膜炎与其他感染性角膜病的鉴别诊断没有太大帮助。

由于 HSV/VZV 都是嗜神经病毒，因此角膜神经的形态改变也是病毒性角膜炎的重要表现之一。角膜上皮炎急性期患者在共聚焦显微镜下可见角膜上皮下神经纤维数量减少甚至缺失（见图 4-3-5，图 4-3-8）、基质神经肿胀（图 4-3-9），这些表现与临床上患者的角膜知觉下降密切相关。随着病情的控制和好转，HSV 所致的角膜炎患者眼内出现神经再生迹象，但是这种改变的临床意义不明显，患者的角膜知觉在短期内并没有明显变化，推测角膜神经从形态学恢复到功能恢复之间还需要很长一段时间的恢复期。病情稳定形成瘢痕的 HSV/VZV 角膜炎患者在共聚焦显微镜图像中可见基质层内的纤维化病灶（图 4-3-10）。对于伴有新生血管者，可以在基质层中见到新生血管，其中可见滚动的血细胞。如血管退缩闭锁，则仅能见到双层管壁的血管结构，而其中见不到血细胞。

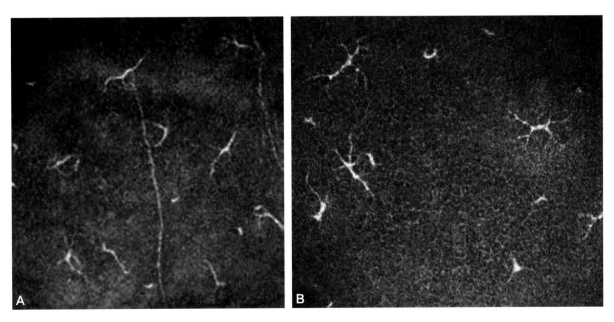

图 4-3-5　HSV 和 VZV 感染患者的角膜受累区域内，共聚焦显微镜下见角膜上皮下形态呈树枝样的朗格汉斯细胞浸润，HSV 感染者的上皮下神经密度显著下降（800×）

A. HSV 感染；B. VZV 感染

与 HSV 和 VZV 相比，CMV 感染所致的角膜炎在临床中并不多见。CMV 最常见的感染部位为角膜内皮，感染后的临床表现主要为：角膜水肿、钱币样病灶、线样 KP 和虹膜萎缩，大部分患者可伴有严重的前房反应和纤维素样渗出。共聚焦显微镜下的典型表现为几个或一群巨大的内皮细

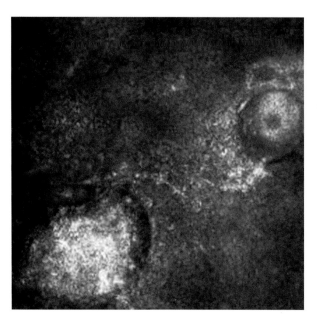

图 4-3-6　单纯疱疹病毒性角膜内皮炎，可见沉积于角膜内皮细胞表面的巨大 KP，直径明显超过炎症细胞（800×）

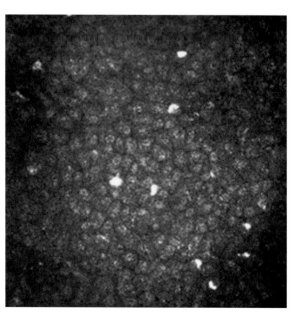

图 4-3-7　共聚焦显微镜下见带状疱疹病毒性角膜炎受累区域的角膜内皮细胞内存在细胞核样结构，细胞表面有高亮炎症细胞附着（800×）（洪晶教授提供）

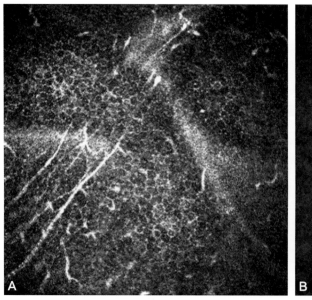

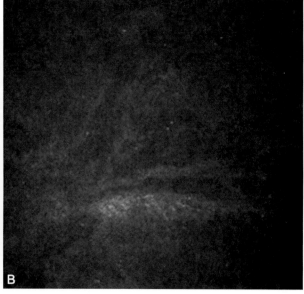

图 4-3-8　HSV 和 VZV 感染（800×）

A. HSV 感染患者的角膜上皮下神经纤维粗细不均，密度较正常人明显降低，伴朗格汉斯细胞浸润；B. VZV 感染患者角膜受累区域的角膜上皮下神经完全消失（右图由洪晶教授提供）

胞，其细胞核呈强反光，而细胞核周围有一圈弱反光的晕环；因其状如鹰眼，故名"鹰眼样"细胞（owl's eye-shaped cells）（图 4-3-11）。有研究表明，共聚焦显微镜下所见的"鹰眼样"细胞与裂隙灯下所见的钱币样病灶的位置高度一致。

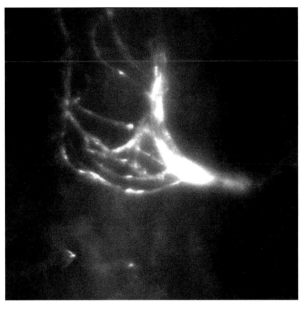

图 4-3-9　单纯疱疹病毒性角膜基质炎患者基质内可见异常肿胀扭曲的神经纤维，主干明显增粗，分支增多（1 000×）

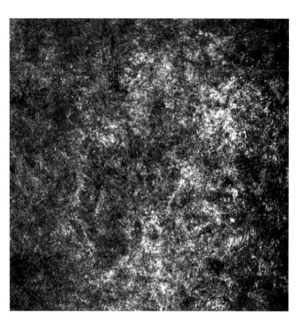

图 4-3-10　病情稳定期 HSV 角膜炎患者可见基质层内的纤维瘢痕病灶（800×）

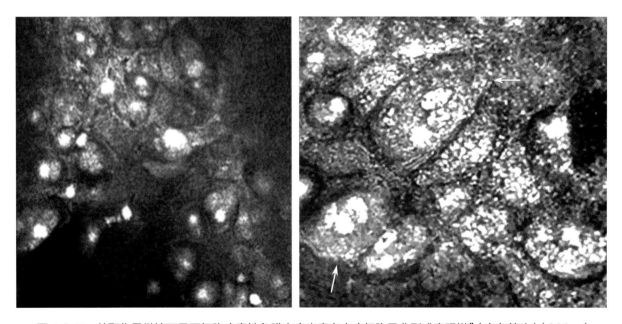

图 4-3-11　共聚焦显微镜下见巨细胞病毒性角膜内皮炎患者内皮细胞呈典型"鹰眼样"（白色箭头）（800×）

第四节　细菌性角膜炎

一、概述

细菌性角膜炎是我国最常见的感染性角膜炎之一，常见的致病菌包括革兰氏阳性的金黄色葡萄球菌（图4-4-1）、表皮葡萄球菌、链球菌和革兰氏阴性的铜绿假单胞菌（图4-4-2）。近几年，非结核性分枝杆菌（图4-4-3）和条件致病菌奴卡氏菌属感染所致角膜炎的报道也日益增加。根据谢立信教授牵头组织的感染性角膜病社会经济学调查结果，我国每年新增的20万角膜病致盲者中1/3是细菌性角膜炎，防治现状堪忧。

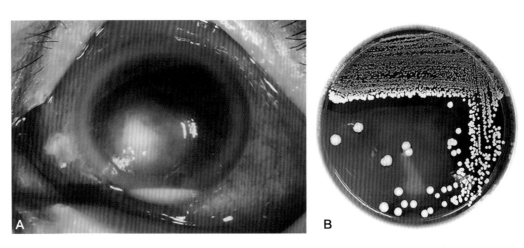

图 4-4-1　角膜异物伤后发生角膜溃疡

A. 显示裂隙灯下见结膜充血，角膜基质浸润伴致密溃疡，前房可见积脓；B. 细菌培养结果，提示为金黄色葡萄球菌

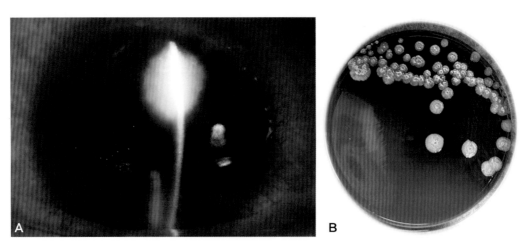

图 4-4-2　配戴角膜接触镜后引起角膜溃疡

A. 显示裂隙灯下见结膜充血，角膜基质浸润水肿伴致密溃疡；B. 细菌培养结果，提示为铜绿假单胞菌

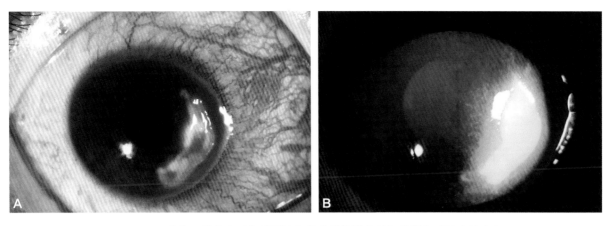

图 4-4-3　准分子激光术后角膜瓣边缘发生非结核分枝杆菌性角膜溃疡的患者

A. 裂隙灯下见结膜充血和角膜基质浸润程度均较轻，溃疡区域上皮缺损；B. 病灶区域荧光素染色阳性

当各种危险因素导致角膜和眼表防御功能遭到破坏，就可能导致细菌侵入角膜。危险因素可以源于眼睑和泪液，也与角膜上皮细胞本身的完整性有关。各种原因造成的眼睑闭合不全、眼睑位置异常（如睑内翻、睑外翻）、瞬目反射迟钝可降低眼睑的防御能力，增加感染风险。正常的泪液量能起到机械冲刷作用，减少停留在眼表的病原菌数量；泪液中含有乳铁蛋白等抑菌成分，也对眼表有保护作用。当泪液的成分、量和循环发生异常时，会产生慢性炎症，损伤角膜上皮的正常功能。完整的角膜上皮是预防细菌入侵的关键因素。当各种因素造成角膜上皮的完整性被破坏时，就容易引发细菌性角膜炎。常见的因素包括：外伤，长期配戴角膜接触镜，角膜手术，神经营养性角膜炎等慢性眼表疾病和糖尿病等全身性疾病。

大部分细菌性角膜炎的临床发展较快，患者通常出现眼部突然疼痛、畏光、视力减退；裂隙灯下可见结膜充血，角膜基质浸润灶、前房反应和／或前房积脓。相比之下，非结核分枝杆菌性角膜炎起病较为隐匿，疼痛也不是非常剧烈，相对来说不容易从临床表现就轻易进行诊断。对于细菌性角膜炎患者而言，取病变组织进行涂片、活检或培养，取得病原学诊断依据才是确诊的金标准。

二、临床病理特征

角膜上皮是保护角膜的第一道防线，是抵抗细菌黏附和入侵的第一道机械防线。此外，角膜上皮具备吞噬作用和将所吞噬的颗粒进行胞间运输的功能，为抵御入侵微生物提供了第二道防线。结膜囊内正常寄生的菌群可以防止外源微生物过度生长。而局部抗生素滥用可能改变正常菌群的结构和自然防护能力，导致耐药菌滋生并引起条件致病菌感染。

角膜上皮受损后，细菌通过与上皮细胞表面的黏多糖蛋白复合物结合，黏附在受损角膜上皮的边缘或者伤口处的裸露基质。部分菌种如铜绿假单胞菌具有菌毛，可以加固细菌与上皮细胞之间的附着力。细菌荚膜的主要成分脂多糖和细菌所分泌的内毒素都能激发炎症反应，吸引大量炎症细胞。急性炎症细胞聚集发生在细菌感染后数小时内，这些炎症细胞主要来自结膜和角膜缘的血管。这些趋化而来的炎症细胞又能分泌大量可溶性炎症介质如肿瘤坏死因子α（TNF-α）、白细胞介素1（IL-1）、补体和白三烯，使角膜缘和结膜血管通透性增高，吸引更多白细胞进入感染部位，进一步加重角膜的炎症反应。随后巨噬细胞开始逐步移行进入角膜，摄取入侵的细菌和坏死降解的白细胞。细菌入侵和炎症细胞的激活往往都伴随金属蛋白酶（MMP）的活跃分泌，导致角膜基质降解和组织液化坏死，最终引起角膜组织溶解，甚至穿孔。

细菌性角膜炎的病情进展快慢除了与角膜上皮受损范围大小有关，与微生物的毒力强弱也有很大关系。铜绿假单胞菌、淋病奈瑟球菌等菌属毒力强，会迅速导致组织破坏，在短期内引发角膜穿孔，甚至眼内炎；而毒力较弱的菌种如非结核分枝杆菌引起的感染则发展较慢，病程较长。

三、共聚焦显微镜在细菌性角膜炎诊疗中的应用

由于细菌性角膜炎在共聚焦显微镜下缺乏特异性的表现，因此目前针对细菌性角膜炎在共聚焦显微镜下表现的研究报道很少。据我院积累的数百例病例资料分析，细菌性角膜炎往往表现为角膜上皮层内、上皮层下和基质层内有大量呈中高反光的炎症细胞聚集。根据 Chidambaram 等人的研究，共聚焦显微镜下细菌性角膜炎的炎症细胞浸润形态呈无序状（图 4-4-4）和蜂窝状（图 4-4-5），两种形态各占一半左右。但是蜂窝状炎症细胞浸润并不是细菌性角膜炎所特有的表现，约一半的真菌性角膜炎患者也可出现蜂窝状炎症细胞浸润。细菌性角膜炎患者病灶内炎症细胞的密度远远高于真菌性角膜炎，炎症细胞的浸润深度与角膜基质的受累程度有关，炎症细胞浸润的密度

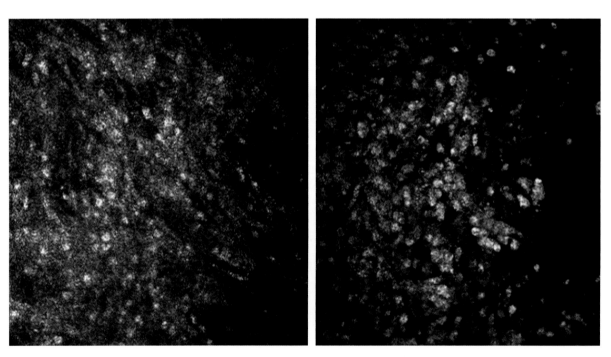

图 4-4-4　细菌性角膜溃疡患者的病灶内可见大量的炎症细胞（呈高反光），排列呈无序状，密度远远高于真菌性角膜溃疡者（800×）

与菌种和病情严重程度密切相关（图 4-4-6）。除了炎症细胞浸润外，在病灶周围的角膜组织内可见到大量树突状细胞（图 4-4-7），推测这可能是受炎症刺激而被激活并募集到此的朗格汉斯细胞。研究表明，细菌性角膜炎病灶周围角膜组织内的朗格汉斯细胞密度高于真菌性角膜炎和棘阿米巴性角膜炎，但是多因素回归分析结果并未显示朗格汉斯细胞密度对细菌性角膜炎的诊断具有显著特异性。

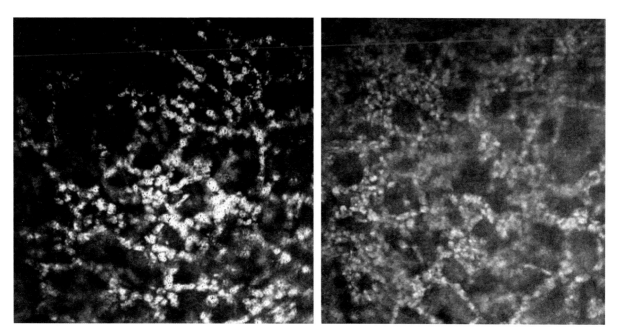

图 4-4-5　细菌性角膜溃疡患者的病灶内可见大量排列呈蜂窝状的炎症细胞浸润（800×）

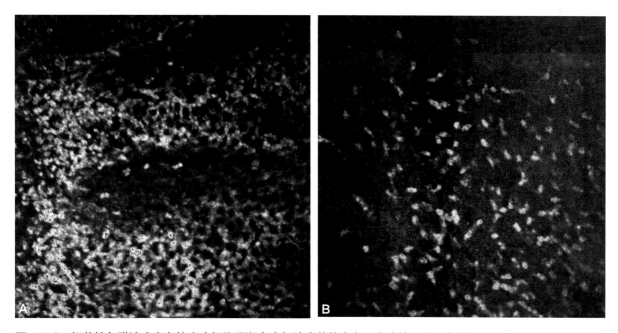

图 4-4-6　细菌性角膜溃疡患者的炎症细胞浸润密度与致病菌的毒力和炎症的严重程度密切相关，铜绿假单胞菌感染病灶内的炎症细胞密度明显高于非结核性分枝杆菌感染（800×）

A. 铜绿假单胞菌感染；B. 非结核性分枝杆菌感染

Chidambaram 等人的研究表明，除了炎症细胞浸润外，细菌性角膜炎在共聚焦显微镜下最具有特征性的表现是上皮和浅基质的大泡样变（图 4-4-8，图 4-4-9），这是真菌性角膜炎和棘阿米巴性角膜炎中很少出现的表现。多因素回归分析结果显示，只有浅基质大泡与细菌性角膜炎具有显著相关性。病变严重者，角膜组织中出现大量高反光的坏死组织，完全不能分辨任何结构。基质大泡和溶解大多源于细菌入侵和炎症细胞激活引发的 MMP 活跃分泌，因此有学者提出在严密监控之下，细菌性角膜炎的治疗过程中可以适当使用低浓度激素，减少由于过度炎症反应引起的组织损伤和坏死，对改善视力预后有一定帮助。而共聚焦显微镜是监控的有效手段之一，通过观察炎症细胞浸润密度和基质大泡形态，有针对性地调整抗生素和激素药物的用量，以获得最好的治疗效果。

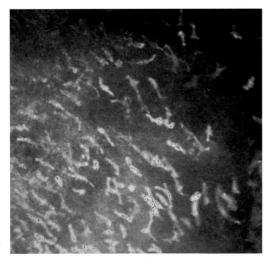

图 4-4-7　细菌性角膜溃疡患者的病灶周围角膜内可见大量树突状细胞浸润（800×）

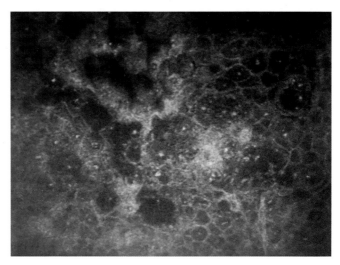

图 4-4-8　细菌性角膜溃疡患者的病灶区域可见上皮下大泡（800×）

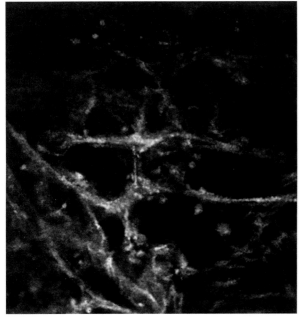

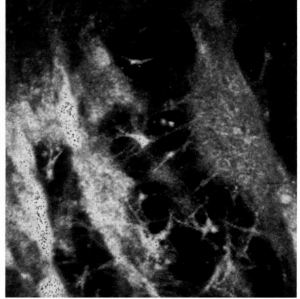

图 4-4-9　细菌性角膜溃疡患者的病灶区域可见基质内大泡（800×）

非结核分枝杆菌性角膜炎比较少见，文献报道仅占细菌性角膜炎的 0.3%~0.5%。非结核分枝杆菌是革兰氏染色阳性厌氧菌，属放线菌属，生长特征介于细菌和真菌之间。近几年报道的非结核分枝杆菌性角膜炎绝大多数继发于 LASIK 术后，偶有角膜移植术后和经透明角膜切口的白内障术后发生感染的报道。使用共聚焦显微镜对非结核分枝杆菌性角膜炎患者进行检查，发现病灶内有多发的极为纤细的短纤维状或丝状带小串珠样结构，呈高反光，直径 <1μm，与真菌菌丝和角膜神经纤维相比要细得多（图 4-4-10）。这些短纤维状或丝状结构大多成簇聚集在一起，周围伴有较多炎症细胞浸润。国外研究者根据与体外培养的非结核分枝杆菌的菌落形态进行比对，认为这些结构是非结核分枝杆菌在共聚焦显微镜下比较有特征性的表现。

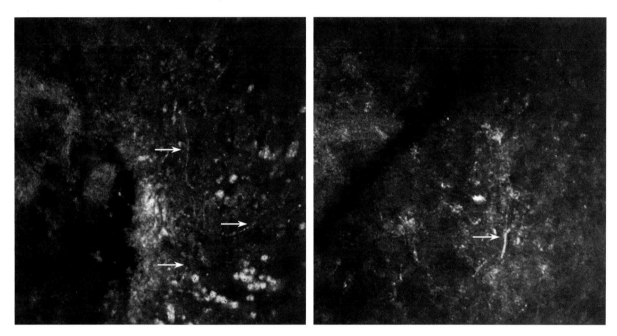

图 4-4-10　非结核性分枝杆菌性角膜炎患者的病灶区域可见多发的极为纤细的短纤维状高反光结构（白色箭头）（800×）

除了非结核分枝杆菌外，准分子激光术后诺卡氏菌感染也有多起个案报道。诺卡氏菌也属于放线菌属，共聚焦显微镜下也表现为纤细的丝状或者纤维状类菌丝样结构，与非结核分枝杆菌相比显得更长更扭曲（图 4-4-11A）；类菌丝样结构内可形成横隔继而断裂形成杆状小体，表现为短纤维状小体，由于此时类菌丝样结构的形态不典型，更增加了辨识和诊断的难度。由于放线菌感染的发病率很低，检查者和阅片者对其认知度较低；而放线菌属感染在共聚焦显微镜下的表现又容易与真菌菌丝和角膜神经纤维混淆（图 4-4-11B、C），因此，单独使用共聚焦显微镜对放线菌属感染所致的角膜炎进行诊断的漏诊率和误诊率很高。有研究显示，在 4 名阅片者共 8 次读片过程中，仅有 1 名阅片者正确诊断出一例放线菌性角膜炎。因此，角膜刮片 / 活检联合抗酸染色和细菌培养还是目前诊断非结核分枝杆菌性角膜炎和诺卡氏菌性角膜炎的"金标准"。

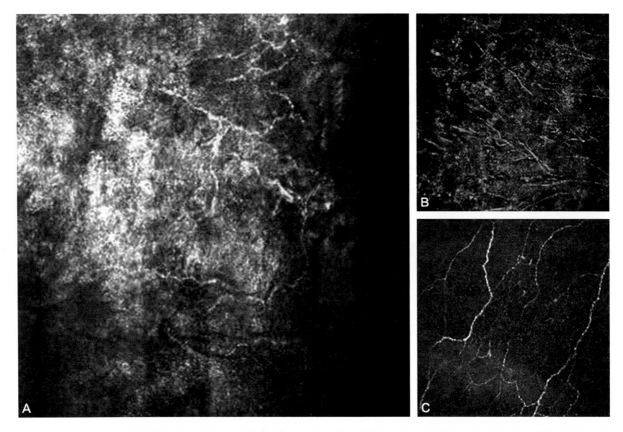

图 4-4-11　诺卡氏菌等放线菌属感染所致的角膜炎在共聚焦显微镜下容易与菌丝和角膜上皮下神经发生混淆（800×）

A. 诺卡氏菌等放线菌属感染所致的角膜炎；B. 菌丝；C. 角膜上皮下神经

　　总体而言，对于细菌性角膜炎，共聚焦显微镜缺乏特异性的表现来辅助诊断，也无法判断是何种属细菌造成的感染，因此共聚焦显微镜在细菌性角膜炎的诊断中的应用价值较弱，对细菌性角膜炎的诊断还必须结合结膜囊分泌物涂片、角膜刮片和细菌培养等病原学检查手段。但是在细菌性角膜炎治疗过程中，共聚焦显微镜可以作为监控炎症反应程度的工具，为调整用药方案和个体化治疗提供客观依据。

（乐琦骅）

（本章内所有病理图片均由毕颖文副教授提供。）

第四章　共聚焦显微镜在感染性角膜病诊疗中的应用

1. Winchester K, Mathers W D, Sutphin J E. Diagnosis of Aspergillus keratitis in vivo with confocal microscopy. Cornea, 1997, 16（1）: 27-31.

2. Mathers W D, Nelson S E, Lane J L, et al. Confirmation of confocal microscopy diagnosis of Acanthamoeba keratitis using polymerase chain reaction analysis. Arch Ophthalmol, 2000, 118（2）: 178-183.

3. Rosenberg M E, Tervo T M, Müller L J, et al. In vivo confocal microscopy after herpes keratitis. Cornea, 2002, 21（3）: 265-269.

4. Vaddavalli P K, Garg P, Sharma S, et al. Confocal microscopy for Nocardia keratitis. Ophthalmology, 2006, 113（9）: 1645-1650.

5. Babu K, Murthy K R. Combined fungal and acanthamoeba keratitis: diagnosis by in vivo confocal microscopy. Eye（Lond）, 2007, 21（2）: 271-272.

6. Su P Y, Hu F R, Chen Y M, et al. Dendritiform cells found in central cornea by in-vivo confocal microscopy in a patient with mixed bacterial keratitis. Ocular Immunol Inflam, 2006, 14（4）: 241-244.

7. Vaddavalli P K, Garg P, Sharma S, et al. Confocal microscopy for Nocardia keratitis. Ophthalmology, 2006, 113（9）: 1645-1650.

8. Kanavi M R, Javadi M, Yazdani S, et al. Sensitivity and specificity of confocal scan in the diagnosis of infectious keratitis. Cornea, 2007, 26（7）: 782-786.

9. Brasnu E, Bourcier T, Dupas B, et al. In vivo confocal microscopy in fungal keratitis. Br J Ophthalmol, 2007, 91（5）: 588-591.

10. Matsumoto Y, Dogru M, Sato E A, et al. The application of in vivo confocal scanning laser microscopy in the management of Acanthamoeba keratitis. Mol Vis, 2007, 13: 1319-1326.

11. Shi W, Li S, Liu M, et al. Antifungal chemotherapy for fungal keratitis guided by in vivo confocal microscopy. Graefes Arch Clin Exp Ophthalmol, 2008, 246（4）: 581-586.

12. Kobayashi A, Ishibashi Y, Oikawa Y, et al. In vivo and ex vivo laser confocal microscopy findings in patients with early-stage acanthamoeba keratitis. Cornea, 2008, 27（4）: 439-445.

13. Labbé A, Khammari C, Dupas B, et al. Contribution of in vivo confocal microscopy to the diagnosis and management of infectious keratitis. Ocul Surf, 2009, 7（1）: 41-52.

14. Hillenaar T, Weenen C, Wubbels R J, et al. Endothelial involvement in herpes simplex virus keratitis: an in vivo confocal microscopy study. Ophthalmology, 2009, 116（11）: 2077-2086.

15. Hau S C, Dart J K, Vesaluoma M, et al. Diagnostic accuracy of microbial keratitis with in vivo scanning laser confocal microscopy. Br J Ophthalmol, 2010, 94（8）: 982-987.

16. Kumar R L, Cruzat A, Hamrah P. Current state of in vivo confocal microscopy in management of

microbial keratitis. Semin Ophthalmol, 2010, 25 (5-6): 166-170.

17. Shiraishi A, Uno T, Oka N, et al. In vivo and in vitro laser confocal microscopy to diagnose acanthamoeba keratitis. Cornea, 2010, 29 (8): 861-865.

18. Takezawa Y, Shiraishi A, Noda E, et al. Effectiveness of in vivo confocal microscopy in detecting filamentous fungi during clinical course of fungal keratitis. Cornea, 2010, 29(12): 1346-1352.

19. Cruzat A, Witkin D, Baniasadi N, et al. Inflammation and the nervous system: the connection in the cornea in patients with infectious keratitis. Invest Ophthalmol Vis Sci, 2011, 52 (8): 5136-5143.

20. Hillenaar T, van Cleynenbreugel H, Verjans G M, et al. Monitoring the inflammatory process in herpetic stromal keratitis: the role of in vivo confocal microscopy. Ophthalmology, 2012, 119 (6): 1102-1110.

21. Kobayashi A, Yokogawa H, Higashide T, et al. Clinical significance of owl eye morphologic features by in vivo laser confocal microscopy in patients with cytomegalovirus corneal endotheliitis. Am J Ophthalmol, 2012, 153 (3): 445-453.

22. Yokogawa H, Kobayashi A, Sugiyama K. Mapping owl's eye cells of patients with cytomegalovirus corneal endotheliitis using in vivo laser confocal microscopy. Jpn J Ophthalmol, 2013, 57 (1): 80-84.

23. Mocan M C, Irkec M, Mikropoulos D G, et al. In vivo confocal microscopic evaluation of the inflammatory response in non-epithelial herpes simplex keratitis. Curr Eye Res, 2012, 37 (12): 1099-1106.

24. Nagasato D, Araki-Sasaki K, Kojima T, et al. Morphological changes of corneal subepithelial nerve plexus in different types of herpetic keratitis. Jpn J Ophthalmol, 2011, 55 (5): 444-450.

25. Hamrah P, Sahin A, Dastjerdi M H, et al. Cellular changes of the corneal epithelium and stroma in herpes simplex keratitis: an in vivo confocal microscopy study. Ophthalmology, 2012, 119 (9): 1791-1797.

26. Kobayashi A, Yokogawa H, Yamazaki N, et al. In vivo laser confocal microscopy findings of radial keratoneuritis in patients with early stage Acanthamoeba keratitis. Ophthalmology, 2013, 120 (7): 1348-1353.

27. Nielsen E, Heegaard S, Prause J U, et al. Fungal keratitis - improving diagnostics by confocal microscopy. Case Rep Ophthalmol, 2013, 4 (3): 303-310.

28. Villani E, Baudouin C, Efron N, et al. In vivo confocal microscopy of the ocular surface: from bench to bedside. Curr Eye Res, 2014, 39 (3): 213-231.

29. Müller R T, Abedi F, Cruzat A, et al. Degeneration and regeneration of subbasal corneal nerves after infectious keratitis: a longitudinal in vivo confocal microscopy study. Ophthalmology, 2015, 122 (11): 2200-2209.

30. Yokogawa H, Kobayashi A, Mori N, et al. Mapping of dendritic lesions in patients with herpes simplex keratitis using in vivo confocal microscopy. Clin Ophthalmol, 2015, 9: 1771-1777.

31. Ong H S, Fung S S M, Macleod D, et al. Altered patterns of fungal keratitis at a London Ophthalmic Referral Hospital: an eight-year retrospective observational study. Am J Ophthalmol, 2016, 168: 227-236.

32. Chidambaram J D, Prajna N V, Larke N L, et al. Prospective study of the diagnostic accuracy of the in vivo laser scanning confocal microscope for severe microbial keratitis. Ophthalmology, 2016, 123 (11): 2285-2293.

33. Kheirkhah A, Syed Z A, Satitpitakul V, et al. Sensitivity and specificity of laser-scanning in vivo confocal microscopy for filamentous fungal keratitis: role of observer experience. Am J Ophthalmol, 2017, 179: 81-89.

34. Huang P, Tepelus T, Vickers L A, et al. Quantitative analysis of depth, distribution, and density of cysts in acanthamoeba keratitis using confocal microscopy. Cornea, 2017, 36 (8): 927-932.

35. Füst Á, Tóth J, Simon G, et al. Specificity of in vivo confocal cornea microscopy in Acanthamoeba keratitis. Eur J Ophthalmol, 2017, 27 (1): 10-15.

36. Chidambaram J D, Prajna N V, Larke N, et al. In vivo confocal microscopy appearance of Fusarium and Aspergillus species in fungal keratitis. Br J Ophthalmol, 2017, 101 (8): 1119-1123.

37. De Craene S, Knoeri J, Georgeon C, et al. Assessment of confocal microscopy for the diagnosis of polymerase chain reaction-positive acanthamoeba keratitis: a case-control study. Ophthalmology, 2018, 125 (2): 161-168.

38. Chidambaram J D, Prajna N V, Palepu S, et al. In vivo confocal microscopy cellular features of host and organism in bacterial, fungal, and acanthamoeba keratitis. Am J Ophthalmol, 2018, 190: 24-33.

39. Moein H R, Kheirkhah A, Muller R T, et al. Corneal nerve regeneration after herpes simplex keratitis: A longitudinal in vivo confocal microscopy study. Ocul Surf, 2018, 16 (2): 218-225.

40. Wang T, Dong M, Jiang Y, et al. Role of dendritic cells and inflammatory cells in herpetic endotheliitis: analysis using in vivo confocal microscopy. Cornea, 2018, 37 (6): 748-754.

41. Kwon M S, Carnt N A, Truong N R, et al. Dendritic cells in the cornea during Herpes simplex viral infection and inflammation. Surv Ophthalmol, 2018, 63 (4): 565-578.

42. Goh J W Y, Harrison R, Hau S, et al. Comparison of in vivo confocal microscopy, pcr and culture of corneal scrapes in the diagnosis of acanthamoeba keratitis. Cornea, 2018, 37 (4): 480-485.

43. Kheirkhah A, Satitpitakul V, Syed Z A, et al. Factors influencing the diagnostic accuracy of laser-scanning in vivo confocal microscopy for acanthamoeba keratitis. Cornea, 2018, 37 (7): 818-823.

44. Chidambaram J D, Prajna N V, Palepu S, et al. Cellular morphological changes detected by laser scanning in vivo confocal microscopy associated with clinical outcome in fungal keratitis. Sci Rep, 2019, 9 (1): 8334.

45. Wang Y E, Tepelus T C, Gui W, et al. Reduction of acanthamoeba cyst density associated with treatment detected by in vivo confocal microscopy in acanthamoeba keratitis. Cornea, 2019, 38 (4): 463-468.

46. Patel D V, Zhang J, McGhee C N. In vivo confocal microscopy of the inflamed anterior segment: a review of clinical and research applications. Clin Exp Ophthalmol, 2019, 47 (3): 334-345.

第五章

共聚焦显微镜在角膜营养不良诊疗中的应用

第一节　角膜营养不良概述

目前已知眼科遗传性疾病有 500 余种，其中角膜营养不良是最常见的一类眼科遗传性疾病。大部分角膜营养不良都是单基因遗传病，遗传方式以常染色体显性遗传和常染色体隐性遗传居多，X 染色体连锁和 Y 染色体连锁较为罕见。

角膜营养不良大多双眼发病，病变程度对称或类似，进展缓慢，与环境和全身因素没有明显相关性。由于起病初期症状隐匿，且发病缓慢，绝大多数患者都是在眼科检查的时候偶然发现。待患者出现症状才就医时，往往疾病已经发展到比较严重的阶段。此外，某些类型的角膜营养不良早期体征缺乏特异性，容易与其他疾病混淆，因此，该疾病的早期诊断一直是困扰眼科医生的难题。

在最初发现角膜营养不良这类疾病的 100 多年里，针对该疾病的诊断手段非常有限，主要依靠裂隙灯检查。而角膜营养不良的表现多样，即使同一基因突变，突变位点和突变形式不同，临床表现也千差万别，因此仅凭裂隙灯检查很容易造成误诊。进入 21 世纪，特别是随着基因诊断技术和角膜共聚焦显微镜的发展，对该疾病的诊断有了长足的发展。

目前，针对角膜营养不良主要依靠以下五个方面进行综合诊断。

1. 病史　主要为家族史、婚姻史和生育史。

2. 症状和体征　主要通过患者主诉和裂隙灯检查发现。

3. 影像学辅助诊断　某些角膜营养不良使用共聚焦显微镜观察可以发现细胞的特殊形态学改变，为诊断提供辅助依据。

4. 系谱分析和基因诊断　利用基因芯片等先进技术，不仅可以达到诊断目的，还可能发现新的致病基因。

5. 病理学辅助诊断　部分患者病变的角膜组织在接受角膜移植手术后进行病理检查和特殊染色，可以根据染色特性和组织病理学特点进行辅助诊断。

角膜营养不良 IC3D 国际分类诊断标准最初发表于 2008 年，之后于 2015 年进行了修订。最新版的 IC3D 诊断标准中不仅把所有的角膜营养不良根据致病基因和发病部位进行了梳理分类，还添加了组织学表现和共聚焦显微镜下的特征性表现。对于很多临床上不常见的角膜营养不良，共聚焦显微镜下都有特征性表现，因此，共聚焦显微镜在角膜营养不良诊断中的重要性日益突显。

第二节　角膜上皮及上皮下营养不良

一、Meesmann 角膜营养不良

本病为常染色体遗传性角膜上皮病变，发病率低，大部分患者由于 *KRT3* 基因突变致病，少数患者（Stocker-Holt 变异型）由于 *KRT12* 突变致病。Meesmann 角膜营养不良起病年龄较早，多发现于青少年，双眼同时发病。成年期前一般很少有症状，往往在检查其他眼病时被发现。至中年时，由于角膜上皮内的微囊肿自行破裂，患者可出现异物感，视力暂时性下降，也可无明显症状。随着角膜上皮的修复，症状可以消失。绝大部分患者不需要特别治疗。

典型的 Meesmann 角膜营养不良在裂隙灯下多表现为角膜上皮层内的圆形微小囊肿，多位于鼻侧。用裂隙灯后照法可见微囊肿呈飞沫状或水泡状，大小形态基本一致（图 5-2-1）。如用裂隙灯直接光照射法可见囊肿呈灰色点状，大量密集的囊肿可融合成簇状或串状。囊肿常在上皮内，如高出上皮者则容易破裂，囊泡破裂后可出现荧光素染色阳性。

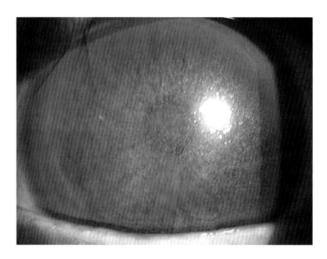

图 5-2-1　Meesmann 角膜营养不良患者裂隙灯下所见

病理学研究结果显示，病变角膜上皮基底膜增厚、细胞肿胀，含有大量糖原。基底细胞层以上的表层细胞内出现透明样空泡，空泡融合或者扩大成上皮内囊泡，其直径 10~100μm，囊内含有退化上皮细胞形成的细胞碎片及变性的均质物质，PAS 或者 Alcian 蓝染色显示囊内物质呈阳性染色。上皮细胞胞质中的葡糖胺聚糖明显增多。在上皮下存在 PAS 染色阳性的无定形膜状物。大多数病例在相当长的一段时间内前弹力层、基质层、后弹力层和内皮层没有异常改变，晚期或严重病例可在上皮下出现增生的胶原纤维。透射电镜观察上皮细胞可在细胞质内发现颗粒状和纤维状物质聚集。

共聚焦显微镜下可观察到位于角膜上皮层内的圆形或类圆形囊肿，与裂隙灯和病理检查发现的上皮囊泡大小和深度均一致。典型囊肿的包膜呈高反光，中央为低反光，但是在低反光的囊肿中心可见高亮的内容物。内容物大小不等，可能与其中退化细胞的降解程度不等有关。受累区域的上皮细胞排列紊乱、可出现局部表层上皮细胞脱落等现象，但是一般没有炎症细胞浸润（图 5-2-2~ 图 5-2-6）。

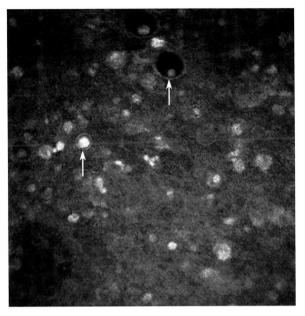

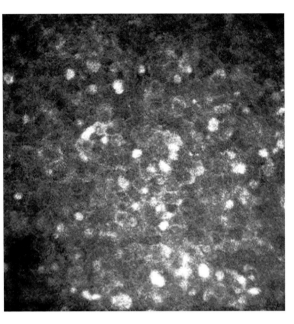

图 5-2-2　图 5-2-1 的 Meesmann 角膜营养不良患者的浅表上皮层内有大量圆形囊泡，囊泡可见高反光囊壁（箭头），囊泡中心含高亮且大小不等的内容物（800×）

图 5-2-3　图 5-2-1 患者的上皮基底层内也可见大量圆形囊泡（800×）

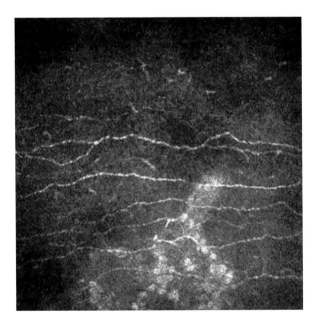

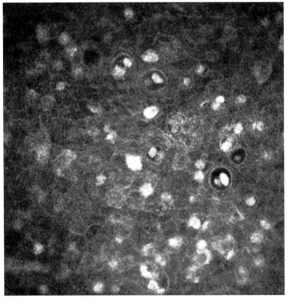

图 5-2-4　图 5-2-1 患者右眼前弹力层界面隐见圆形囊泡聚集，尚未破坏上皮下神经（800×）

图 5-2-5　图 5-2-1 患者对侧眼的上皮层内也可见大量圆形囊泡，囊泡可见高反光囊壁，囊泡中心含高亮内容物；双眼表现对称（800×）

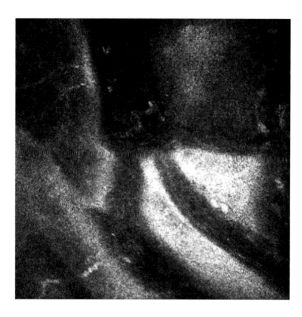

图 5-2-6　图 5-2-1 患者对侧眼的基底膜皱褶明显，上皮下神经被明显破坏（800×）

二、上皮基底膜营养不良

上皮基底膜营养不良是最常见的前部角膜营养不良，也称地图 - 点状 - 指纹状营养不良（map-dot-finger print dystrophy），包括一组各种各样的角膜上皮基底层异常的病变，如 Cogan 微囊性营养不良、地图 - 点状 - 指纹状营养不良、前基底膜营养不良、前弹力层营养不良、上皮网状或泡状营养不良等等。尽管临床表现各异，但是病变均位于角膜上皮基底层。

本病在人群发病率较低，常为双侧性，女性多见，30 岁以后发病率增加。大部分都为散发病例，少数为显性遗传，其中两个家系发现致病基因是位于 5q31 的 *TGFBI* 基因。基因异常造成病变区域的基底膜功能异常，角膜上皮无法从基底膜向角膜表面移行。组织病理学改变包括：上皮细胞排列紊乱、伴微小囊肿、基底膜增厚并向上皮层内延伸、上皮基底膜和前弹力层之间的片状、微丝状沉积物。

裂隙灯下可见角膜中央上皮层及基底膜内三种改变：灰白色小点或微小囊肿、地图样线和指纹状细小线条。这些病变常随时间而变化。裂隙灯宽光带照射法下，指纹状病变的角膜混浊表现为头发丝样或细指纹状；点状混浊常为细小、灰白色圆形或椭圆形，还有的像"逗号"状；在地图状混浊的边缘或下方，裂隙灯直接光照射法可清晰见到混浊点，边界清楚，荧光素染色常为阴性。一般来说，地图状的混浊线较粗，不规则，像地图上的边界线或海岸线；指纹状的线状混浊常为中心或旁中心的平行曲线状，并围绕在地图状混浊的病灶旁，用裂隙灯后照法很容易发现（图 5-2-7）。

该疾病的病理特征主要集中于角膜上皮基底膜，在上皮基底膜下出现一层厚薄不均的无定形物质，呈不规则片状、锥状结构，可以互相融合形成临床上所见的地图状外观。临床所见到的圆点或者微囊样混浊为角膜上皮细胞内空泡和上皮内微囊肿，囊内为细胞碎片。

在共聚焦显微镜下，上皮基底膜营养不良可表现为上皮基底膜皱褶、扭曲，上皮基底膜和前弹力层间点状、斑片状或不规则形状的高亮沉积物，沉积物大小不等，直径从 10~100μm 均可。上皮基底细胞排列不规则、上皮下神经数量减少或走行紊乱。如处于因上皮细胞反复脱落诱发的眼表急性炎症期，还可见上皮下朗格汉斯细胞和其他炎症细胞浸润（图 5-2-8~ 图 5-2-19）。

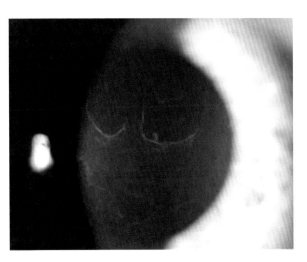

图 5-2-7 上皮基底膜营养不良在裂隙灯下表现为上皮线状或头发丝样混浊线条

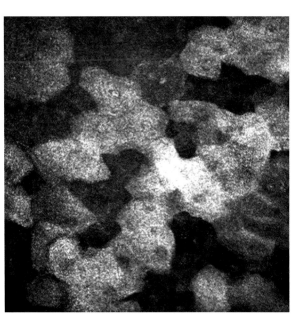

图 5-2-8 上皮基底膜营养不良患者的表层上皮细胞脱落增加，脱落的上皮细胞由于微绒毛消失，胞体呈异常高反光（800×）

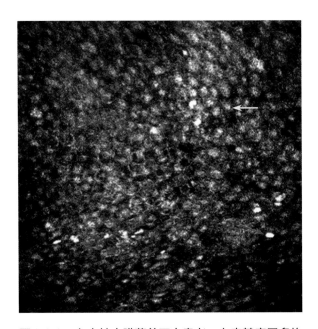

图 5-2-9 上皮基底膜营养不良患者，上皮基底层多枚类圆形高反光沉积物（红色箭头），基底细胞胞体增大，失去正常多边形形态，呈近圆形，细胞核突出（黄色箭头）（800×）

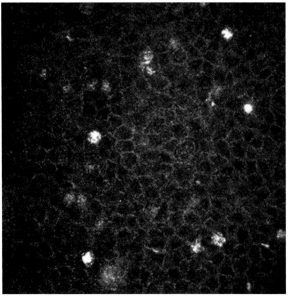

图 5-2-10 上皮基底膜营养不良者的上皮基底层多枚圆形包囊样沉积物（800×）

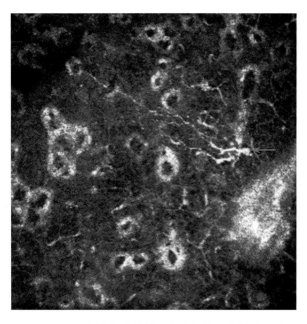

图 5-2-11　上皮基底膜营养不良患者的上皮基底层内见大量圆形空泡样结构，边界高亮，无内容物，上皮下神经形态受到一定程度影响，可见神经结节状膨大（红色箭头）（800×）

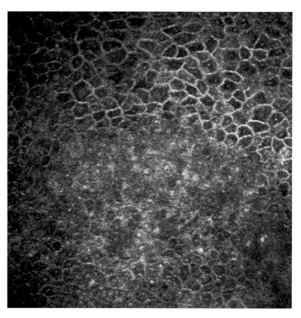

图 5-2-12　上皮基底膜营养不良患者的上皮基底层内见带状细小中高反光颗粒状物质沉积，沉积处看不见正常形态的基底细胞（800×）

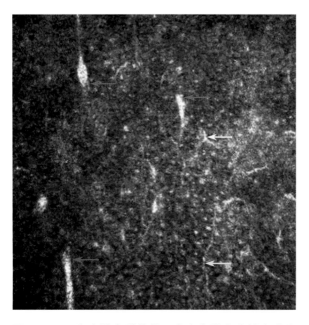

图 5-2-13　上皮基底膜营养不良患者的上皮基底膜内中高反光无定形物质沉积，上皮下神经被破坏，可见膨大的神经断端（红色箭头）和残留的少量纤细神经（黄色箭头），还可见少量朗格汉斯细胞浸润（白色箭头）（800×）

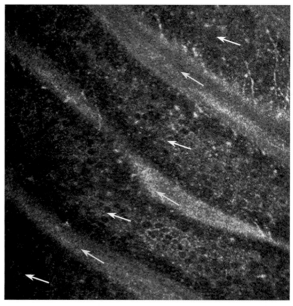

图 5-2-14　上皮基底膜营养不良患者出现轻度上皮基底膜皱褶，黄色箭头示突入上皮层内的基底膜皱褶，白色箭头示上皮基底细胞（800×）

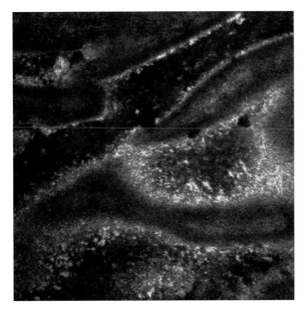

图 5-2-15　上皮基底膜营养不良患者，可见基底膜发生严重条形皱褶，致使上皮形态几乎无法分辨（800×）

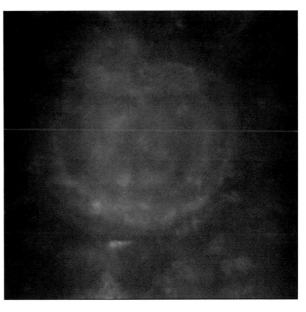

图 5-2-16　上皮基底膜营养不良患者的基底膜见巨大圆形皱褶，可透见深层的基质细胞（1000×）

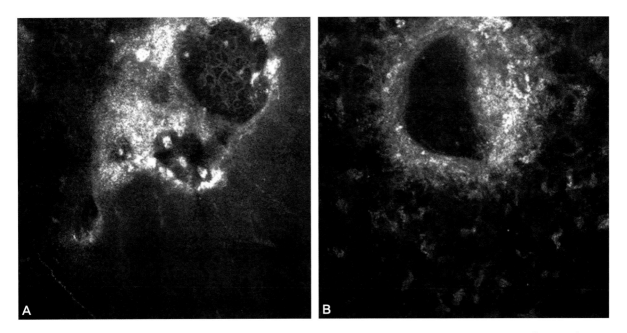

图 5-2-17　上皮基底膜营养不良患者的基底膜呈"舌型"向下突入基质层内，形成轮辐样皱褶（800×）

A. 在前弹力层深度平面，轮辐区域内可见排列紊乱的上皮基底细胞，轮辐周围组织呈异常高反光，病灶处的上皮下神经被破坏；

B. 浅基质深度平面，由于总体反光度较低，轮辐区域内见不到上皮细胞，但是其周围仍呈高反光，高反光区域内基质细胞的形态无法分辨

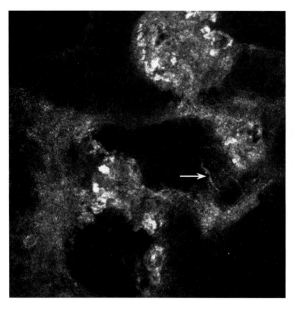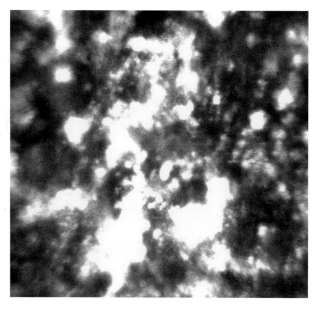

图 5-2-18　上皮基底膜营养不良患者的上皮基底膜大片皱褶、扭曲，形成大片中高反光异常物质沉积区，上皮下神经完全被破坏，仅残留少量断端（白色箭头），上皮细胞区域呈低反光，细胞形态无法分辨（800×）

图 5-2-19　上皮基底膜营养不良患者的基底膜内见大量不规则的高反光沉积物，融合成片，上皮下神经完全被破坏（1 000×）

三、Lisch 角膜营养不良

Lisch 角膜营养不良由 Lisch Walter 于 2000 年发现而得名，是一种 X 染色体连锁显性遗传性疾病，又被称为带状/涡状微囊样角膜上皮病变，发病率极低。起病年龄较早，大多在儿童期发病。主要病理学特征为基底层角膜上皮细胞的细胞核周出现大小不等的微囊泡，随着上皮细胞从基底层向表层迁移的过程，微囊泡的形状从圆形逐渐变得扁平。微囊泡 PAS 染色阳性，提示内容物为糖原物质。

裂隙灯下可见病变区域上皮为灰白色，呈带状或旋涡状，从角膜缘开始向角膜中央发展。早期不影响视力，一旦累及视轴区，则出现视力下降（图 5-2-20）。部分患者可合并角膜缘干细胞功能障碍。共聚焦显微镜下，Lisch 角膜营养不良的特征性表现是病变角膜上皮细胞的胞浆呈高反光，胞浆内含圆形低反光的囊泡样结构包绕细胞核。而正常区域的角膜上皮胞浆为低反光，因此病变区域上皮与正常角膜上皮之间界限分明（图 5-2-21）。

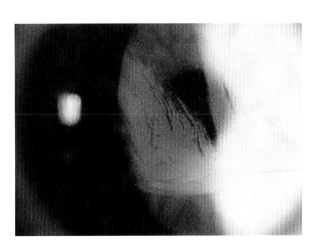

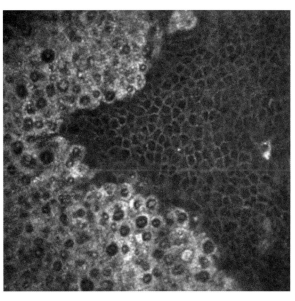

图 5-2-20　裂隙灯下见 Lisch 角膜营养不良病变区域的角膜上皮为灰白色，呈带状分布

图 5-2-21　共聚焦显微镜下，病变角膜上皮的高反光胞浆内见低反光囊泡样结构，包绕细胞核，病变上皮与正常上皮界限清晰

第三节　上皮 - 基质 *TGFBI* 基因突变相关营养不良

TGFBI 基因由 TGF-β 诱导表达，其编码产物是含 RGD 基序的细胞外基质蛋白，能与 I 型、II 型和 IV 型胶原纤维结合，在细胞与细胞外基质之间的黏附中发挥重要作用。*TGFBI* 基因突变后所产生的蛋白无法进行正常酶切和降解，异常降解的肽段沉积于角膜不同组织，造成角膜营养不良。由于突变位点和突变方式不同造成的蛋白异常降解肽段大小不一，因此沉积部位和相应临床表现也不一样：沉积于上皮下、前弹力层和浅基质层为 Reis-buckler 角膜营养不良，沉积于浅基质和深基质层为颗粒状营养不良（I 型、II 型）和格子样营养不良。

一、Reis-buckler 角膜营养不良

Reis-buckler 角膜营养不良是一种双眼病变，好发于儿童，主要特征为前弹力层完全被不规则纤维取代，继而在前弹力层浅层形成多形性沉积。组织病理学表现为角膜上皮与前弹力层之间大量胶原纤维增生，这些纤维组织可向角膜上皮层及浅基质突起，一般不累及角膜深基质和内皮层。电镜下可见前弹力层和基底膜出现"锯齿状"纤维细胞和瘢痕组织，其中包含杆状的超微结构沉积物。

患者常为儿童期起病，主要临床表现为反复中央角膜上皮糜烂，双眼对称，常伴畏光和流泪。由于反复发作导致角膜浅基质混浊和不规则散光，造成视力下降。绝大多数患者每年可出现 3~4 次

角膜上皮糜烂，角膜敏感性逐渐下降。早期裂隙灯下可见前弹力层细小混浊点，随着病情进展，表现为角膜表层不规则和上皮的不均匀增厚、角膜上皮水肿和混浊，角膜上皮下散在灰白色混浊为特征（图5-3-1）。混浊的形态多种多样，有线状、地图状、指环状、蜂窝状和网状等，所有这些混浊部位形成一个嵴或轮辐状向前凸起进入角膜上皮层，混浊区的边界均欠清楚，混浊最密集处常在角膜中央或旁中央，周边角膜可呈毛玻璃状。

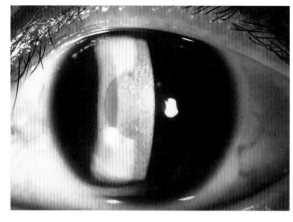

图 5-3-1　Reis-buckler 角膜营养不良患者裂隙灯下见角膜上皮下散在灰白色混浊，混浊密集区位于角膜中央，导致角膜呈毛玻璃样

在共聚焦显微镜下，Reis-buckler 角膜营养不良表现为上皮下大量高反光纤维组织增生，取代正常人呈中低反光的前弹力层。异常的前弹力层常发生褶皱，破坏上皮下神经，表现为上皮下神经纤维断裂。如发生上皮水肿，可在角膜上皮内或上皮之间出现散在水泡。如上皮和浅基质混浊明显，可造成背景反光增强，而穿透进入到深基质层和内皮层的光线强度减弱（图5-3-2~图5-3-6）。

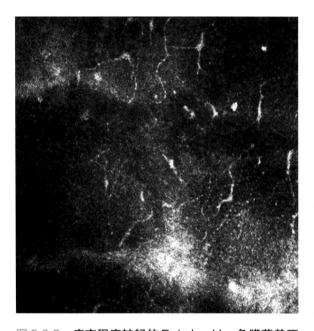

图 5-3-2　病变程度较轻的 Reis-buckler 角膜营养不良患者的前弹力层内见高反光纤维组织增生（红色箭头），上皮下神经受到一定程度破坏，多处断裂，形态紊乱（800×）

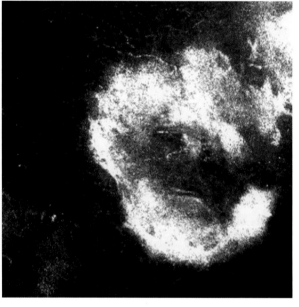

图 5-3-3　随病情逐渐发展，前弹力层内沉积的异常高反光物质逐渐融合，上皮下神经进一步受到破坏，但是仍然可以辨别（800×）

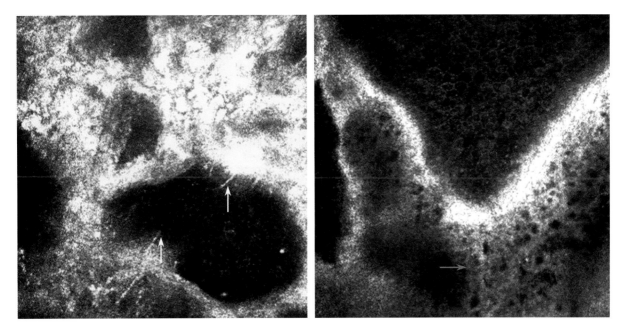

图 5-3-4 随病情进一步加重，前弹力层内积聚的高反光纤维组织融合成片，未融合区可形成筛网样结构（红色箭头）。上皮细胞呈低反光，细胞轮廓勉强可辨。上皮下神经进一步受到破坏，几乎已见不到完整的神经纤维，仅见少量神经断端（黄色箭头）（800×）

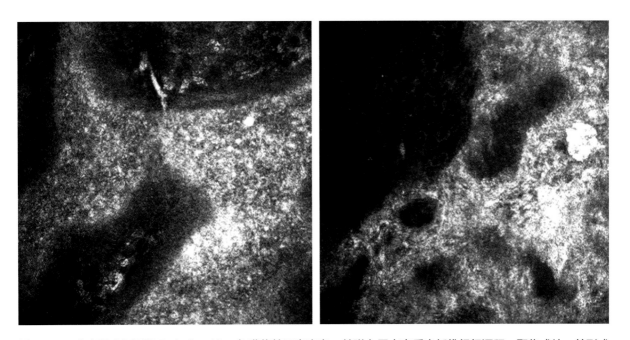

图 5-3-5 病变程度严重的 Reis-buckler 角膜营养不良患者，前弹力层内高反光纤维组织沉积、聚集成片，并形成异常皱褶，上皮下神经几乎完全消失（800×）

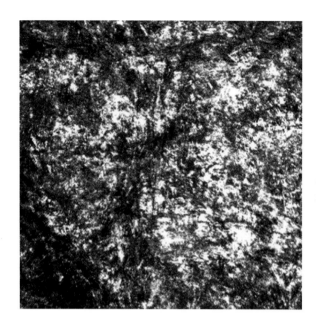

图 5-3-6　病变程度严重的 Reis-buckler 角膜营养不良患者的浅基质层内也见大量高反光纤维组织沉积，正常基质细胞形态完全被破坏（800×）

二、颗粒状角膜营养不良

本病是一种常染色体显性遗传性眼病，由于 *TGFBI* 突变所致，又分为Ⅰ型和Ⅱ型。Ⅱ型因由 Avellino 发现，故又曾命名 Avellino 角膜营养不良。在最新版 IC3D 诊断标准中，取消了 Avellino 角膜营养不良的名称，统一为Ⅱ型颗粒状角膜营养不良。

本病绝大多数在儿童期发病，患者多在 10~20 岁之间首次出现角膜混浊颗粒，文献报道最小的患者仅 2 岁就可出现首发角膜混浊。病变进展慢，随病情加重可影响视力。一般来说，发病年龄越早，病情越重，视力受损情况越严重。在部分患者中，尽管角膜沉积物并未融合成片阻挡视轴，但是由于沉积物引发散光，也会导致不同程度视力下降。

早期裂隙灯下可见角膜浅基质层内的细点状或放射的线状混浊，之后随病情发展可出现各种不同形态的混浊，较为常见的为较均匀的面包屑状、颗粒状、雪片状混浊，也可为链状、环状或树枝状。病灶边界清楚，病灶间为正常透明角膜，角膜荧光染色通常为阴性，而泪膜破裂时间与基质混浊病灶区是否高出角膜表面有关。Ⅰ型的沉积颗粒相对较小，分布较为密集（图 5-3-7）；而Ⅱ型的沉积颗粒更大、更白，分布较为稀疏（图 5-3-8，图 5-3-9）。Ⅰ型和Ⅱ型的病变一般都不侵犯角膜缘。

组织病理学检查发现上皮下或角膜基质内出现大量界限清楚、大小不一的棒状或杆状沉积物（图 5-3-10），Masson 三重染色呈亮红色，而 PAS 染色不着色。组织化学染色证明这些物质并非正常的胶原蛋白，是含有酪氨酸、色氨酸和精氨酸的变性物质，可能与蛋白或磷脂合成异常有关。部分患者可伴发病变区域角膜上皮变薄和前弹力层透明样变性或缺失，这些患者可出现角膜上皮糜烂。电镜可见基质细胞间分布一些大小不一、有高电子密度的 100~150μm 宽的梭状或柱形结构的结晶样物质。

在共聚焦显微镜下，病变表现为浅基质层内边界清晰的高反光斑片样或团块状沉积物，周围基质及基质细胞正常，不伴炎症细胞浸润。由于病灶的反光性很强，病灶周围的角膜基质细胞形态很难分辨，但是在远离病灶处，角膜基质细胞形态无明显异常。角膜上皮细胞和内皮细胞形态基本正常（图 5-3-11，图 5-3-12）。

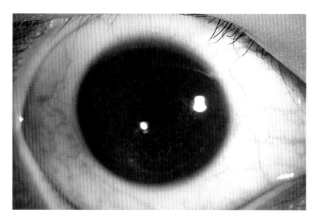

图 5-3-7　Ⅰ型颗粒状角膜营养不良，裂隙灯下可见角膜基质内散在颗粒样混浊，混浊颗粒较小，分布比较密集

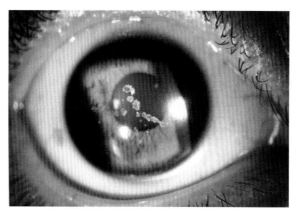

图 5-3-8　Ⅱ型颗粒状营养不良患者，裂隙灯下可见颗粒样混浊明显较Ⅰ型大

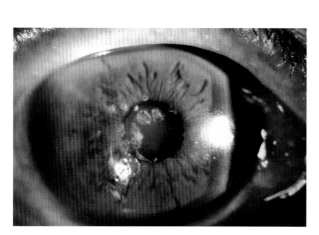

图 5-3-9　Ⅱ型颗粒状营养不良患者，裂隙灯下可见颗粒样混浊灶之间的角膜仍保持透明

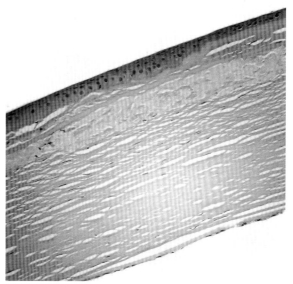

图 5-3-10　组织病理学检查发现角膜浅基质内出现大量界限清楚、大小不一的块状沉积物（HE 染色，200×）

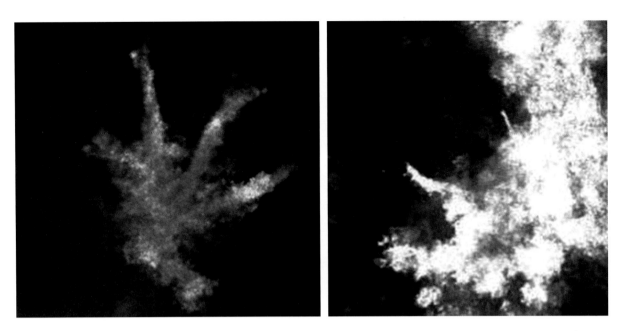

图 5-3-11　Ⅰ型颗粒状角膜营养不良的混浊颗粒在共聚焦显微镜下表现为浅基质层内边界清晰的高反光颗粒状、雪花状或斑块状沉积物，周围基质呈暗背景，无水肿、混浊，不伴炎症细胞浸润（800×）

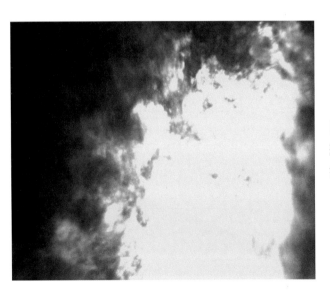

图 5-3-12　Ⅱ型颗粒状角膜营养不良的混浊颗粒在共聚焦显微镜下表现与Ⅰ型类似，但是团块状沉积物的范围比Ⅰ型更大（800×）

三、格子样角膜营养不良

本病是一种常染色体显性遗传性眼病，由于 *TGFBI* 突变所致。可于任何年龄发病，通常为双侧、对称性发病，也有报道为单眼发病。本病可分为经典型和变异型，经典型与 *TGFBI* 的保守突变有关，而变异型的突变位点分散，涉及 4 个外显子 30 多种不同的突变形式。

经典型又被称为Ⅰ型格子样角膜营养不良，与 *TGFBI* 基因上 Arg124Cys 突变有关。大多于 20 岁左右发病，患者经常发生上皮剥脱，自觉症状较明显。在裂隙灯下可见角膜上皮下细的格子状线条，线条周围可有点状混浊（图 5-3-13），随后可发生角膜中央浅基质层内的雾状混浊，病情严重者可伴发角膜新生血管，一般格子状混浊线条不侵犯角膜缘。变异型包括原先分型中的Ⅱ型、Ⅲ型和Ⅳ型格子样角膜营养不良。变异型起病年龄比经典型晚，由于突变位点和突变方式不同，临床表现差异较大。Ⅱ型视力下降症状不明显，格子状线条边界清楚，周围很少有混浊点，大部分位于角膜周边部并可延伸至角巩膜缘（图 5-3-14）。Ⅲ型一般不出现上皮剥脱症状，视力下降也出现得很晚，主要特点为格子状线条粗大且数量众多，可从角膜中央延伸至角巩膜缘。Ⅳ型上皮剥脱症状明显，伴条索状或树枝状格子状混浊线。一般位于深基质层内的格子状线粗长，而位于浅基质层内的格子状线细短，在格子状线之间散在分布有小的圆点状混浊。无论哪种类型的格子状角膜营养不良，起病年龄越小，格子样病变密度越高，对视力影响就越大；角膜上皮频繁出现剥脱者，视力预后也不理想，病程较长者还可出现角膜知觉迟钝。

组织病理学检查发现，格子样角膜营养不良患者的上皮基底膜变性，缺少正常的桥粒结构，基底膜被破坏或者消失，上皮和前弹力层厚薄不均。前弹力层和浅基质层之间可见条带状或者团块状嗜酸性物质，刚果红染色呈黄色，PAS 染色呈紫色，Masson 三重染色呈亮红色。不同厚度的淀粉样变性病灶和胶原交织在一起，沉积于上皮基底膜和前弹力层之间，并镶嵌在角膜基质纤维中，使角膜纤维板层扭曲（图 5-3-15）。然而这些嗜酸性物质一般沉积于浅、中基质层，很少扩展至深基质层。后弹力层和内皮层一般没有明显异常。

共聚焦显微镜下可见，由于基底膜异常导致角膜上皮细胞排列紊乱，基底层上皮细胞失去正常的蜂窝状排列结构；上皮基底膜和前弹力层反光增高，大部分患者的上皮下神经都被破坏，不能分辨神经纤维的形态；由于基质纤维板层排列紊乱，透光性下降，反光增强，可见其相互交织呈线状、网状甚至密集呈团块状，看不到正常基质细胞；基质病灶内没有炎症细胞和朗格汉斯细胞浸润；后弹力层和内皮细胞层一般不受累及，形态基本正常（图 5-3-16~ 图 5-3-22）。

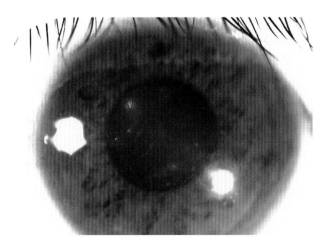

图 5-3-13　Ⅰ型格子样角膜营养不良患者的裂隙灯像，可见角膜上皮下纤细的格子状线条，周围见混浊点

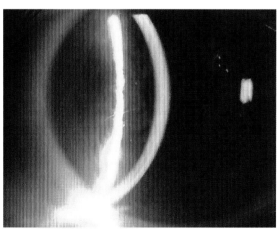

图 5-3-14　Ⅱ型格子样角膜营养不良患者的裂隙灯像，可见格子线条边界清楚，周围混浊点较少，大多位于角膜周边部

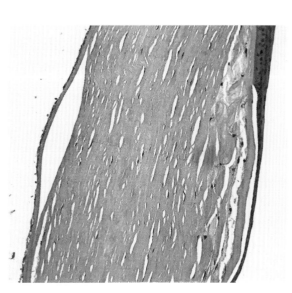

图 5-3-15　格子样角膜营养不良患者的上皮和前弹力层厚薄不均，前弹力层和浅基质层之间可见条带状或者梭块状嗜酸性物质沉积，与基质纤维交织在一起（HE染色，400×）

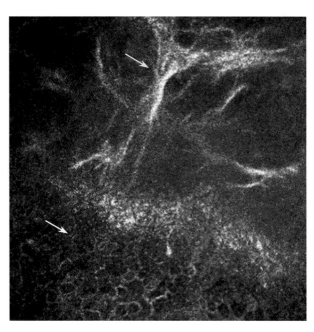

图 5-3-16　Ⅰ型格子样角膜营养不良，上皮基底膜和前弹力层反光增高（红色箭头），上皮细胞排列紊乱、大小不等（白色箭头），基质纤维相互交织呈线状、网状（黄色箭头），未见正常形态的基质细胞（800×）

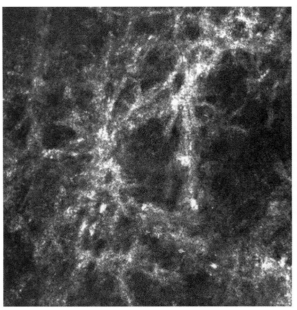

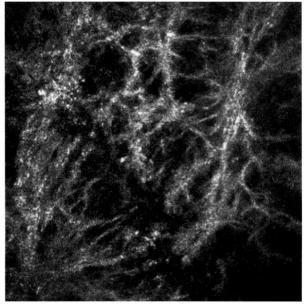

图 5-3-17　Ⅰ型格子样角膜营养不良，基质纤维相互交织呈线状、网状，未见正常基质细胞（800×）

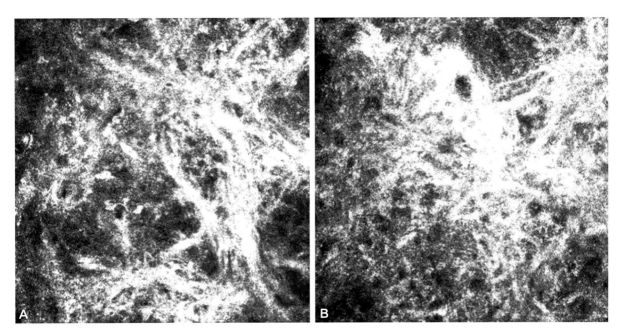

图 5-3-18　Ⅰ型格子样角膜营养不良，基质纤维相互交织呈密集网状（A）或者团块状（B），基质背景杂乱无章，正常形态的基质细胞完全消失（800×）

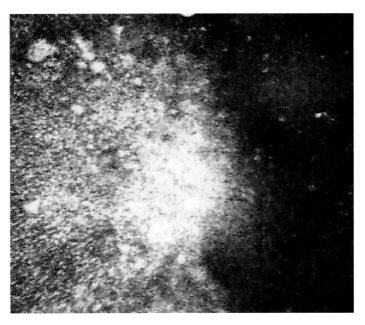

图 5-3-19　Ⅱ型格子样角膜营养不良上皮下见明显瘢痕组织，为高反光无细胞结构物质（800×）

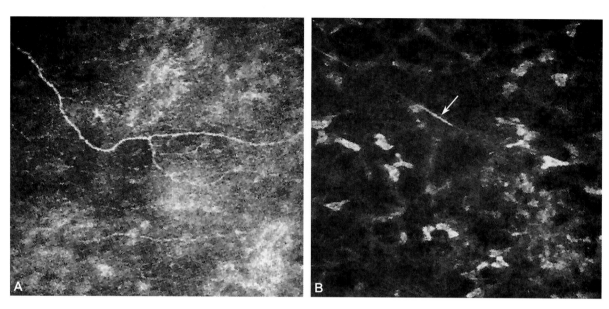

图 5-3-20 Ⅱ型格子样角膜营养不良患者，尽管前弹力层的异常物质沉积导致整体背景反光较强，但是仍然可见角膜上皮下神经纤维，较为纤细扭曲（A），基质内也可见纤细的神经（B箭头所示），部分基质细胞形态可以分辨（800×）

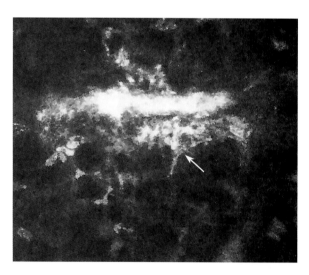

图 5-3-21 Ⅱ型格子样角膜营养不良，格子样线条表现为粗大的高反光条索，边缘不光滑，呈"霜枝样"（箭头）（800×）

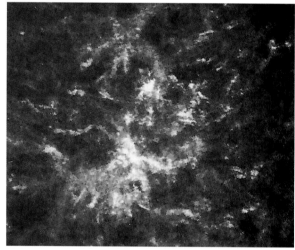

图 5-3-22 Ⅱ型格子样角膜营养不良，病灶周围的基质纤维交织呈网状（800×）

第四节　角膜基质营养不良

一、斑块状角膜营养不良

本病为常染色体隐性遗传病，位于 16q22 的糖基磺酰基转移酶 6 的基因 CHST6 发生突变，导致所编码的酶功能丧失，引起角膜基质内大量未硫酸化的硫酸角质素堆积，从而导致角膜混浊。

本病大多在儿童期发病，病程进展缓慢。发病后，视力下降明显，伴随角膜知觉减退。病变累及角膜上皮层时，由于角膜表面高低不平，角膜上皮反复糜烂，患者出现明显眼痛、畏光等症状。裂隙灯下早期病变表现为双眼对称性角膜中央边界不清斑块状或结节状混浊，这些混浊病灶可以逐渐融合形成不规则或地图形混浊。病灶间角膜基质弥漫性云雾样混浊（图 5-4-1），这是在裂隙灯下对斑块状角膜营养不良和颗粒状角膜营养不良进行鉴别诊断的主要依据。角膜混浊区域可向周围扩展，向角膜上皮内发展导致角膜表面形成结节样突起，引起角膜不规则散光，向深基质层发展则引起角膜变薄。

组织病理学检查结果显示，病变角膜的上皮细胞下、基质细胞内和后弹力层出现弥漫性斑块状酸性物质积聚，主要成分为酸性黏多糖或氨基多糖类物质（图 5-4-2），PAS 染色呈紫色，胶性铁染色呈亮蓝色，刚果红和 Masson 三重染色不着色。酸性黏多糖沉积区域的前弹力层变薄并在某些区域发生缺失，沉积物质可进一步扩展至角膜上皮下，使角膜表面出现结节状小突起，突起区域上皮细胞变薄或者缺失。

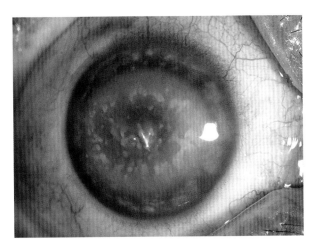

图 5-4-1　斑块状角膜营养不良，裂隙灯下见角膜基质内散在弥漫性混浊斑块，病灶之间的角膜不透明

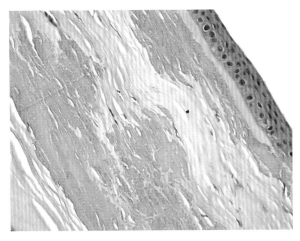

图 5-4-2　组织病理学显示大量弥漫沉积于病变角膜上皮细胞下和基质层内的淀粉样变性物质，与胶原交织在一起镶嵌在角膜基质纤维中，使角膜纤维板层扭曲（HE 染色，200×）

共聚焦显微镜检查显示，患者的角膜上皮下、角膜浅层和中层基质内均可见散在或者融合成片的斑块状高反光沉积物（图 5-4-3），病灶区域的基质细胞形态分辨不清，排列紊乱，病灶的背景反光增强；即使基质层未受累区域，也可在其中见到大量粗大的低反光皱褶，基质细胞形态模糊（图 5-4-4）。

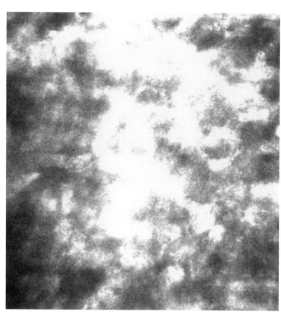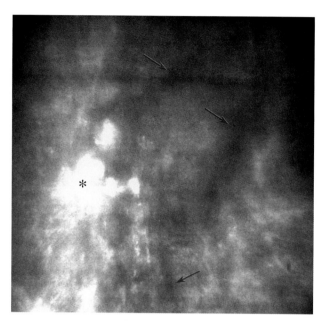

图 5-4-3　共聚焦显微镜下见斑块状角膜营养不良患者角膜浅基质内的高反光物质沉积灶，融合成不规则的团块状，病灶区域的基质细胞形态分辨不清，排列紊乱，病灶的背景反光增强（800×）

图 5-4-4　共聚焦显微镜下见斑块状角膜营养不良患者角膜深基质内的高反光物质沉积病灶（星号）和皱褶暗纹（红色箭头），背景反光明显增强，完全不能分辨正常的基质细胞形态（800×）

二、Schnyder 角膜营养不良

本病最早由法国眼科医生 Van Went 报道，并命名为 Schnyder 结晶状角膜营养不良，后因众多研究证实该病可不伴有角膜结晶状沉积，故更名为 Schnyder 角膜营养不良。本病为常染色体显性遗传病，主要由于位于 1p36 的泛素化 A 异戊烯转移酶结构域 1 的基因 UBIAD1 发生突变，导致胆固醇合成增加、转运受抑制，胆固醇在细胞内的代谢平衡发生紊乱而致病。大部分已报道家系均为高加索人种，在黄种人中发现的家系仅 4 个。

本病大多在 20 岁左右起病，病程缓慢进行性发展，大多数患者到中年仍可保持良好的视力。随着病变加重，角膜混浊程度增加，视力进行性下降，明视力下降较暗视力下降更明显，伴有眩光、畏光等表现。患者常伴有血脂代谢异常，如高胆固醇血症或（合并）高甘油三酯血症。

裂隙灯下可见角膜中央浅基质层雾状混浊或不均匀结晶样混浊，全层角膜混浊，周边致密脂质环状混浊，与老年环类似（图 5-4-5），双眼病变对称。超过一半患者可以出现特征性结晶样沉积，有助于该病的诊断。据文献报道，患者角膜混浊程度随年龄增长而逐渐加重：23岁以下患者一般仅出现中央角膜基质混浊，可伴有或不伴有中央角膜上皮下结晶样沉积；23~40岁逐渐出现角膜缘环状混浊；40岁以上患者出现中央周围角膜基质全层混浊。其他体征比较罕见，包括膝外翻、脊椎和手指的畸形。

组织病理学的特征性表现是胆固醇及磷脂质沉积，脂质可以沉积在角膜上皮基底层、前弹力层和角膜基质全层，偶尔出现在角膜内皮层，苏丹红染色或油红O染色阳性。也有报道部分病例中发现高密度脂蛋白的载脂蛋白沉积，主要沉积于中央区角膜基质内。

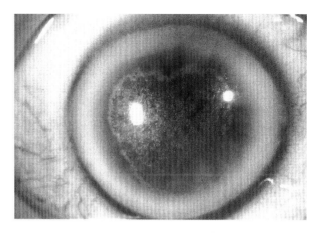

图5-4-5　Schnyder角膜营养不良，裂隙灯下见角膜基质内结晶样混浊，周边角膜见致密脂质环状混浊（张朝然教授提供）

共聚焦显微镜检查可见角膜上皮下神经丛形态异常，出现针棒状或者梁柱状结构，上皮下神经丛大多被破坏。角膜基质层内可见紊乱交织的高反光结晶样物质聚集，呈不规则松针样，长度较短，排列杂乱，无分隔（图5-4-6，图5-4-7），向前延伸至前弹力层，向后延伸至中层甚至深层基质，正常基质细胞消失。

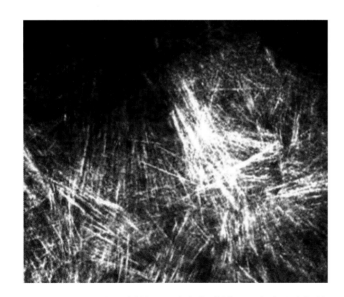

图5-4-6　共聚焦显微镜下见患者角膜基质层内紊乱交织的高反光结晶样物质聚集，呈不规则松针样，排列杂乱，周围见不到正常的基质细胞（800×）（张朝然教授提供）

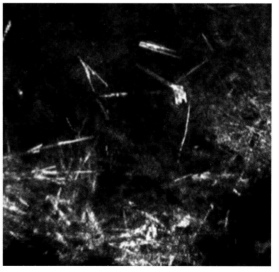

图5-4-7　共聚焦显微镜下见患者角膜基质层内紊乱交织的高反光结晶样物质聚集，呈不规则松针样，背景反光较低，即使在无结晶物沉积的区域也看不到正常的基质细胞结构（800×）（张朝然教授提供）

第五节 角膜内皮营养不良

一、Fuchs 角膜内皮营养不良

1910 年 Fuchs 首先描述了双眼角膜基质和上皮水肿的疾病，因此该病被命名为 Fuchs 角膜内皮营养不良。本病分为早发型和迟发型，早发型较为罕见，发病年龄大多在 10 岁之前，致病基因为 *COL8A2*。迟发型比较常见，发病年龄多在 40 岁之后，目前已发现七种不同的致病基因所在染色体区段，但是其中除了位于 18q21.2-q21.3 的 *LOXHD1* 基因错义突变被明确之外，其他六种类型的致病基因和突变方式尚不明确。

临床表现多为双侧性、对称性发病，随病程发展出现角膜上皮、基质水肿、混浊，最终可导致角膜瘢痕。本病常伴有高眼压、短眼轴、浅前房等，女性发病约为男性 2 倍。本病早期患者没有主诉症状或偶尔出现视觉质量下降，裂隙灯下见角膜内皮细胞功能异常造成后弹力层发生赘疣，角膜中央呈滴状改变。发展至中期角膜内皮表面出现大量赘疣伴有细小色素颗粒，如同发光的小丘（图 5-5-1），后照法下后弹力层可呈金箔状。该阶段患者可发生角膜水肿和视力下降，自觉症状往往早晨比下午重。病变晚期，内皮完全失代偿，导致大泡性角膜病变（图 5-5-2），上皮大泡反复破裂愈合致使角膜基质纤维瘢痕化。

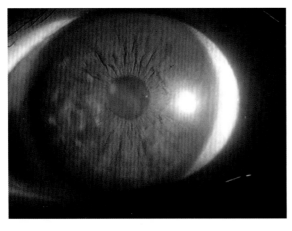

图 5-5-1 早期 Fuchs 角膜内皮营养不良患者，裂隙灯下可见角膜后散在沉着物，角膜中央轻度水肿

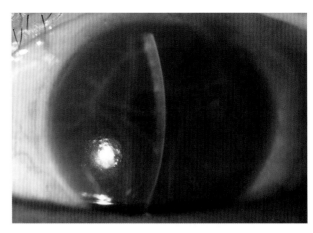

图 5-5-2 晚期 Fuchs 角膜内皮营养不良患者，裂隙灯下见角膜水肿、增厚，后弹力层不规则皱褶

组织病理学检查发现后弹力层增厚和赘疣形成是本病的主要病理学特征。除此之外，大部分患者都存在异常的后胶原层（posterior collagenous layer），主要由异常的胶原纤维组成，与后弹力层增厚和赘疣形成有密切关系。随着疾病发展，赘疣部分突入前房或留在增厚的后胶原层内，赘疣处内皮细胞变薄，细胞核变大，细胞形态逐渐类似于成纤维细胞，致使赘疣完全暴露。

共聚焦显微镜下，Fuchs 角膜内皮营养不良患者的内皮细胞间存在暗区，暗区中央有一高亮圆点或圆形斑块，形如萌芽出土的小蘑菇，为典型赘疣（guttate）表现。随病变发展，邻近赘疣可相互融合，呈大片不规则形态的暗区中散在分布的中央高亮区域。病变早期赘疣零散分布时，内皮细胞尚可计数，细胞密度从 1 500~2 000 个 /mm^2 不等。随着大量赘疣融合，内皮细胞形态被完全破坏，内皮面呈大片暗区、亮区的不规则交替，常无法对密度进行计数。角膜内皮功能失代偿后，还伴有角膜上皮大泡，基质混浊、基质细胞激活等表现（图 5-5-3~ 图 5-5-6）。国外研究报道，Fuchs 角膜内皮营养不良早期在共聚焦显微镜下就可发现角膜上皮下神经密度降低，随着病情发展，神经纤维的丢失愈发严重。这与患者角膜知觉逐渐减退的临床表现是一致的。此外，患者的角膜上皮层下还可见树突状细胞聚集，提示可能存在亚临床性炎症反应。但是角膜神经减少与免疫炎症反应活跃在 Fuchs 角膜内皮营养不良发病的病理过程中的具体作用和机制，还有待进一步研究。

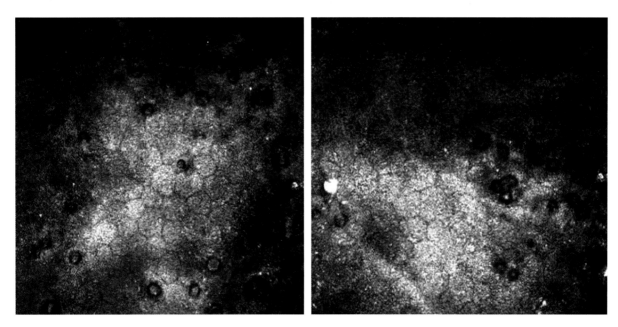

图 5-5-3　Fuchs 角膜内皮营养不良早期，可见角膜内皮面出现赘疣，表现为内皮细胞间存在暗区，暗区中央有一高亮圆点，富有立体感，由于赘疣散在零星分布，因此未受累区的部分内皮细胞形态尚未被破坏，勉强可以分辨内皮细胞轮廓（800×）

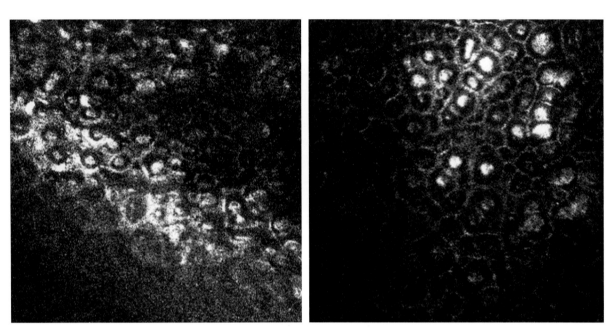

图 5-5-4　随病情发展，Fuchs 角膜内皮营养不良患者的赘疣范围逐渐扩大，赘疣形态更加典型，内皮细胞形态已完全破坏，细胞轮廓不能分辨（800×）

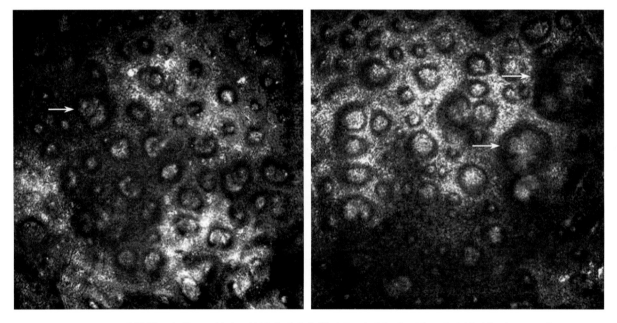

图 5-5-5　病情进一步发展，赘疣开始融合（白色箭头），内皮细胞形态已完全被破坏（800×）

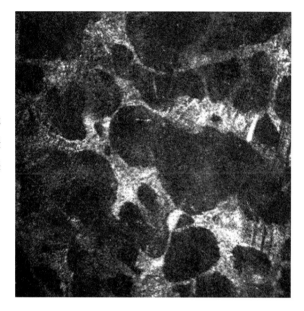

图 5-5-6　由于角膜内皮功能失代偿造成角膜基质水肿，基质背景反光增高，基质细胞呈激活状态（800×）

二、后部多形性角膜内皮营养不良

本病是一种少见的病程进展缓慢的常染色体隐性遗传性眼病，常在年幼时发病，可双眼对称发病，也可只累及单眼。目前已发现两个独立的致病基因，PPCD2 由位于 1p34.3-p32.3 的 *COL8A2* 基因突变所致，PPCD3 由位于 10p11.22 的 *ZEB1* 基因突变所致，而 PPCD1 目前仅定位致病基因所在区段为 20p11.2-q11.2，确切的致病基因和突变方式，目前尚不明确。

本病的临床表现丰富，即使在同一个家系中，临床表现也有很大差异。早期可无症状，用裂隙灯仔细检查可发现角膜后表面有孤立的或成簇的小囊泡（图 5-5-7）或者线条样改变（图 5-5-8）。随病情进展，患者可逐渐出现角膜内皮功能失代偿相应症状，发生各种形式的角膜基质水肿，以中

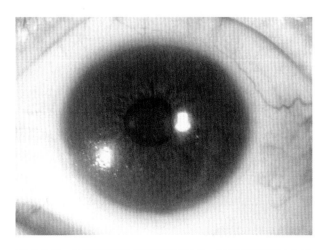

图 5-5-7　后部多形性角膜营养不良，裂隙灯下可见内皮细胞表面成簇的小囊泡

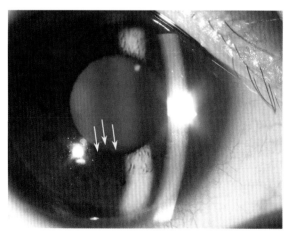

图 5-5-8　后部多形性角膜营养不良，裂隙灯下可见内皮细胞层出现倒"V"形线条样病变（黄色箭头所示）

央水肿最为多见。部分患者伴有周边虹膜前粘连和高眼压。裂隙灯下可见角膜内皮面出现地图形分布的灰线，宽窄不齐、类似贝壳的边界。角膜后弹力层和角膜内皮较为特征性的改变是空泡样病变或者嵴（线）样病变。约50%后部多形性角膜营养不良的患者可出现空泡样病变，可发生于角膜内皮任何位置，可以是孤立的病灶，也可以互相融合成簇状或片状。

组织病理学的表现也非常多样，角膜后弹力层广泛增厚，其中出现空泡结构，空泡结构内部没有液体。内皮细胞呈上皮样形态，胞内角蛋白染色和细胞间微丝连结染色阳性。裂隙灯下所见的空泡样病变与组织病理学检查中所见的空泡结构相对应，是由于死亡的内皮细胞被上皮样细胞覆盖，或者是多层上皮样细胞丛组成。

在共聚焦显微镜下，本病表现也非常多样，特征性的表现是"甜甜圈"征和"铁轨"样变。空泡样病变往往表现为后弹力层呈弹坑状、圆盘状或火山口样皱褶凹陷，病灶边缘呈堤状，状如一个个甜甜圈分布于内皮面，因此被称为"甜甜圈"征；线条或嵴样病变大多表现为带状或呈沟壑状隆起，被称为"铁轨"样变。患者的内皮细胞呈多形性改变，大小不一，形态各异。病变早期病灶内的内皮细胞形态尚可分辨，但是细胞形态明显异常；至病变中后期，内皮细胞皱缩呈橘皮样外观，随病情进展逐渐发展为成簇黑白色小体；至病情晚期，内皮细胞完全萎缩消失（图5-5-9~图5-5-13）。

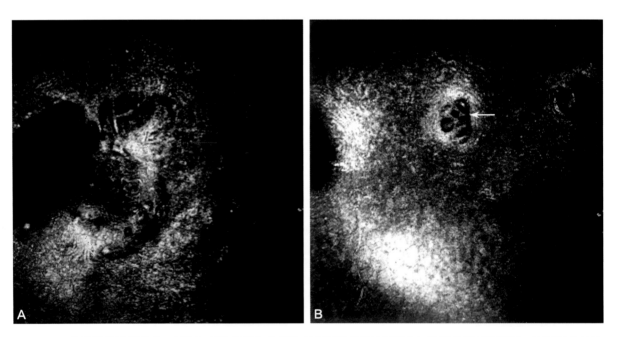

图5-5-9　在共聚焦显微镜下，后部多形性角膜内皮营养不良初发患者的后弹力层呈弹坑状皱褶凹陷，相邻的病灶边缘隆起形成典型"甜甜圈"征，病变初期病灶内的内皮细胞形态异常、胞核明显，但是还是能勉强分辨出内皮细胞的轮廓（A，红色箭头）；随病情发展，病灶内的内皮细胞皱缩为成簇黑白色小体（B，白色箭头）（800×）

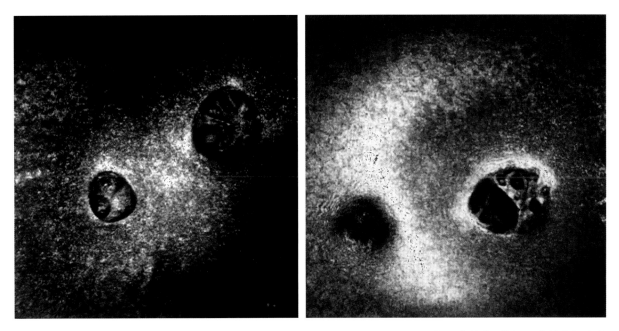

图 5-5-10　在共聚焦显微镜下，后部多形性角膜内皮营养不良患者的后弹力层见典型"甜甜圈"征，病灶内部分内皮细胞皱缩形成橘皮样外观（800×）

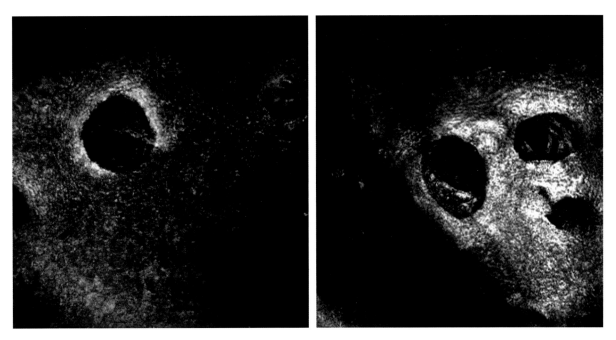

图 5-5-11　后部多形性角膜内皮营养不良患者见后弹力层的不规则凹陷，呈弹坑样，病灶处内皮细胞形态完全无法分辨（800×）

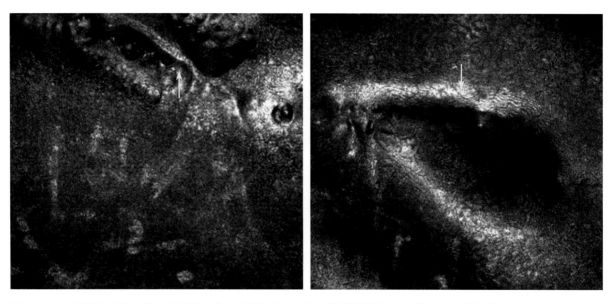

图 5-5-12　后部多形性角膜内皮营养不良，后弹力层呈不规则的线样皱褶和嵴样隆起（黄色箭头），为典型"铁轨"样变（800×）

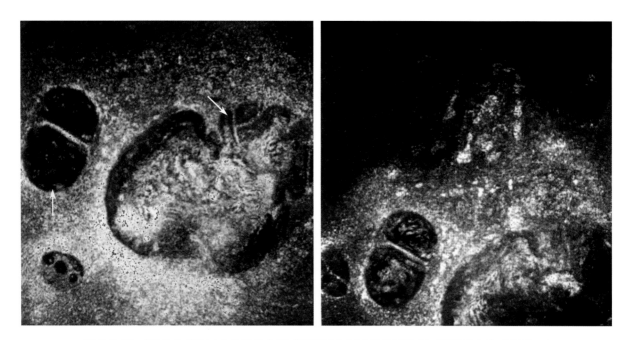

图 5-5-13　"铁轨"样变（白色箭头）和"甜甜圈"征（黄色箭头）可以同时存在（800×）

（乐琦骅　田丽佳　郑天玉　徐建江）

（本章内所有病理图片均由毕颖文副教授提供。）

1. Cheng L L, Young A L, Wong A K, et al. Confocal microscopy of posterior polymorphous endothelial dystrophy .Cornea, 2005, 24（5）: 599-602.

2. Patel D V, Grupcheva C N, McGhee C N. In vivo confocal microscopy of posterior polymorphous dystrophy. Cornea, 2005, 24（5）: 550-554.

3. Tuft S, Bron A J. Imaging the microstructural abnormalities of Meesmann corneal dystrophy by in vivo confocal microscopy.Cornea, 2006, 25（7）: 867-868.

4. Traversi C, Martone G, Malandrini A, et al. In vivo confocal microscopy in recurrent granular dystrophy in corneal graft after penetrating keratoplasty. Clin Experiment Ophthalmol, 2006, 34（8）: 808-810.

5. Labbé A, Nicola R D, Dupas B, et al. Epithelial basement membrane dystrophy: evaluation with the HRT II Rostock Cornea Module. Ophthalmology, 2006, 113（8）: 1301-1308.

6. Erdem U, Muftuoglu O, Hurmeric V. In vivo confocal microscopy findings in a patient with posterior amorphous corneal dystrophy. Clin Experiment Ophthalmol, 2007, 35（1）: 99-102.

7. Kobayashi A, Fujiki K, Fujimaki T, et al. In vivo laser confocal microscopic findings of corneal stromal dystrophies. Arch Ophthalmol, 2007, 125（9）: 1168-1173.

8. Babu K, Murthy K R. In vivo confocal microscopy in different types of posterior polymorphous dystrophy. Indian J Ophthalmol, 2007, 55（5）: 376-378.

9. Kobayashi A, Fujiki K, Murakami A, et al. In vivo laser confocal microscopy findings and mutational analysis for Schnyder's crystalline corneal dystrophy. Ophthalmology, 2009, 116（6）: 1029-1037.

10. Javadi M A, Rezaei-Kanavi M, Javadi A, et al. Meesmann corneal dystrophy; a clinico-pathologic, ultrastructural and confocal scan report. J Ophthalmic Vis Res, 2010, 5（2）: 122-126.

11. Dalton K, Schneider S, Sorbara L, et al. Confocal microscopy and optical coherence tomography imaging of hereditary granular dystrophy. Cont Lens Anterior Eye, 2010, 33（1）: 33-40.

12. Weiss J S, Khemichian A J. Differential diagnosis of Schnyder corneal dystrophy. Dev Ophthalmol, 2011, 48: 67 - 96.

13. Hau S C, Tuft S J. In vivo confocal microscopy of bleb-like disorder in epithelial basement membrane dystrophy. Cornea, 2011, 30（12）: 1478-1480.

14. Kobayashi A, Yokogawa H, Sugiyama K. In vivo laser confocal microscopy findings in patients with map-dot-fingerprint（epithelial basement membrane）dystrophy. Clin Ophthalmol, 2012, 6: 1187-1190.

15. Kurbanyan K, Sejpal K D, Aldave A J, et al. In vivo confocal microscopic findings in Lisch corneal dystrophy. Cornea, 2012, 31（4）: 437-441.

16. Bozkurt B, Irkec M, Mocan M C. In vivo confocal microscopic findings in posterior polymorphous

corneal dystrophy. Cornea, 2013, 32（9）: 1237-1242.

17. Kailasanathan A, Maharajan S. In vivo confocal microscopy detects preclinical corneal lattice dystrophy. Eye（Lond）, 2013, 27（8）: 991-992.

18. Schrems-Hoesl L M, Schrems W A, Cruzat A, et al. Cellular and subbasal nerve alterations in early stage Fuchs' endothelial corneal dystrophy: an in vivo confocal microscopy study. Eye（Lond）, 2013, 27（1）: 42-49.

19. Amin S R, Baratz K H, McLaren J W, et al. Corneal abnormalities early in the course of Fuchs' endothelial dystrophy. Ophthalmology, 2014, 121（12）: 2325-2333.

20. Bucher F, Adler W, Lehmann H C, et al. Corneal nerve alterations in different stages of Fuchs' endothelial corneal dystrophy: an in vivo confocal microscopy study. Graefes Arch Clin Exp Ophthalmol, 2014, 252（7）: 1119-1126.

21. Micali A, Pisani A, Puzzolo D, et al. Macular corneal dystrophy: in vivo confocal and structural data. Ophthalmology, 2014, 121（6）: 1164-1173.

22. Weiss J S, Møller H U, Aldave A J, et al. IC3D classification of corneal dystrophies--edition 2. Cornea, 2015, 34（2）: 117-159.

23. Rousseau A, Labbé A, Baudouin C, et al. In vivo confocal microscopy and spectral domain anterior segment OCT in Lisch epithelial corneal dystrophy. J Fr Ophtalmol, 2015, 38（7）: e151-e153.

24. Ghouali W, Tahiri Joutei Hassani R, Liang H, et al. Imaging of corneal dystrophies: Correlations between en face anterior segment OCT and in vivo confocal microscopy. J Fr Ophtalmol, 2015, 38（5）: 388-394.

25. Malhotra C, Jain A K, Dwivedi S, et al. Characteristics of Pre-Descemet Membrane Corneal Dystrophy by Three Different Imaging Modalities-In Vivo Confocal Microscopy, Anterior Segment Optical Coherence Tomography, and Scheimpflug Corneal Densitometry Analysis. Cornea, 2015, 34（7）: 829-832.

26. Shiraishi A, Zheng X, Sakane Y, et al. In vivo confocal microscopic observations of eyes diagnosed with posterior corneal vesicles. Jpn J Ophthalmol, 2016, 60（6）: 425-432.

27. Aggarwal S, Cavalcanti B M, Regali L, et al. In vivo confocal microscopy shows alterations in nerve density and dendritiform cell density in Fuchs' endothelial corneal dystrophy. Am J Ophthalmol, 2018, 196: 136-144.

28. Asselineau K, Robert P Y, Januleviciene I. Clinical findings observed by in-vivo confocal microscopy of posterior polymorphous corneal dystrophy. J Fr Ophtalmol, 2018, 41（7）: e301-e302.

29. Touhami S, Jouve L, Atia R, et al. Optical coherence tomography and confocal microscopy aspects of a Schnyder's corneal dystrophy case. J Fr Ophtalmol, 2018, 41（5）: e207-e209.

30. Henríquez-Recine M A, Marquina-Lima K S, Vallespín-García E, et al. Heredity and in vivo confocal microscopy of punctiform and polychromatic pre-Descemet dystrophy. Graefes Arch Clin Exp Ophthalmol, 2018, 256（9）: 1661-1667.

31. Aggarwal S, Peck T, Golen J, et al. Macular corneal dystrophy: a review. Surv Ophthalmol,

2018, 63（5）: 609-617.

32. Atia R, Jouve L, Georgon C, et al. Imaging of Reis-Bückler corneal dystrophy. J Fr Ophtalmol, 2019, 42（1）: 105-107.

33. Ong Tone S, Jurkunas U. Imaging the corneal endothelium in Fuchs corneal endothelial dystrophy. Semin Ophthalmol, 2019, 34（4）: 340-346.

34. Perez M, Joubert R, Chiambaretta F. In vitro histological analysis, in vivo confocal microscopy and anterior segment spectral domain OCT in a case of Lisch epithelial corneal dystrophy. J Fr Ophtalmol, 2019, 42（8）: e363-e366.

35. Orr A, Dubé M P, Marcadier J, et al. Mutations in the UBIAD1 gene, encoding a potential prenyltransferase, are causal for Schnyder crystalline corneal dystrophy. PLoS One, 2007, 2（8）: e685.

36. Rodrigues M M, Kruth H S, Krachmer J H, et al. Cholesterol localization in ultrathin frozen sections in Schnyder's corneal crystalline dystrophy. Am J Ophthalmol, 1990, 110（5）: 513-517.

37. Weiss J S. Schnyder corneal dystrophy. Curr Opin Ophthalmol, 2009, 20（4）: 292-298.

38. Weiss J S, Khemichian A J. Differential diagnosis of Schnyder corneal dystrophy. Dev Ophthalmol, 2011, 48: 67-96.

第六章

共聚焦显微镜在
角膜缘干细胞功
能缺陷诊疗中的
应用

一、角膜缘干细胞功能缺陷的定义

角膜缘干细胞功能缺陷（limbal stem cell deficiency，LSCD）是一类由于角膜缘干细胞或者干细胞龛的功能缺陷或者障碍引起的眼表疾病。常见致病因素为眼外伤（特别是化学伤和热灼伤）、慢性眼表瘢痕性炎症（如 Steven-Johnson 综合征，眼类天疱疮）、长期配戴接触镜、抗代谢药物毒性或多次眼部手术。某些基因异常导致的先天性疾病如先天性无虹膜也可引发角膜缘干细胞功能缺陷。由于患眼的角膜缘干细胞被破坏或者功能异常，角膜缘失去屏障功能，透明健康的角膜上皮被混浊的结膜上皮取代，并最终导致角膜新生血管和失明。

二、角膜缘干细胞功能缺陷的传统诊断方法

目前针对 LSCD 的诊断方法主要建立在裂隙灯检查和印迹细胞学基础上，以角膜上皮混浊、上皮持续或反复缺损、角膜新生血管、角膜基质混浊和角膜印迹细胞检查发现杯状细胞作为主要判断依据。LSCD 传统分级诊断体系的主要判断依据是临床表现，根据临床表现不同分为轻度、中度和重度三个等级。轻度患者主要临床表现为角膜上皮区域性混浊，一般不累及瞳孔区，异常上皮与正常上皮之间界限清晰，角膜荧光染色后在钴蓝光下观察更加清晰（图 6-0-1，图 6-0-2）。中度患者可出现上皮漩涡样病变（whorl-like pattern），这是由于角膜上皮从角膜缘向角膜中央的生长方式呈漩涡样（图 6-0-3，图 6-0-4），中度患者的上皮病变大多已累及瞳孔区乃至大部分角膜，但是可能尚未累及基质层。重度患者出现持续性上皮缺损、基质混浊和瘢痕，导致视力严重受损（图 6-0-5）。

然而，使用裂隙灯检查结果作为 LSCD 主要诊断标准的方法存在诸多缺陷。首先，裂隙灯检查结果与检查者的临床经验有较为密切的关系，且存在较大的主观差异性。早期 LSCD 的一些临床表现非常细微，例如：早期上方角膜缘的梳齿样上皮病变非常隐匿、不易发现，临床经验不足者可能漏诊或误诊。其次，我们前期研究发现，即使患者的临床表现为完全性 LSCD，其角膜缘仍有可能

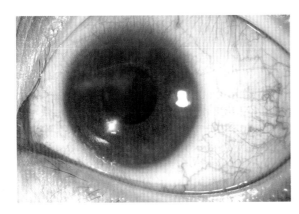

图 6-0-1 轻度 LSCD，裂隙灯下见鼻上方角膜上皮和基质混浊

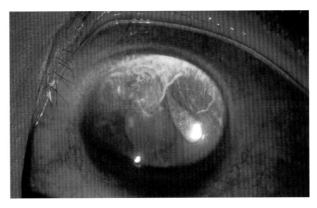

图 6-0-2 轻度 LSCD，角膜荧光素染色后，在钴蓝光下可见异常的结膜上皮呈舌样侵入角膜内，与正常透明的角膜上皮分界清晰

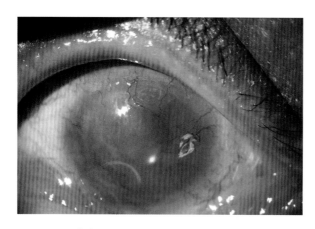

图 6-0-3　中度 LSCD，上皮弥漫性混浊，伴大量新生血管

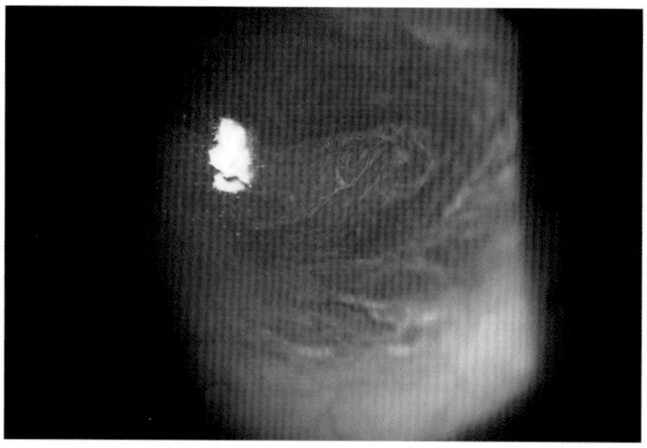

图 6-0-4　中度 LSCD，角膜荧光素染色后，在钴蓝光下可见上皮呈漩涡样病变

有健康的角膜缘干细胞残存。这说明以裂隙灯检查作为诊断的主要手段的准确性欠佳，仅凭借临床表现作为 LSCD 的诊断依据不仅可能造成误诊，而且严重影响后续治疗。再者，LSCD 常见的临床症状并非该疾病所特有，其他一些眼表疾病如严重干眼、感染性角膜炎等也可出现类似症状。因此，使用裂隙灯检查结果对 LSCD 进行诊断，无法对 LSCD 的治疗效果进行客观评估。

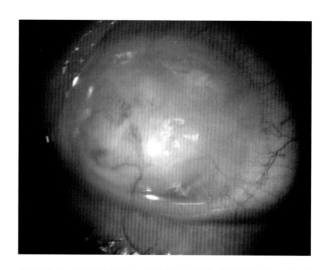

图 6-0-5　重度 LSCD，裂隙灯下见角膜基质混浊，伴大量新生血管

通过印迹细胞检查角膜上是否存在杯状细胞一直被认为是诊断 LSCD 的金标准，但是印迹细胞学检测不仅费时，而且敏感度不高。印迹的诊断阳性率与所使用膜的材质、孔径大小和操作流程有密切关系，缺乏统一的标准。在许多导致 LSCD 的疾病如严重的化学伤和热灼伤中，结膜和角膜上皮内的杯状细胞数都明显下降。在此类患者中使用印迹细胞法查杯状细胞作为主要诊断依据常常导致假阴性的结果。与此同时，印迹细胞学的检查结果只能证明是否存在 LSCD，但不能帮助对 LSCD 的严重程度进行定量分级诊断。

三、共聚焦显微镜在角膜缘干细胞功能缺陷诊断中的应用

近几年角膜激光共聚焦显微镜技术的不断发展使得研究者对眼表组织的观察由大体水平深入到了细胞水平，在活体状态下观察细胞的形态能更加直接地反映眼表组织的功能和病理状态下的变化。共聚焦显微镜可以揭示相似临床表现下的截然不同的细胞形态和组织病理学改变。已有大量的研究结果表明，共聚焦显微镜在 LSCD 的诊断中具有其他检查手段不可比拟的优势。

在共聚焦显微镜下，每个等级 LSCD 都有相应特征性的表现：轻度患者主要表现为角膜和角膜缘基底层上皮细胞密度降低，细胞体积增大（图 6-0-6）；中度患者可出现细胞形态和反光性异常，细胞核呈激活状态，角膜缘栅栏结构被破坏（图 6-0-7）；重度患者的角膜上皮细胞和角膜缘上皮细胞完全被结膜上皮细胞所替代，同时伴有角膜缘栅栏结构破坏和大量新生血管（图 6-0-8）。除了直接观察不同疾病所致 LSCD 的角膜中央上皮细胞和角膜缘上皮细胞的形态变化外，共聚焦显微镜还能检测角膜上皮内的杯状细胞，为诊断和鉴别诊断提供直接依据（图 6-0-9）。

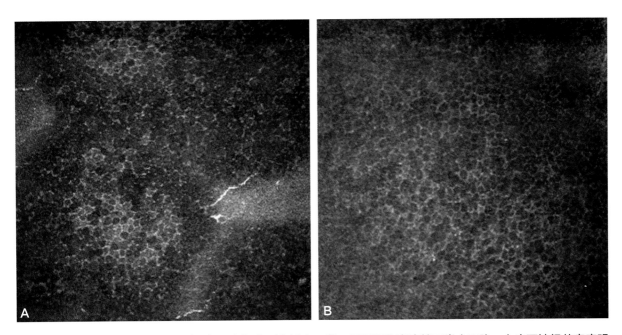

图 6-0-6　轻度 LSCD 患者角膜（A）上皮细胞形态基本正常，但是细胞密度较正常人下降，上皮下神经丛密度明显降低；角膜缘（B）上皮细胞密度也低于正常人群（800×）

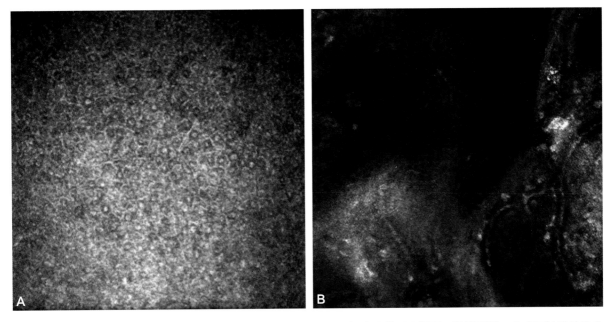

图 6-0-7　中度 LSCD，患者角膜（A）上皮细胞形态明显异常，细胞胞体反光增强，胞核明显，上皮下神经丛完全消失；角膜缘（B）栅栏结构明显萎缩（800×）

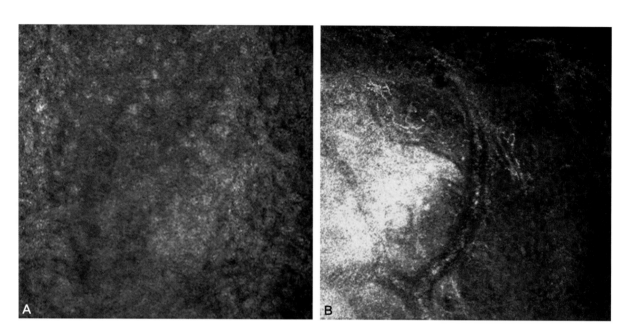

图6-0-8　重度 LSCD，患者角膜（Ａ）上皮细胞完全结膜化，细胞边界模糊不清；角膜缘（Ｂ）上皮细胞也完全结膜化，伴大量新生血管和朗格汉斯细胞浸润（800×）

除了观察细胞形态之外，共聚焦显微镜能对不同层次的细胞密度进行客观、定量分析；这些定量分析指标与 LSCD 的严重程度密切相关。与正常对照相比，LSCD 患者角膜中央基底层上皮细胞密度（CBCD）和角膜缘基底层上皮细胞密度（LBCD）均明显下降，且下降程度与疾病的严重程度存在明显相关性；LSCD 患者角膜中央的上皮下神经丛密度（SNFD）也明显低于正常人，下降程度也与疾病的严重程度相关；在部分节段性 LSCD 患者中，裂隙灯检查尚未发现异常的角膜缘区域，用活体激光共聚焦显微镜已经可以发现明显的 LBCD 和 CBCD 下降，并伴随 SNFD 降低（图 6-0-10）。

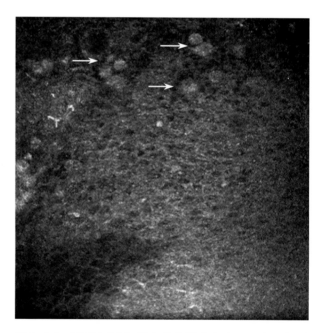

图6-0-9　重度 LSCD 患者的角膜上皮内可见大量杯状细胞（白色箭头）（800×）

引起 LSCD 的常见病因如化学伤、长期配戴接触镜、眼类天疱疮的共聚焦显微镜下表现详见各个相关章节，在本节中就不加以赘述。

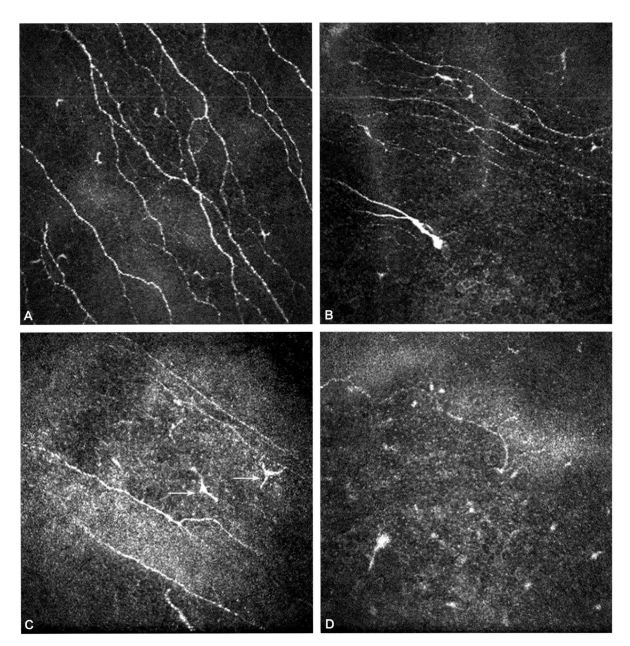

图 6-0-10　与正常人（A）相比，LSCD 患者的角膜上皮下神经丛密度（SNFD）显著降低并伴明显形态异常，SNFD 下降程度与疾病的严重程度明显相关。轻度 LSCD（B）SNFD 轻度下降，神经断裂且末梢膨大；中度 LSCD（C）SNFD 进一步下降，伴朗格汉斯细胞浸润（黄色箭头）；重度 LSCD（D）仅见少量纤细神经纤维残留，且明显扭曲（800×）

四、共聚焦显微镜在角膜缘干细胞功能缺陷治疗中的应用

LSCD 所引起的角膜盲的治疗是当今眼科界所面临的棘手问题之一。除了少数轻度节段性 LSCD 病例可通过药物治疗得到逆转，大部分 LSCD 患者都需要手术治疗。然而，如果不先恢复角膜缘干细胞功能就直接进行穿透性角膜移植手术，那手术结果注定是失败的，术后不久角膜可再次出现角膜新生血管化、持续上皮缺损和角膜混浊。

以往治疗 LSCD 的手术方法包括单纯浅表角膜血管膜部分切除加羊膜覆盖术，或板层角膜移植加羊膜覆盖术，但这些手术方法仅适用于角膜缘干细胞功能未遭到完全破坏的轻中度节段性 LSCD 病例。随着角膜缘干细胞理论的完善，眼科医生逐渐认识到，对于角膜缘干细胞功能完全被破坏的 LSCD 病例，必须通过角膜缘干细胞移植术来恢复干细胞功能。

目前主流的角膜缘干细胞移植术，根据手术方式不同可分为直接角膜缘组织移植（keratolimbal transplantation，conjunctival-limbal graft transplantation）、体外培养角膜缘干细胞移植（cultivated limbal epithelial transplantation，CLET）和简易角膜缘干细胞移植（simple limbal epithelial transplantation，SLET），根据供体来源不同可分为自体移植（autograft）和异体移植（allograft）。目前国内开展较多的是异体板层角膜缘移植术（allogeneic keratolimbal transplantation，KLAL）。CLET 国内仅有两家机构具备资质和条件，而 SLET 目前国内仅有极少数机构刚刚开始尝试。

KLAL 手术先将角膜和角膜缘浅表的纤维血管组织切除，然后切取适当厚度带 2mm 角膜缘组织和少许角膜组织的板层植片，使用 10-0 尼龙线将其缝合固定于受体角膜缘的巩膜层，使植片与供体角膜缘对合（图 6-0-11）。表面可覆盖一层羊膜，减轻出血和术后炎症反应对植片的影响。由于角膜缘是血管、淋巴管和抗原呈递细胞富集的区域，因此使用异种供体的 KLAL 在术后很容易发生免疫排斥反应。为了降低植片排斥率，术后常常需要使用全身免疫抑制剂以改善预后。KLAL 可以使用人类白细胞抗原（human leukocyte antigen，HLA）部分匹配的亲缘关系供体，也可使用 HLA 不匹配的离体角膜缘供体。最新的 Meta 分析结果显示，由于术后使用全身免疫抑制剂，因此 HLA 是否匹配对于最终的手术结果和中长期预后并无明显影响。对于 KLAL 术后长期随访仍能保持稳定眼表的患者行组织活检和 PCR 检查，发现其角膜上皮组织基因配型已是受体眼的表达。发生该现象的机制需要进一步研究。

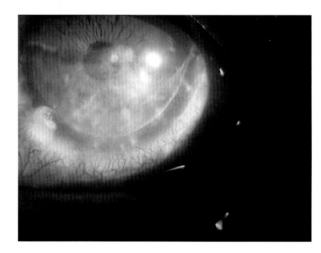

图 6-0-11　接受 KLAL 术后一年，裂隙灯下植片边缘清晰可见，角膜上皮透明，上方和中央角膜恢复透明，下方角膜薄翳

共聚焦显微镜下，KLAL 术后早期可见角膜缘组织上皮形成欠佳，上皮下可见较多朗格汉斯细胞浸润，基质内出现空泡样结构（图 6-0-12，图 6-0-13）。随着术后随访时间延长，角膜缘的基质空泡逐渐消失，角膜缘上皮层逐渐形成（图 6-0-14），上皮与基质之间的界限逐渐平整清晰，可见角膜缘血管网。术后 1~2 年，部分患者的角膜缘组织已经开始重建，表现为上皮 - 基质交界面由平整变为波浪状，可见基质条索突起，甚至可见典型的 Vogt 栅栏结构（图 6-0-15~ 图 6-0-17）。

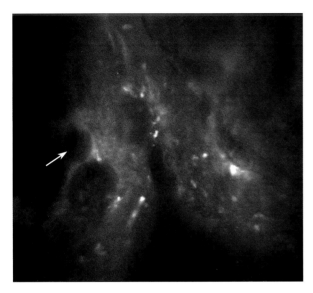

图 6-0-12　KLAL 术后 1 个月，角膜缘上皮菲薄，基质可见空泡样结构（白色箭头）（1 000×）

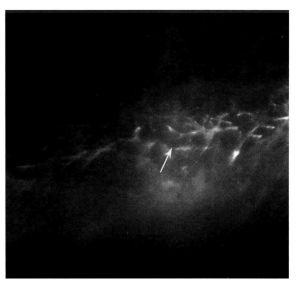

图 6-0-13　KLAL 术后 2 个月，角膜缘上皮下见大量树枝状的朗格汉斯细胞浸润（黄色箭头）（1 000×）

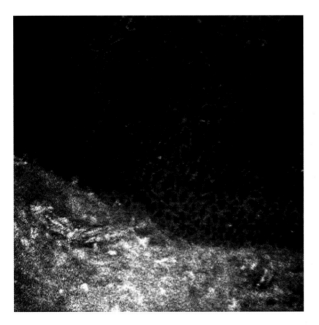

图 6-0-14　KLAL 术后 3 个月，角膜缘上皮形成良好，上皮（上方）- 基质（下方）交界面平整（800×）

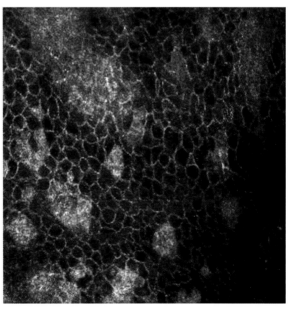

图 6-0-15　KLAL 术后 1 年，角膜缘上皮呈正常的角膜（胞体低反光细胞）- 结膜（胞体高反光细胞）交界性上皮组织（800×）

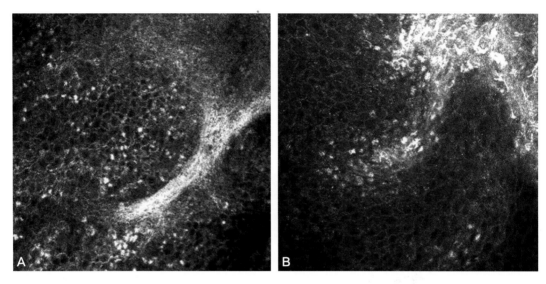

图 6-0-16 KLAL 术后 1 年，角膜缘 Vogt 栅栏开始重建（A），但形态尚不典型，基质形成条索状突起，条索中尚未见小血管伴行（A），上皮 - 基底细胞界面仅见少量高反光基底细胞，未形成规则的"镶边"样结构（B）（800×）

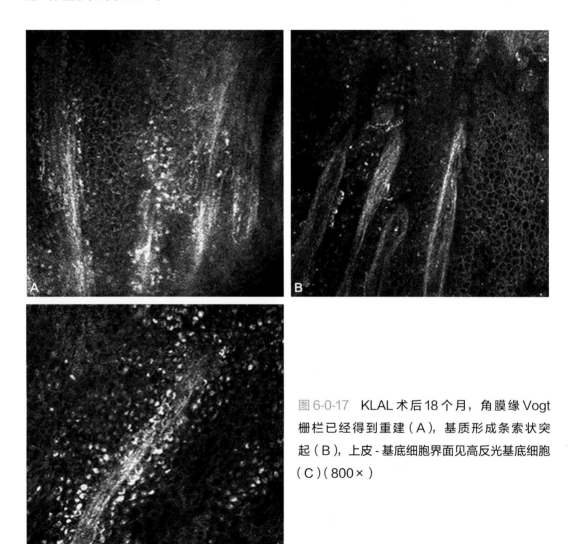

图 6-0-17 KLAL 术后 18 个月，角膜缘 Vogt 栅栏已经得到重建（A），基质形成条索状突起（B），上皮 - 基底细胞界面见高反光基底细胞（C）（800×）

除了 KLAL 外，国外也有研究者使用共聚焦显微镜对 CLET 和 SLET 术后的角膜和角膜缘上皮形态进行观察，结果表明这两种手术术后 6 个月左右，受体眼的角膜上皮细胞和角膜缘上皮细胞形态就可以恢复到接近正常水平（图 6-0-18）。研究者认为，与 KLAL 相比，CLET 和 SLET 能更快地重建角膜缘的功能，恢复健康稳定的眼表。但是目前还缺乏 3 年以上的长期随访结果，需要具有足够随访时间的随机对照临床试验对此结论进行验证。

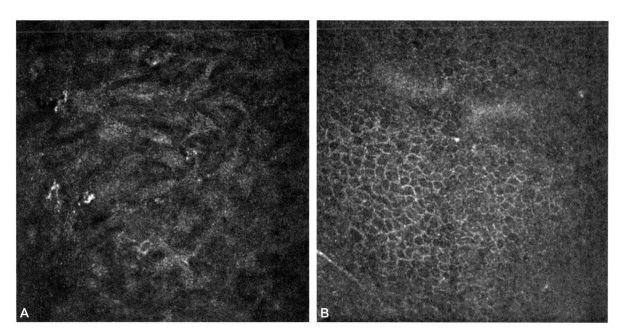

图 6-0-18　重度 LSCD 患者，术前角膜上皮完全失去正常的细胞形态，呈梭形排列（A）。接受自体 CLET 术 6 个月后（B），细胞形态和排列均基本恢复正常，可见少量再生的神经纤维（800×）（Sophie Deng 教授提供）

（乐琦骅）

1. Barbaro V, Ferrari S, Fasolo A, et al. Evaluation of ocular surface disorders: a new diagnostic tool based on impression cytology and confocal laser scanning microscopy. Br J Ophthalmol, 2010, 94 (7): 926-932.

2. Hong J, Zheng T, Xu J. et al. Assessment of limbus and central cornea in patients with keratolimbal allograft transplantation using in vivo laser scanning confocal microscopy: an observational study. Graefes Arch Clin Exp Ophthalmol, 2011, 249 (5): 701-708.

3. Miri A, Alomar T, Nubile M, et al. In vivo confocal microscopic findings in patients with limbal stem cell deficiency. Br J Ophthalmol, 2012, 96 (4): 523-529.

4. Nubile M, Lanzini M, Miri A, et al. In vivo confocal microscopy in diagnosis of limbal stem cell deficiency. Am J Ophthalmol, 2013, 155 (2): 220-232.

5. Goldberg, Morton F. In vivo confocal microscopy and diagnosis of limbal stem cell deficiency. Photographing the palisades of vogt and limbal stem cells. Am J Ophthalmol, 2013, 156 (1): 205-206.

6. Lagali N, Eden U, Utheim T P, et al. In vivo morphology of the limbal palisades of vogt correlates with progressive stem cell deficiency in aniridia-related keratopathy. Invest Ophthalmol Vis Sci, 2013, 54 (8): 5333-5342.

7. Chan E H, Chen L, Rao J Y, et al. Limbal basal cell density decreases in limbal stem cell deficiency. Am J Ophthalmol, 2015, 160 (4): 678-684.

8. Chan E H, Chen L, Yu F, et al. Epithelial thinning in limbal stem cell deficiency. Am J Ophthalmol, 2015, 160 (4): 669-677.

9. Emilio P, Mattia P, Adriano F, et al. In vivo confocal microscopy 1 year after autologous cultured limbal stem cell grafts. Ophthalmology, 2015, 122 (8): 1660-1668.

10. Mastropasqua L, Calienno R, Lanzini M, et al. In vivo confocal microscopy of the sclerocorneal limbus after limbal stem cell transplantation: Looking for limbal architecture modifications and cytological phenotype correlations. Mol Vis, 2016, 22: 748-760.

11. Chuephanich P, Supiyaphun C, Aravena C, et al. Characterization of the corneal subbasal nerve plexus in limbal stem cell deficiency. Cornea, 2017, 36 (3): 347-352.

12. Le Q, Yang Y, Deng S X, et al. Correlation between the existence of the palisades of Vogt and limbal epithelial thickness in limbal stem cell deficiency. Clin Exp Ophthalmol, 2017, 45 (3): 224-231.

13. Le Q, Xu J, Deng S X. The diagnosis of limbal stem cell deficiency. Ocul Surf, 2018, 16 (1): 58-69.

14. Banayan N, Georgeon C, Grieve K, et al. In vivo confocal microscopy and optical coherence tomography as innovative tools for the diagnosis of limbal stem cell deficiency. J Fr Ophtalmol, 2018, 41

(9): e395-e406.

15. Le Q, Chauhan T, Deng S X. Diagnostic criteria for limbal stem cell deficiency before surgical intervention-A systematic literature review and analysis. Surv Ophthalmol, 2020, 65 (1): 32-40.

16. Aravena C, Bozkurt K, Chuephanich P, et al. Classification of limbal stem cell deficiency using clinical and confocal grading. Cornea, 2019, 38 (1): 1-7.

17. Caro-Magdaleno M, Alfaro-Ju á rez A, Montero-Iruzubieta J, et al. In vivo confocal microscopy indicates an inverse relationship between the sub-basal corneal plexus and the conjunctivalisation in patients with limbal stem cell deficiency. Br J Ophthalmol, 2019, 103 (3): 327-331.

18. Prabhasawat P, Luangaram A, Ekpo P, et al. Epithelial analysis of simple limbal epithelial transplantation in limbal stem cell deficiency by in vivo confocal microscopy and impression cytology. Cell Tissue Banking, 2019, 20 (1): 95-108.

19. Deng S, Borderie V, Chan C C, et al. Global consensus on definition, classification, diagnosis, and staging of limbal stem cell deficiency. Cornea, 2018, 38 (3): 364-375.

第七章

共聚焦显微镜在
干眼诊疗中的应用

第一节　干眼的定义与概述

一、定义

干眼是由于泪液的质或量或流体动力学异常而引起的泪膜不稳定和／或眼表损伤，从而导致眼部不适症状的一类疾病。干眼在亚洲人群中的发病率为17%~31.4%，是目前最常见的眼科疾病之一。我国的干眼发病率与其他亚洲国家类似，约21%~30%，比美国和欧洲高，且随地理位置由东向西逐渐升高。我国干眼发病率高的原因较多，可能与遗传背景、大气环境、空气污染、老龄化加剧、生活方式变化等因素有关。目前干眼已经成为严重危害我国人民的公共卫生健康和人群生活质量的眼科疾病。

我国干眼发病的危险因素主要有：老龄、女性、城市居民、高海拔、翼状胬肉、空气污染、滥用眼药水、使用视频终端、眼部手术史（如角膜屈光手术、白内障手术等），以及糖尿病、过敏性疾病、维生素 A 缺乏等全身性疾病。

二、发病机制和分类

干眼的发病机制非常复杂。目前认为，其核心机制是泪液渗透压增高以及泪膜稳定性下降。角膜、结膜、主副泪腺、睑板腺以及它们之间的神经连接组成泪液功能单位，共同发挥调控泪膜的作用。各种原因导致的泪液分泌量减少或者泪液蒸发过强，均可导致泪液渗透压增高，而泪液渗透压增高可刺激眼表上皮细胞发生炎症反应，产生大量炎症因子和介质释放至泪液中，持续损伤角结膜上皮细胞和结膜杯状细胞，造成黏蛋白表达障碍和泪膜稳定性下降。这种泪膜不稳定又进一步加重泪液渗透压增高，形成恶性循环，不断加剧病情。

目前国际上尚无统一的干眼分类方法。我国目前临床常用的仍然是五型分类法：水液缺乏型干眼、蒸发过强型干眼、黏蛋白缺乏型干眼、泪液动力学异常型干眼、混合型干眼。各种类型干眼的共同病理生理表现都是眼表上皮细胞的非感染性炎症反应，且程度与患者干眼症状的严重程度呈正相关。

三、临床表现和诊断

干眼患者常见症状为眼部干涩感、烧灼感／发热感、异物感、针刺感、眼痒、畏光、眼红、视物模糊、视力波动等。超过七成的干眼患者存在视疲劳的症状，提示视疲劳也是干眼常见症状之一。

裂隙灯检查可以发现：①睑缘或睑板腺异常，如睑缘充血肥厚、不平整、腺口有黄色黏稠分泌物阻塞、压迫腺体无脂质排出或排出形态异常的脂质；②结膜异常，如结膜充血和乳头增生、睑球粘连、结膜松弛皱褶、瞬目时结膜皱褶是否阻塞下泪小点；③角膜异常，如角膜上皮混浊或缺损、角膜上皮角化、角膜缘新生血管等；④泪河异常，如泪河高度下降或异常升高（正常值 0.2mm）、泪液泡沫样变、泪液中碎屑样颗粒等。裂隙灯下除了常规检查，还可以进行眼表活体细胞染色辅助诊断，如荧光素染色（图 7-1-1）、虎红染色和丽丝胺绿染色。泪液分泌试验也是干眼诊断中必不可少的检查。

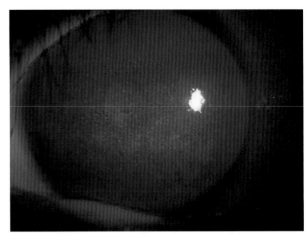

图 7-1-1　干眼患者裂隙灯下使用荧光素染色可见角膜上皮密集点状损伤，上皮损伤区在钴蓝光下呈点状绿色

干眼患者主要表现为泪液分泌量减少、泪膜破裂时间缩短和角膜上皮点状荧光染色。除了详细询问病史和症状、裂隙灯检查、眼表活体细胞染色和进行泪液分泌试验进行诊断之外，还有一些辅助检查手段可以帮助医生客观评估病情。临床常用的有泪膜镜、睑板腺红外成像、共聚焦显微镜、角膜地形图、泪液渗透压测定、印迹细胞学、泪液清除率试验等，这些检查手段都可以对干眼进行辅助诊断。本章将对共聚焦显微镜在干眼诊断和治疗中的应用予以详细介绍。

第二节　干眼在共聚焦显微镜下的共有表现

由于泪液渗透压增高引起的眼表炎症是各种类型干眼的共同病理特征，因此在共聚焦显微镜下炎症细胞浸润和炎症反应造成的损伤是各种干眼所共有的表现。利用共聚焦显微镜对干眼患者的炎症细胞浸润密度和细胞损伤情况进行评估，可以客观评定干眼的严重程度，为确定治疗方案提供依据。

一、角膜上皮

干眼患者的泪液中炎性细胞因子、蛋白水解酶增多，对角膜上皮的表层鳞状细胞、翼状细胞和基底层细胞均产生影响。既往研究表明：干眼导致角膜中央区上皮细胞密度明显下降、其形态失去规则的六边形结构，细胞排列紊乱，细胞边界反光增强。高反光及异形细胞增加（23.02±12.01）%。多数学者认为，高反光细胞是呈"激活状态"的上皮细胞，表现为细胞核固缩、高亮，核胞比升高，导致上皮细胞过早凋亡，但这并非干眼特异性改变，在其他感染性角膜疾病中也会出现，提示眼表微环境异常。干眼患者上皮细胞的改变与其眼表的炎症微环境密切相关，上皮凋亡引起角膜表面微绒毛减少，进一步影响泪膜稳定性。

在共聚焦显微镜下，干眼一般表现为眼表各层上皮细胞特别是鳞状上皮细胞增生，翼状细胞及基底上皮细胞密度早期升高，后期下降。上皮细胞凋亡逐步脱落后，若未能及时增生修复、周边细胞未能移行覆盖，会形成黑色的"挖空区域"。基底层上皮细胞的胞核明显，重症干眼患者即使在深层的基底上皮细胞仍可见细胞核固缩，细胞凋亡。各层上皮细胞均呈明显应激状态（图 7-2-1~图 7-2-4 ）。

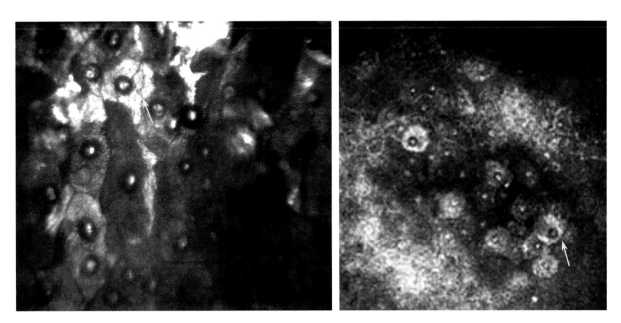

图 7-2-1 干眼患者的角膜浅表鳞状上皮细胞增生，排列密集，细胞核明显突出，细胞呈高反光，提示细胞过度角化（箭头）（1 000×）

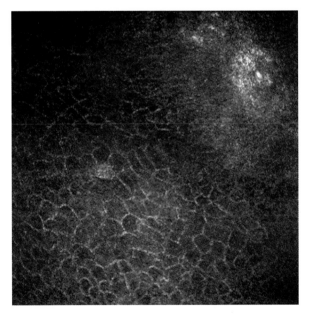

图 7-2-2 翼状上皮细胞密度明显下降，失去规则的六边形结构，细胞排列紊乱（800×）

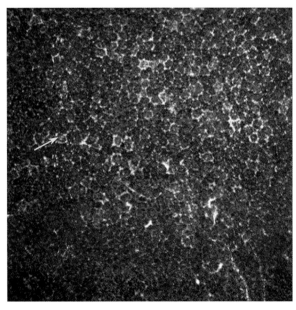

图 7-2-3 干眼患者的角膜基底层上皮细胞间隙增大，细胞核突出（箭头），细胞边界反光增强，细胞呈激活状态（800×）

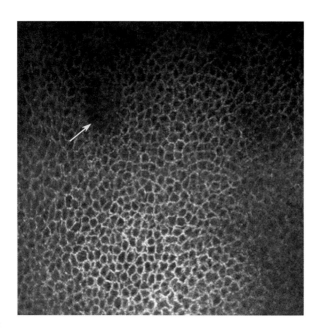

图 7-2-4　角膜上皮细胞凋亡脱落后，留下的黑色"挖空区域"（箭头所示）（800×）

二、角膜上皮下神经

角膜神经在角膜感知觉、上皮细胞增生、伤口修复等角膜上皮的正常生理学功能中发挥重要作用。角膜上皮下神经是由三叉神经眼支发出，穿越角巩膜缘后，潜行于角膜前弹力层下至前 1/3 基质层中，其主要作用是感知温度觉及触觉。

干眼患者长期存在的眼表慢性炎症微环境及泪膜渗透压的增加都影响着角膜神经的结构和功能，进而导致"角膜神经痛"等神经性症状。干眼患者角膜上皮下神经的区域分布情况与正常人分布没有明显差异，密度从高到低依次为：角膜中央、颞侧角膜、鼻侧角膜；但是干眼患者各个区域的角膜上皮下神经密度均低于正常人。在共聚焦显微镜下，干眼患者上皮下神经丛的常见表现为中央角膜上皮下神经纤维明显增粗、反光增加，主干神经纤维走行紊乱，扭曲度增高，神经分支增多，部分神经纤维欠连续，说明干眼患者存在神经退行性改变（图 7-2-5~ 图 7-2-9）。神经密度增加、扭曲度增多的异常表现在局部激素治疗后明显好转。神经分支增多被认为是神经再生的一种方式，有研究者认为这是干眼患者泪液减少后的

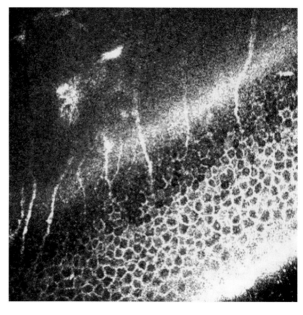

图 7-2-5　干眼患者的角膜上皮（下方）- 基质（上方）交界处可见上皮下神经明显增粗，走行尚规则（800×）

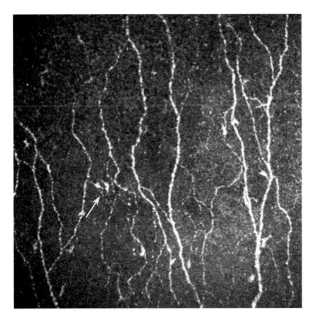

图 7-2-6　干眼患者的角膜上皮下神经明显增粗，排列密集，伴少量朗格汉斯细胞浸润（箭头）（800×）

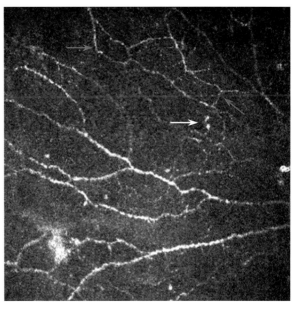

图 7-2-7　干眼患者上皮下神经纤维粗细不均、反光增强，交通支和环支增多（红色箭头）伴少量炎症细胞浸润（白色箭头）（800×）

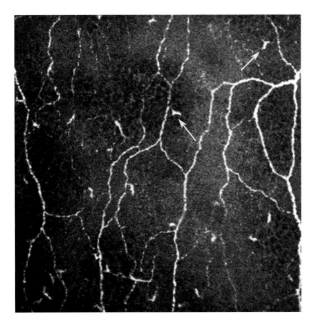

图 7-2-8　干眼患者的角膜上皮下神经明显增粗，形态扭曲紊乱，伴明显朗格汉斯细胞浸润（箭头）（800×）

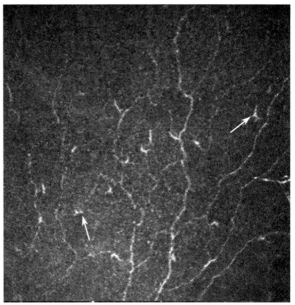

图 7-2-9　严重干眼患者，上皮下神经纤维形态紊乱，扭曲度增高，神经密度下降，部分神经纤维欠连续，其中可见散在朗格汉斯细胞浸润（白色箭头）（800×）

负反馈机制，暗示机体提升角膜敏感性，增加瞬目及泪液分泌。

根据研究报道，重度干眼患者角膜中央区上皮下神经纤维中往往伴有朗格汉斯细胞浸润（见图 7-2-8，图 7-2-9），其密度显著高于正常人。朗格汉斯细胞是专职抗原呈递的免疫细胞，可加工处理和呈递抗原，诱导 T 细胞免疫反应。朗格汉斯细胞的浸润，证实了眼表的慢性炎症参与干眼的发生发展。有学者提出，共聚焦显微镜下朗格汉斯细胞的浸润程度可作为干眼治疗效果的评估指标。

除了干眼的影响外，年龄及病程长短等因素也会对角膜神经产生影响。读图者需结合患者情况加以综合判断。

三、睑板腺

睑板腺在干眼疾病发展中的重要性，近年来才逐渐受到临床医生的重视。一方面，睑板腺会受到干眼的影响，发生结构和功能的改变；另一方面，睑板腺功能障碍（Meibomian gland dysfunction，MGD）将造成睑板腺分泌物的质或量发生改变，导致泪膜不稳定，泪液蒸发过强，引起干眼。因此，使用共聚焦显微镜可以早期发现睑板腺的结构异常，对 MGD 进行早期诊断和严重程度分级，同时在指导干眼的治疗及疗效评估方面有重要意义。

睑板腺位于不透光的眼睑和睑板组织内，对其进行形态学检测的手段较为有限，因此，利用激光共聚焦显微镜对干眼患者的睑板腺形态进行活体观察的研究在 2010 年左右才刚刚起步。共聚焦显微镜显示，非 MGD 造成的干眼患者的睑板腺腺管开口缩小，腺泡壁及腺泡间质结构呈不均质性改变，腺体周围及腺泡间质中多量炎症细胞浸润。炎症反应是造成睑板腺形态结构改变的主要原因。睑板腺组织中炎症细胞浸润在合并 Sjögren 综合征的干眼患者中更为常见，这可能与该疾病的自身免疫机制有关。

在 MGD 患者，共聚焦显微镜可以观察到腺泡扩张或萎缩、腺泡密度降低、腺体周围明显的不均质性改变、腺泡间质炎症细胞浸润及纤维化。腺泡的扩张表现为囊性不规则膨大，同一区域腺泡的形态差异较大，在扩张的腺泡附近可伴有少许萎缩的腺泡。萎缩的腺泡表现为腺泡直径较正常者变小以及腺泡密度降低，组成腺泡壁的立方状细胞结构消失，严重者由周围条索状纤维化组织代替（图 7-2-10，图 7-2-11）。

研究表明，睑板腺腺泡的密度与睑板腺缺失程度和分泌物性状评分均显著相关。而睑板腺的缺失与分泌物性状的改变是诊断 MGD 的重要依据。睑板腺红外成像中显示的腺体缺失部分，在共聚焦显微镜下可表现为正常的睑板腺腺泡萎缩、腺泡典型结构不清或消失，周围大量的纤维组织增生呈渔网状或条索状。此外，共聚焦显微镜还可以观察到 MGD 患者的睑板腺腺体周围和间质中大量炎症细胞浸润，部分区域可见树突状细胞。因此有学者认为可将腺体周围炎症细胞计数作为检测 MGD 治疗的有效指标（图 7-2-12~ 图 7-2-14）。

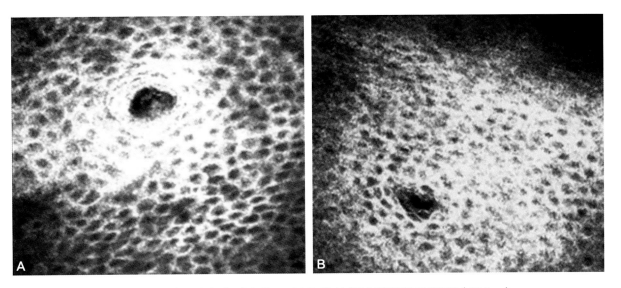

图 7-2-10　与正常人（A）相比，MGD 患者（B）睑板腺开口狭窄（800×）

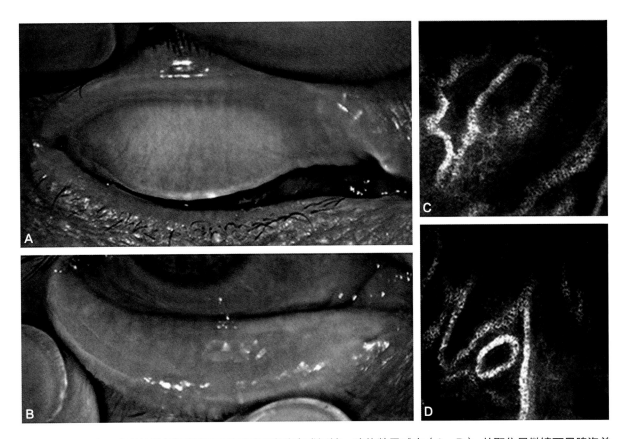

图 7-2-11　MGD 患者的睑板腺腺管开口不同程度狭窄或闭锁，腺体数量减少（A、B），共聚焦显微镜下见腺泡单位明显扩张（C、D，800×）

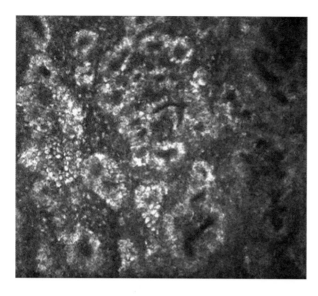

图 7-2-12　轻度 MGD 患者，睑板腺腺管直径减小，腺管壁结构模糊不清，腺管周围及间质内多量炎症细胞浸润（800×）

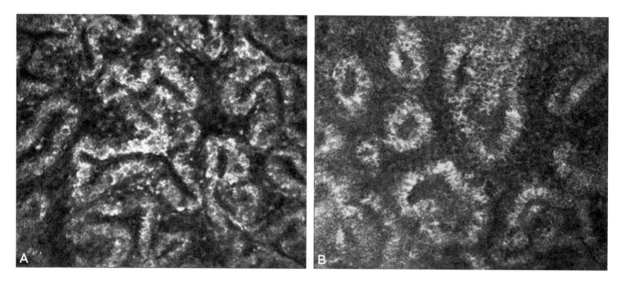

图 7-2-13　中度 MGD 患者，睑板腺腺管、腺泡周围及间质内见大量炎症细胞（A），腺管壁及间质密度不均一（B）（800×）

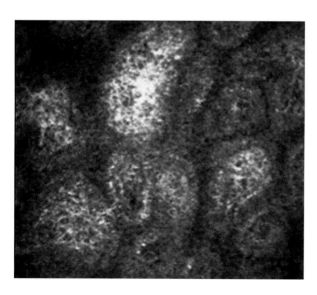

图 7-2-14　重度 MGD 患者，腺泡扩张、直径增大，腺泡密度下降，腺泡内大量分泌物呈高反光物质聚集，腺泡上皮细胞明显萎缩（800×）

四、杯状细胞

杯状细胞分布于睑结膜和穹窿部结膜的上皮细胞层，分泌 MUC5AC 等黏蛋白，是泪膜黏液层的主要来源，对于维持泪膜的稳定性起重要作用。干眼患者的一大病理学特征就是杯状细胞数量减少甚至完全丢失。早在 2005 年就有研究者发现，无论是水液缺乏型干眼还是蒸发过强型干眼，患者的结膜上皮在共聚焦显微镜下均表现为上皮鳞状化生、炎症细胞浸润和杯状细胞大量丢失（图7-2-15，图 7-2-16）。

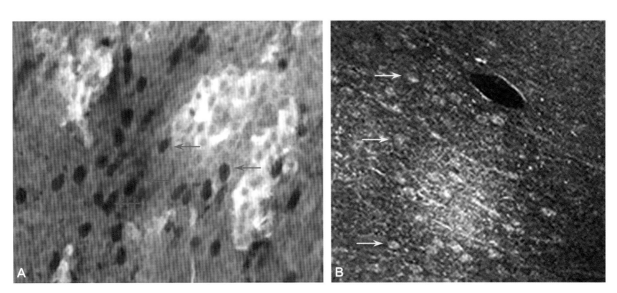

图 7-2-15　正常人群的结膜上皮细胞中可见大量杯状细胞

A. PAS 染色，400×，红色箭头示杯状细胞；B. 共聚焦显微镜，800×，黄色箭头示杯状细胞

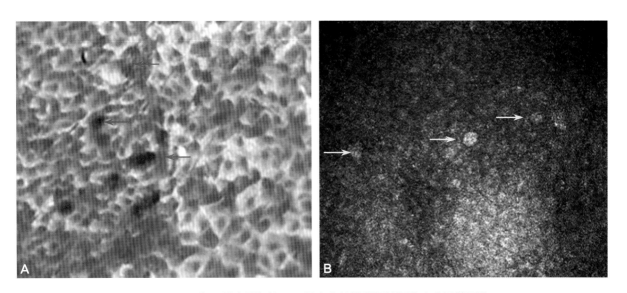

图 7-2-16　与正常人群相比，干眼患者的结膜杯状细胞密度显著下降

A. PAS 染色，400×，红色箭头示杯状细胞；B. 共聚焦显微镜，800×，黄色箭头示杯状细胞

包括笔者的研究在内的众多研究表明，无论是非 Sjögren 综合征型干眼还是 Sjögren 综合征型干眼，共聚焦显微镜与结膜印迹细胞学在观察患者的结膜杯状细胞方面都具有高度一致性。然而，也有一些研究表明，共聚焦显微镜与结膜印迹细胞学在观察结膜杯状细胞方面的一致性较差。这可能与结膜杯状细胞的状态有关，当杯状细胞处于内容物充盈和内容物排空这两种不同的状态下时共聚焦显微镜下的反光度表现不一致，可能对检测和图像分析造成一定的偏倚。

第三节　共聚焦显微镜在干眼治疗中的应用

一、干眼的治疗

由于干眼的发病机制不明，诱发因素繁多，因此针对干眼往往需要使用综合治疗。目前针对干眼的治疗目的主要包括抑制眼表炎症反应、补充水液不足、纠正脂质分泌异常和泪液蒸发过度、纠正泪液动力学异常等几方面。

（一）药物治疗

1. 泪液替代治疗　使用各种人工泪液，为了避免药物对角膜上皮造成的毒性作用，建议尽量使用无防腐剂的人工泪液。

2. 抑制眼表炎症反应

（1）糖皮质激素：干眼患者局部使用低浓度糖皮质激素可以有效减轻眼表炎症反应，对于改善干眼症状和体征具有重要作用。但是由于长期使用糖皮质激素可能造成继发感染、并发性白内障和继发性青光眼等不良反应，因此尽量使用角膜穿透能力较差的药物如氯替泼诺。除了局部使用滴眼液外，对于存在睑缘和睑板腺炎症的患者，除了做好必要的眼睑清洁工作外，也需要局部使用糖皮质激素的眼膏涂拭睑缘，减轻睑板腺开口的上皮细胞炎症和由此造成的上皮角化，使睑板腺的脂质能够更顺畅地排出。

（2）免疫抑制剂：为了避免长期局部使用糖皮质激素带来的并发症，可以使用安全性更高的免疫抑制剂滴眼剂进行替代。临床常用的主要有环孢素和他克莫司。免疫抑制剂滴眼液的最常见不良反应是局部刺激性。

（3）新型眼表炎症抑制剂：2016 年 5% lifitegrast 成为了第一个被美国 FDA 批准的用于干眼治疗的新型眼表炎症抑制剂，它与细胞黏附分子 ICAM-1 的结构类似，可与 ICAM-1 受体结合阻断 T 细胞的移行和活化。与环孢素滴眼液相比，5% lifitegrast 滴眼液快速抑制干眼导致的眼表炎症反应，长期用药安全性更高。

3. 促进泪液和黏蛋白分泌　P2Y$_2$ 受体激动剂是一种治疗干眼的新型药物，通过激活眼表上皮细胞表面的 P2Y$_2$ 受体，促进泪液和黏蛋白分泌，从而增强泪膜稳定性，改善干眼症状。P2Y$_2$ 受体激动剂不依赖于泪腺的泪液分泌来提升泪膜的稳定性和眼表的水合作用，对多种类型干眼均有较好疗效且耐受性良好。3% 地夸磷索钠滴眼液是全球首个获准上市的 P2Y$_2$ 受体激动剂。该药物上市 9 年以来，未见眼部及全身严重不良反应的报道，证实其具备良好的安全性。

（二）血清制品

血清与天然泪液的成分接近，其中生长因子、蛋白质、脂质和抑炎因子的浓度非常接近。大量研究均已证实，由自体 / 异体血清制备的滴眼剂对于修复受损的角膜上皮和眼表组织、改善干眼症状和体征具有非常积极的作用。近几年，从血小板中又提取出一些新型制品，如眼 - 血小板富集血浆（E-PRP），这些制品含有更高浓度的生长因子和细胞黏附因子，但不含有可能分泌促炎因子的白细胞，因此与普通的血清制品相比具有更强的抑制炎症和促进眼表损伤组织修复的作用。

（三）物理治疗

1. 可吸收型或不可吸收型泪小点栓塞，通过延缓泪液的排空时间，提高结膜囊内的泪液蓄积量，减轻干眼症状。

2. 睑缘清洁、热敷，睑板按摩、挤压。通过这些物理手段清空睑板腺内的变性脂质，疏通睑板腺导管。

3. 使用湿房镜或保湿眼罩，减轻泪液蒸发过度。

4. 脉冲光治疗（intense pulsed light，IPL）、矢量热脉冲治疗（LipiFlow）和睑板腺探针（meibomian gland probing）等，疏通睑板腺导管，改善睑板腺脂质的分泌和排出。

（四）手术治疗

手术治疗一般用于矫正干扰泪液动力学的眼表结构异常，如重度结膜松弛、眼睑内翻或外翻、眼睑缺损或闭合不全等，帮助眼表恢复正常的泪液循环体系。对于重症水液缺乏型干眼患者，可以通过颌下腺移植或口腔黏膜腺体移植，增加水液的分泌。但是这些手术的长期疗效和安全性还有待进一步观察研究。

（五）改善生活方式及心理疏导

不良的生活习惯也是导致干眼症状加重的重要因素，因此改善生活方式也是干眼综合治疗中的一部分。养成合理的生活作息习惯、保持良好的睡眠和充足的饮水、均衡饮食，补充富含 Ω-3 不饱和脂肪酸的食物、合理控制电子视频终端的使用、注意控制生活环境的湿度等等，都有助于减轻干眼症状。

部分干眼患者伴有程度不同的焦虑和 / 或抑郁，而心理状态异常又会加重眼痛等干眼不适症状，造成恶性循环。因此对干眼患者进行必要的心理疏导，对于改善患者的症状和生活质量具有积极的意义。

二、共聚焦显微镜在干眼治疗中的应用

在第二节中我们已经提到，各种类型干眼共同的组织病理学特征是泪液渗透压增高引起的眼表炎症细胞浸润和炎症反应造成的组织损伤。我们不仅能够通过共聚焦显微镜观察炎症细胞浸润密度和组织损伤的严重程度来评估干眼的严重程度，也可以通过同样的方法来判断治疗的效果，为评估治疗效果和调整治疗方案提供客观依据。

目前已经有很多研究显示，共聚焦显微镜在评估干眼的治疗效果中有很高的应用价值。Villani 等人报道，在眼表局部使用糖皮质激素（0.5% 氯替泼诺）四周后，除了患者的症状和眼表活体染色评分出现明显好转之外，角膜上皮下神经丛内的朗格汉斯细胞密度和角膜基质内激活态基质细胞的密度均明显下降，提示炎症反应受到抑制。局部使用 0.05% 环孢素治疗 6 个月后，角膜上皮下神经密度上升，神经弯曲度和反光度逐步改善，神经丛内朗格汉斯细胞密度下降，说明治疗后角膜上皮的损伤逐渐修复。眼表局部使用 2% 瑞巴派特（Rebamipide）3 个月后，结膜上皮鳞状化生等级下降，角膜上皮基底细胞和结膜杯状细胞的密度均回升。笔者的随访研究也得到类似发现（图7-3-1，图 7-3-2）。

MGD 的治疗也是干眼综合治疗中非常重要的一部分。共聚焦显微镜下 MGD 患者主要表现为上皮内大量朗格汉斯细胞浸润，腺泡单位内见变性的脂质蓄积，严重者可出现腺泡单位萎缩和间质纤维化。现有研究结果表明，经过环孢素等免疫抑制剂、热敷按摩物理治疗和 IPL 联合治疗 3 个月后，睑板腺上皮和间质内的朗格汉斯细胞浸润明显减轻，腺泡单位内的脂质蓄积现象消失，腺泡单位的形态得以改善，腺泡单位的最大径显著降低，说明腺体的分泌功能得到改善和恢复（图 7-3-3）。

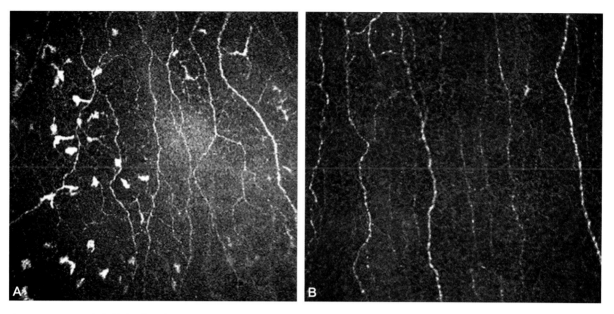

图 7-3-1　干眼患者的角膜上皮下神经丛内见大量朗格汉斯细胞浸润（A），经过 0.5% 氯替泼诺和无防腐剂人工泪液治疗 6 个月后（B），朗格汉斯细胞基本消失，上皮下神经密度和弯曲度也显著得到改善（800×）

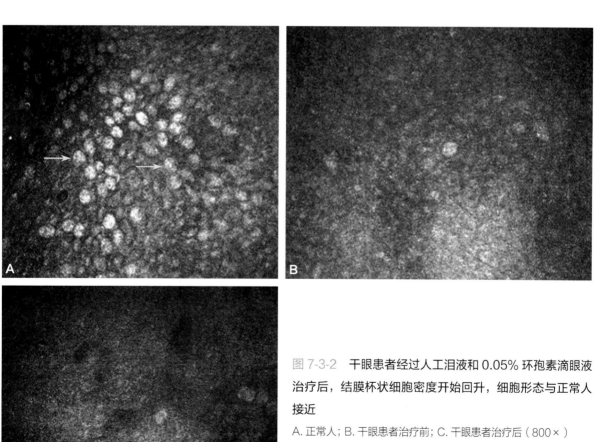

图 7-3-2　干眼患者经过人工泪液和 0.05% 环孢素滴眼液治疗后，结膜杯状细胞密度开始回升，细胞形态与正常人接近

A. 正常人；B. 干眼患者治疗前；C. 干眼患者治疗后（800×）

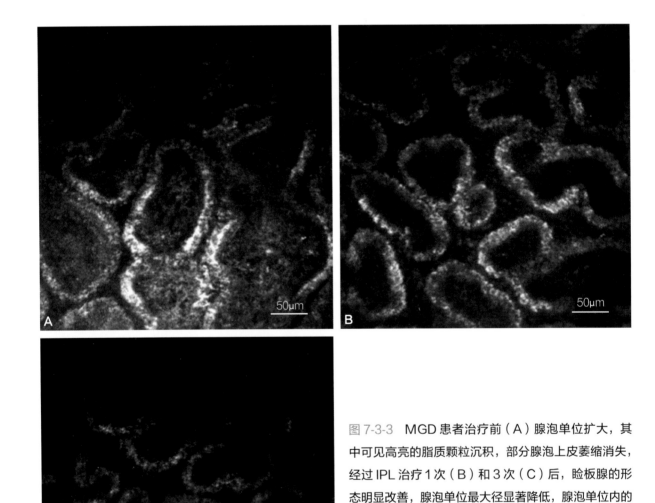

图 7-3-3 MGD 患者治疗前（A）腺泡单位扩大，其中可见高亮的脂质颗粒沉积，部分腺泡上皮萎缩消失，经过 IPL 治疗 1 次（B）和 3 次（C）后，睑板腺的形态明显改善，腺泡单位最大径显著降低，腺泡单位内的脂质颗粒沉积消失

第四节　Sjögren 综合征

一、概述和组织病理学特征

Sjögren 综合征是一种由多因素引起的自身免疫性疾病，除了累及眼部之外，还包括口腔、鼻腔及生殖道黏膜和结缔组织。近年的研究表明该病是一种自身免疫性疾病，多发生于绝经期妇女，患者平均年龄 45 岁左右。

Sjögren 综合征的确切病因和发病机制尚不明确，但是目前大部分学者都认为，本病为自身免疫性疾病，分为原发性和继发性两类。原发性 Sjögren 综合征仅累及泪腺和口腔，不伴有其他结缔组织的异常。继发性 Sjögren 综合征常常由于其他结缔组织疾病造成，如类风湿性关节炎、系统性红斑狼疮、硬皮病、强直性脊柱炎等。组织病理学上，原发性和继发性 Sjögren 综合征的泪腺和唾液腺中均出现大量淋巴细胞浸润和免疫球蛋白沉积，造成泪腺和唾液腺细胞受到破坏，导致分泌功能受损。病变晚期，腺泡组织被大量的纤维结缔组织所取代，腺体间质纤维化。

Sjögren 综合征是引起水液缺乏型干眼的主要原因，其病情程度大多重于普通的干眼患者。临床表现包括眼部刺激感、眼红和极度干燥感。裂隙灯检查可见泪河变窄或消失，角膜和结膜表面可见黏液丝状分泌物。由于缺乏泪液，角膜上皮干燥，可以见大片角膜上皮点染甚至上皮卷丝（图 7-4-1~ 图 7-4-3 ）。

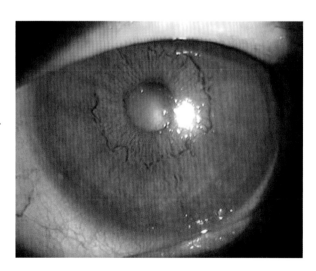

图 7-4-1　Sjögren 综合征患者裂隙灯下可见角膜上皮干燥，结膜充血明显

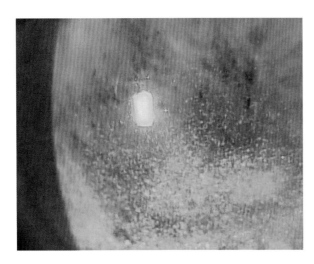
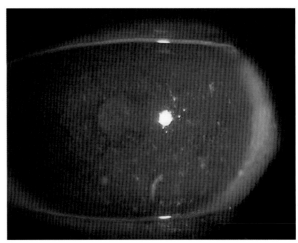

图 7-4-2　Sjögren 综合征患者角膜荧光染色后，裂隙灯下可见角膜上皮广泛糜烂和点染

图 7-4-3　钴蓝光下可见 Sjögren 综合征患者的角膜上皮多发点状剥脱，并可见细小卷丝附着于角膜表面

二、共聚焦显微镜下表现

1. 角膜形态改变　共聚焦显微镜下，Sjögren 综合征患者角膜浅表上皮细胞增生呈激活态，细胞核突出，角膜上皮细胞内均可见大量炎症细胞浸润（图 7-4-4~ 图 7-4-6）。上皮卷丝往往表现为脱落的角膜上皮细胞聚集成束，卷成一高反光条索，顶端游离，末端连于角膜上皮层内（图 7-4-7）。上皮下神经丛的形态明显异常，角膜上皮下神经丛内可见大量朗格汉斯细胞浸润，有时可伴神经末梢膨大，交通支增多、排列紊乱等形态异常。国内外研究显示，Sjögren 综合征早期患者角膜上皮

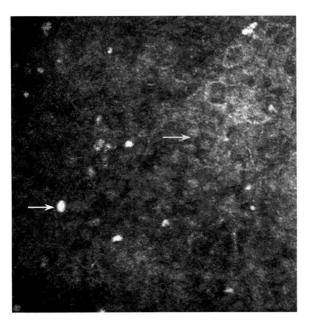
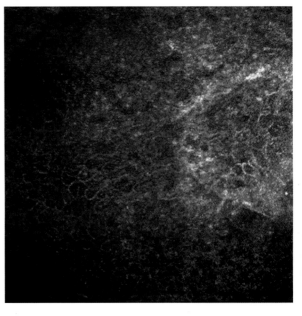

图 7-4-4　原发性 Sjögren 综合征患者，角膜浅表上皮细胞增生呈激活态，细胞核突出（黄色箭头），可见少量圆形高反光炎症细胞浸润（白色箭头）（800×）

图 7-4-5　原发性 Sjögren 综合征，角膜基底层上皮细胞排列紊乱，细胞核突出，细胞呈激活状态，基底膜反光增强，局部皱褶（800×）

下神经密度上升，神经弯曲度增加，神经亮度和宽度均下降；至疾病晚期，神经密度和神经弯曲度均明显下降，甚至神经萎缩消失（图 7-4-8~图 7-4-13）。此外，患者的前弹力层和浅基质层也常受累，基质细胞呈激活状态，基质内可出现高亮的沉积物（图 7-4-14~图 7-4-16）。

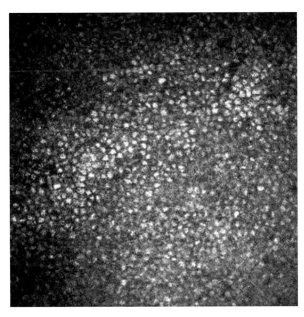

图 7-4-6　继发性 Sjögren 综合征见角膜基底细胞增生，细胞密集，细胞核明显突出，细胞呈激活状态（800×）

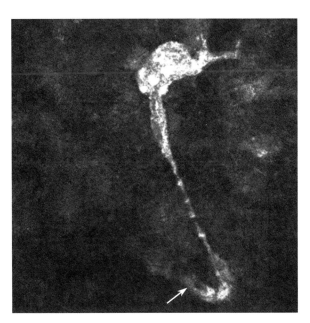

图 7-4-7　角膜上皮卷丝表现为多枚脱落的角膜上皮细胞卷成一高反光条索，顶端游离，末端连于角膜上皮层内（箭头）（800×）

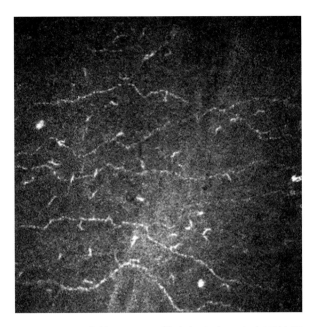

图 7-4-8　原发性 Sjögren 综合征患者，上皮下神经纤维排列紊乱，扭曲度高，伴明显的朗格汉斯细胞浸润（800×）

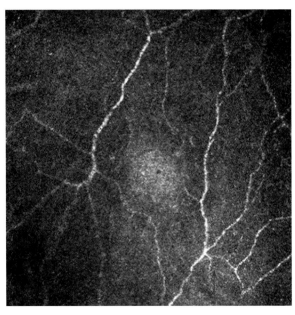

图 7-4-9　原发性 Sjögren 综合征患者的神经极度扭曲，走行方向转折达到甚至超过 90°（红色箭头）（800×）

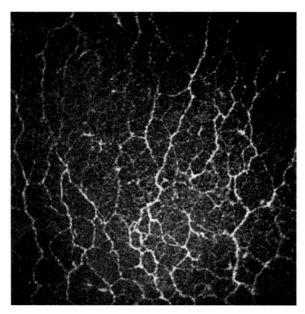

图 7-4-10 继发性 Sjögren 综合征早期患者，上皮下神经密度增加，交通支数量明显增多，相互交联呈网状，神经较为扭曲，伴少量朗格汉斯细胞浸润（800×）

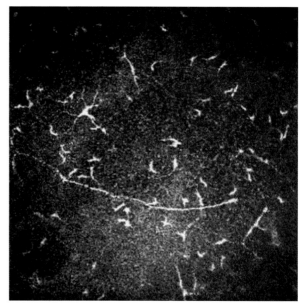

图 7-4-11 继发性 Sjögren 综合征晚期患者，上皮下神经密度明显下降，未见分支，伴中 - 大量朗格汉斯细胞浸润（800×）

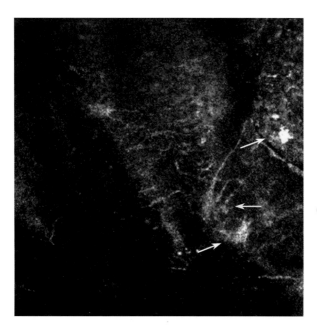

图 7-4-12 原发性 Sjögren 综合征患者，角膜上皮基底膜可见不规则形态高反光沉积物（白色箭头），上皮下神经纤细，走行紊乱，在高反光物质沉积区见神经断端（黄色箭头）（800×）

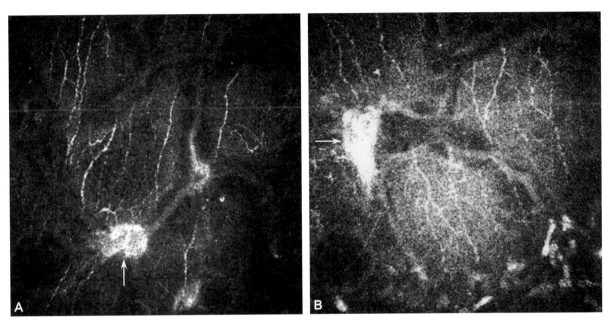

图 7-4-13　继发性 Sjögren 综合征患者，双眼（A 为右眼，B 为左眼）角膜前弹力层界面均可见高反光瘢痕组织（箭头），瘢痕处神经中断（800×）

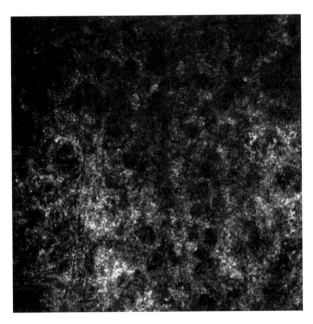

图 7-4-14　原发性 Sjögren 综合征患者，角膜基质细胞呈明显激活状态，胞体相互交织呈致密网状（800×）

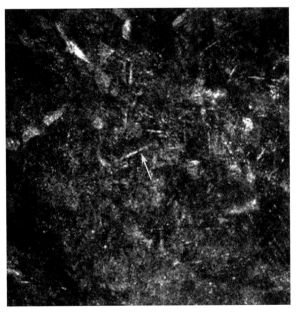

图 7-4-15　原发性 Sjögren 综合征患者，角膜基质混浊，背景反光较强，基质细胞间可见细针状高反光沉积物（箭头）（800×）

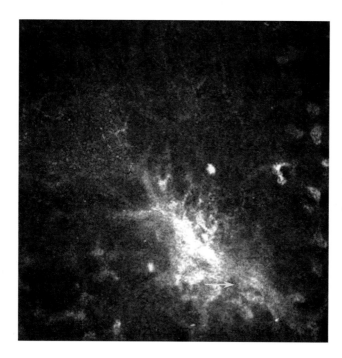

图 7-4-16 继发性 Sjögren 综合征患者，浅基质层内可见高反光瘢痕组织（800×）

2. 结膜形态改变 国外有研究表明，Sjögren 综合征患者的结膜上皮细胞内浸润的炎症细胞密度为（433.0±435.8）个 $/mm^2$，远高于普通干眼患者 [（134.8±124.2）个 $/mm^2$] 和正常对照人群 [（10.0±17.9）个 $/mm^2$]。Sjögren 综合征患者的结膜杯状细胞密度显著低于正常对照人群（图 7-4-17），且不同的象限的杯状细胞密度有所差异：上方结膜的杯状细胞密度为（332±137）个 $/mm^2$，下方细胞密度为（688±318）个 $/mm^2$，鼻侧为（475±41）个 $/mm^2$，因此评估 Sjögren 综合征患者的结膜杯状细胞密度需要以年龄性别匹配的正常人群的相应结膜区域的数值作为参照进行评估。

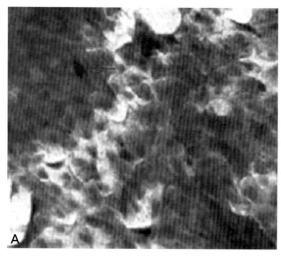
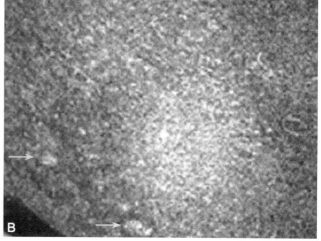

图 7-4-17 PAS 染色（A，400×）和共聚焦显微镜（B，800×）都显示，Sjögren 综合征患者结膜上皮细胞内的杯状细胞密度（A 红色箭头，B 黄色箭头）明显降低

3. 睑板腺形态改变　Villani 等研究者使用共聚焦显微镜比较了原发性 Sjögren 综合征、继发性 Sjögren 综合征、MGD 和正常人群的睑板腺，发现 Sjögren 综合征患者腺泡周围的炎症细胞浸润密度和腺泡内分泌物的反光度明显高于正常对照人群；与 MGD 患者相比，Sjögren 综合征患者的腺泡单位密度较高，腺泡直径较小，腺泡周围的炎症细胞浸润密度较高（图 7-4-18，图 7-4-19）。原发性 Sjögren 综合征和继发性 Sjögren 综合征的睑板腺表现没有明显差异，Sjögren 综合征患者腺泡周围浸润的炎症细胞密度与角膜荧光素染色评分存在显著正相关性。

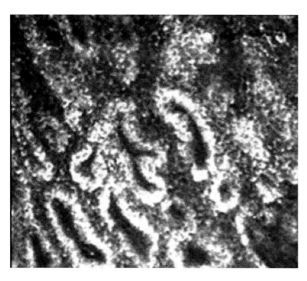

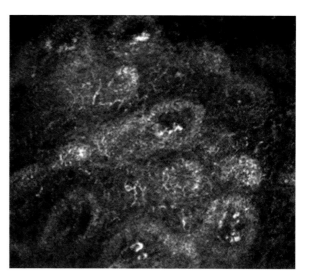

图 7-4-18　Sjögren 综合征患者，睑板腺腺泡直径减小，间质呈不均质性改变，腺泡周围大量细小高反光物质提示炎症细胞浸润（800×）

图 7-4-19　Sjögren 综合征患者，睑板腺腺泡壁结构模糊不清，腺泡内的分泌物呈高反光样聚集，间质内可见大量朗格汉斯细胞浸润（800×）

（郑天玉　乐琦骅　吴丹　杨宇婧　洪佳旭　徐建江）

1. Tuominen I S, Konttinen Y T, Vesaluoma M H, et al. Corneal innervation and morphology in primary Sjögren's syndrome. Invest Ophthalmol Vis Sci, 2003, 44（6）: 2545-2549.

2. Benítez del Castillo J M, Wasfy M A, Fernandez C, et al. An in vivo confocal masked study on corneal epithelium and subbasal nerves in patients with dry eye. Invest Ophthalmol Vis Sci, 2004, 45（9）: 3030-3035.

3. Hoşal B M, Ornek N, Zilelioğlu G, et al. Morphology of corneal nerves and corneal sensation in dry eye: a preliminary study. Eye, 2005, 19（12）: 1276-1279.

4. Zhang M, Chen J, Luo L, et al. Altered corneal nerves in aqueous tear deficiency viewed by in vivo confocal microscopy. Cornea, 2005, 24（7）: 818-824.

5. Barabino S, Rolando M. In vivo confocal microscopy of ocular cicatricial pemphigoid. Ophthalmic Surg Lasers Imaging, 2006, 37（2）: 175-176.

6. Esquenazi S, He J, Li N, et al. Comparative in vivo high-resolution confocal microscopy of corneal epithelium, sub-basal nerves and stromal cells with and without dry eye. Clin Experiment Ophthalmol, 2007, 35（6）: 545-549.

7. Villani E, Galimberti D, Viola F, et al. The cornea in Sjögren's syndrome: an in vivo confocal study. Invest Ophthalmol Vis Sci, 2007, 48（5）: 2017-2022.

8. Erdélyi B, Kraak R, Zhivov A, et al. In vivo confocal laser scanning microscopy of the cornea in dry eye. Graefes Arch Clin Exp Ophthalmol, 2007, 245（1）: 39-44.

9. Tuisku I S, Konttinen Y T, Konttinen L M, et al. Alterations in corneal sensitivity and nerve morphology in patients with primary Sjögren's syndrome. Exp Eye Res, 2008, 86（6）: 879-885.

10. Villani E, Galimberti D, Viola F, et al. Corneal involvement in rheumatoid arthritis: an in vivo confocal study. Invest Ophthalmol Vis Sci, 2008, 49（2）: 560-564.

11. Matsumoto Y, Sato E A, Ibrahim O M, et al. The application of in vivo laser confocal microscopy to the diagnosis and evaluation of meibomian gland dysfunction. Mol Vis, 2008, 14: 1263-1271.

12. Matsumoto Y, Shigeno Y, Sato E A, et al. The evaluation of the treatment response in obstructive meibomian gland disease by in vivo laser confocal microscopy. Graefes Arch Clin Exp Ophthalmol, 2009, 247: 821-829.

13. Kojima T, Matsumoto Y, Dogru M, et al. The application of in vivo laser scanning confocal microscopy as a tool of conjunctival in vivo cytology in the diagnosis of dry eye ocular surface disease. Mol Vis, 2010, 16: 2457-2464.

14. Hong J, Zhu W, Zhuang H, et al. In vivo confocal microscopy of conjunctival goblet cells in patients with Sjögren's syndrome dry eye. Br J Ophthalmol, 2010, 94（11）: 1454-1458.

15. Lin H, Li W, Dong N, et al. Changes in corneal epithelial layer inflammatory cells in aqueous tear-deficient dry eye. Invest Ophthalmol Vis Sci, 2010, 51 (1): 122-128.

16. Villani E, Beretta S, De Capitani M, et al. In vivo confocal microscopy of meibomian glands in Sjögren's syndrome. Invest Ophthalmol Vis Sci, 2011, 52 (2): 933-939.

17. Alhatem A, Cavalcanti B, Hamrah P. In vivo confocal microscopy in dry eye disease and related conditions. Semin Ophthalmol, 2012, 27 (5-6): 138-148.

18. Labbé A, Liang Q, Wang Z, et al. Corneal nerve structure and function in patients with non-Sjögren dry eye: clinical correlations. Invest Ophthalmol Vis Sci, 2013, 54 (8): 5144-5150.

19. Villani E, Galimberti D, Del P N, et al. Inflammation in dry eye associated with rheumatoid arthritis: cytokine and in vivo confocal microscopy study. Innate Immun, 2013, 19 (4): 420-427.

20. Villani E, Mantelli F, Nucci P. In-vivo confocal microscopy of the ocular surface: ocular allergy and dry eye. Curr Opin Allergy Clin Immunol, 2013, 13 (5): 569-576.

21. Kheirkhah A, Rahimi Darabad R. Corneal epithelial immune dendritic cell alterations in subtypes of dry eye disease: a pilot in vivo confocal microscopic study.Invest Ophthalmol Vis Sci, 2015, 56 (12): 7179-7185.

22. Qazi Y, Kheirkhah A, Blackie C, et al. In vivo detection of clinically non-apparent ocular surface inflammation in patients with meibomian gland dysfunction-associated refractory dry eye symptoms: a pilot study. Eye(Lond), 2015, 29 (8): 1099-1110.

23. Resch M D, Marsovszky L, Németh J, et al. Dry eye and corneal langerhans cells in systemic lupus erythematosus. J Ophthalmol, 2015, 2015: 543835.

24. Gabbriellini G, Baldini C, Varanini V, et al. In vivo confocal scanning laser microscopy in patients with primary Sjögren's syndrome: A monocentric experience. Mod Rheumatol, 2015, 25 (4): 585-589.

25. Villani E, Garoli E, Termine V, et al. Corneal confocal microscopy in dry eye treated with corticosteroids. Optom Vis Sci, 2015, 92 (9): e290-e295.

26. Colorado L H, Alzahrani Y, Pritchard N, et al. Assessment of conjunctival goblet cell density using laser scanning confocal microscopy versus impression cytology. Cont Lens Anterior Eye, 2016, 39 (3): 221-226.

27. Kaido M, Kawashima M, Ishida R, et al. Relationship of corneal pain sensitivity with dry eye symptoms in dry eye with short tear break-up time. Invest Ophthalmol Vis Sci, 2016, 57 (3): 914-919.

28. Fea A M, Aragno V, Testa V, et al. The effect of autologous platelet lysate eye drops: an in vivo confocal microscopy study. Biomed Res Int, 2016, 016: 8406832.

29. Zhao H, Chen J Y, Wang Y Q, et al. In vivo confocal microscopy evaluation of meibomian gland dysfunction in dry eye patients with different symptoms. Chin Med J (Engl), 2016, 129 (21): 2617-2622.

30. Azizi S, Uçak T, Yaşar I, et al. Evaluation of the corneal layers in meibomian-gland- dysfunction-related dry eye by in vivo slit-scanning confocal microscopy. Semin Ophthalmol, 2017, 32 (3): 377-383.

31. Liang H, Randon M, Michee S, et al. In vivo confocal microscopy evaluation of ocular and

cutaneous alterations in patients with rosacea. Br J Ophthalmol, 2017, 101（3）: 268-274.

32. Mahelkova G, Jirsova K, Seidler Stangova P, et al. Using corneal confocal microscopy to track changes in the corneal layers of dry eye patients after autologous serum treatment. Clin Exp Optom, 2017, 100（3）: 243-249.

33. Geerling G, Baudouin C, Aragona P, et al. Emerging strategies for the diagnosis and treatment of meibomian gland dysfunction: Proceedings of the OCEAN group meeting. Ocul Surf, 2017, 15（2）: 179-192.

34. Lanza M, Iaccarino S, Varricchi G, et al. Corneal confocal microscopy alterations in Sjögren's syndrome dry eye. Acta Ophthalmol, 2017, 95（5）: e366-e372.

35. Iaccheri B, Torroni G, Cagini C, et al. Corneal confocal scanning laser microscopy in patients with dry eye disease treated with topical cyclosporine. Eye（Lond）, 2017, 31（5）: 788-794.

36. Tepelus T C, Chiu G B, Huang J, et al. Correlation between corneal innervation and inflammation evaluated with confocal microscopy and symptomatology in patients with dry eye syndromes: a preliminary study. Graefes Arch Clin Exp Ophthalmol, 2017, 255（9）: 1771-1778.

37. Levy O, Labbé A, Borderie V, et al. Increased corneal sub-basal nerve density in patients with Sjögren syndrome treated with topical cyclosporine A. Clin Exp Ophthalmol, 2017, 45（5）: 455-463.

38. Lee O L, Tepelus T C, Huang J, et al. Evaluation of the corneal epithelium in non-Sjögren's and Sjögren's dry eyes: an in vivo confocal microscopy study using HRT Ⅲ RCM. BMC Ophthalmol, 2018, 18（1）: 309.

39. Matsumoto Y, Ibrahim OMA. Application of in vivo confocal microscopy in dry eye disease. Invest Ophthalmol Vis Sci, 2018, 59（14）: DES41-DES47.

40. Liu Y, Chou Y, Dong X, et al. Corneal subbasal nerve analysis using in vivo confocal microscopy in patients with dry eye: analysis and clinical correlations. Cornea, 2019, 38（10）: 1253-1258.

41. Simsek C, Dogru M, Shinzawa M, et al. The efficacy of 2% topical rebamipide on conjunctival squamous metaplasia and goblet cell density in dry eye disease. J Ocul Pharmacol Ther, 2019, 35（6）: 350-358.

42. Giannaccare G, Pellegrini M, Bernabei F, et al. In vivo confocal microscopy automated morphometric analysis of corneal subbasal nerve plexus in patients with dry eye treated with different sources of homologous serum eye drops. Cornea, 2019, 38（11）: 1412-1417.

第八章

共聚焦显微镜在
眼化学伤诊疗中
的应用

一、眼化学伤概述

化学伤是我国常见的眼部外伤，浓度较高或腐蚀性较强的化学物质对眼表组织造成严重损伤。化学致伤物的常见种类包括碱性物质和酸性物质。不少患者由于伤势过重或者未得到及时有效的处理而发生角膜缘干细胞功能障碍、角膜上皮结膜化、角膜新生血管化、角膜溃疡穿孔、假性胬肉、睑球粘连，最终导致失明。

眼化学伤的严重程度和预后与化学物品的性质、致伤物在眼表停留的时间和范围、受伤之后是否进行了及时正确的急救措施等密切相关。化学伤的伤情等级有多种分类方法，其中最常用的是Roper-Hall 分级（表 8-0-1）。一般而言，碱性物质对眼表组织的损伤比酸性物质要严重，因为碱性物质不仅引起组织蛋白的迅速变性凝固和细胞坏死，还与组织中的类脂质形成皂化作用，造成组织液化，使碱性物质不断向周围及深部组织扩散，损害邻近和眼内组织。因此，眼前段碱烧伤的治疗最为棘手，到目前为止尚无一种理想的治疗手段。

表 8-0-1　Roper-Hall 化学伤分级表

等级	临床表现		预后
	角膜	结膜 / 角膜缘	
I	角膜上皮损伤	无结膜 / 角膜缘缺血	好
II	角膜上皮部分缺损、水肿，虹膜结构可见	结膜 / 角膜缘缺血范围 <1/3	好
III	上皮完全缺失，基质水肿，虹膜结构模糊	结膜 / 角膜缘缺血范围 1/3~1/2	不明确
IV	角膜完全混浊，虹膜瞳孔窥不清	结膜 / 角膜缘缺血范围 >1/2	差

二、眼化学伤的病理机制

碱性物质接触眼部之后快速解离形成氢氧根离子和阳离子。氢氧根离子与细胞膜中的类脂质形成皂化反应，致使细胞膜破裂、细胞崩解死亡，在此过程中基质胶原酶被激活，导致胶原溶解，角膜基质组织液化，形成溃疡甚至穿孔。阳离子与角膜基质中的胶原和黏多糖中的羧基结合，导致角膜基质混浊。碱性物质还可破坏血管内皮细胞，导致血管内血栓形成和眼表组织的缺血性损伤。

酸性物质接触眼部组织后同样快速解离，形成氢离子和阴离子。阴离子可以造成角膜上皮和基质蛋白变性，变性的蛋白沉积于组织内形成一道物理屏障，阻止酸性物质的进一步渗透，从而对深层组织起到一定的保护作用。因此，同等接触时间和接触范围情况下，酸性物质对眼表造成的损伤程度弱于碱性物质。

眼表化学伤的组织受损程度与受伤组织中促炎症因子的释放和炎症细胞的浸润密切相关。炎症细胞尤其是多形核白细胞浸润，引起剧烈的免疫反应，释放大量基质胶原酶，导致角膜基质无菌性溶解。严重化学伤后的炎症反应有两个高峰，第一个高峰发生在受伤后最初的 24 小时内，第二个高峰发生在受伤后 7 天，至伤后 2~3 周达到高峰。持续剧烈的炎症反应导致角膜持续性水肿和新生血管长入，最后角膜完全血管化。

致伤物质除了损伤角膜，还可直接破坏角膜缘干细胞和结膜杯状细胞，致使正常的上皮被异常的纤维结缔组织替代。杯状细胞消失，导致黏蛋白分泌不足，难以形成稳定的泪膜。角膜缘干细胞被破坏，导致角膜缘干细胞功能障碍，角膜缘 Vogt 栅栏结构被破坏，角膜缘上皮细胞和角膜上皮均被结膜上皮替代。

三、共聚焦显微镜下表现

化学伤对眼表造成的病理损害包括对角膜缘干细胞和杯状细胞的大量破坏、角膜上皮结膜化、角膜血管化、结膜和角膜内出现大量纤维结缔组织等，此外对泪膜、小梁网等组织也会造成严重损伤。根据致伤物的种类不同、伤情等级不同，患眼伤后的恢复情况和视力预后各不相同。我们利用共聚焦显微镜在活体状态下对细胞结构能进行高分辨观察的特点，对不同时间段的化学伤患者进行检查，观察角膜和结膜组织的形态结构改变，并分析其随时间的变化规律。化学伤也是角膜缘干细胞功能障碍的主要病因之一，绝大多数严重化学伤的晚期均伴发角膜缘干细胞功能障碍。（与角膜缘干细胞功能障碍相关的内容详见第六章，在本章内不再赘述。）

1. 伤后 1 个月 Ⅰ级化学伤患者的角膜上皮完全愈合，表层鳞状上皮、翼状上皮和基底上皮细胞的形态基本都可分辨，但是细胞轮廓欠清晰，胞体反光较强，上皮细胞内未见明显炎症细胞浸润。Ⅱ级化学伤患者的角膜上皮也完全愈合，但是翼状上皮和基底上皮细胞密度降低，细胞轮廓不清、形态欠规则，细胞增殖活跃，细胞核增大，核浆比增高，上皮细胞内见中 - 大量炎症细胞浸润。Ⅲ级化学伤患者角膜表面仅见 1~2 层菲薄的细胞，细胞反光强、胞体大而扁平，与表层鳞状上皮细胞类似，而翼状上皮和基底上皮细胞完全缺失，上皮细胞内见大量炎症细胞浸润。Ⅳ级化学伤患者的角膜上皮完全缺失，仅见裸露的角膜基质，角膜基质水肿，反光强（图 8-0-1，图 8-0-2）。

2. 伤后 2 个月 Ⅰ级化学伤患者的角膜上皮轮廓逐渐清晰，胞体反光接近正常，细胞排列较为规则。Ⅱ级化学伤患者，翼状上皮和基底上皮细胞的形态逐渐规则，轮廓逐渐清晰，核浆比逐渐降低，细胞核的反光逐渐减低，上皮内浸润的炎症细胞数量逐渐减少。Ⅲ级化学伤患者的角膜上皮细胞层数逐渐增加，上皮细胞厚度逐步恢复，在表层大而扁平的细胞下方出现形态和大小与翼状细胞类似的细胞，但是细胞排列不规则、轮廓模糊，且细胞核内可见大小不等的细胞核，核浆比高，上皮细胞层内仍有大量炎症细胞浸润。Ⅳ级化学伤患者的角膜基质水肿逐渐消退，但是仍未见上皮细胞愈合（图 8-0-3）。

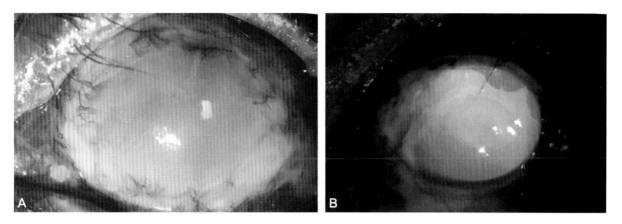

图 8-0-1 碱性Ⅳ级化学伤后 1 个月，裂隙灯下可见角膜基质水肿混浊（A），尽管已经做过羊膜覆盖术，荧光染色下可见上皮仍然有大片缺损（B）

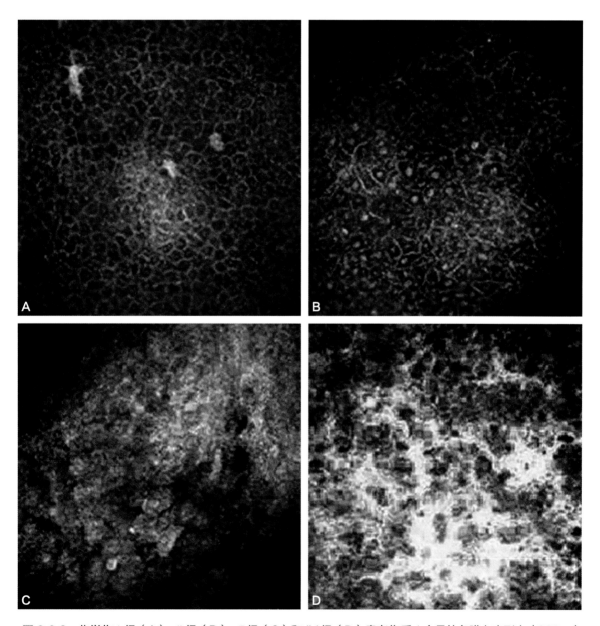

图 8-0-2 化学伤Ⅰ级（A）、Ⅱ级（B）、Ⅲ级（C）和Ⅳ级（D）患者伤后 1 个月的角膜上皮形态（800×）

3. 伤后 3 个月　Ⅰ级化学伤患者的角膜上皮形态完全恢复正常,细胞密度为(5 680±396)个/mm²;角膜缘 Vogt 栅栏结构的形态与正常对照无明显差异。Ⅱ级化学伤患者的角膜翼状上皮和基底上皮细胞的核浆比降至正常,胞核的反光接近正常;但是与正常人相比细胞形态仍然略有异常,排列也稍显紊乱,基底上皮细胞密度为(3 263±605)个/mm²,显著低于正常对照,炎症细胞基本完全消失;Vogt 栅栏结构明显萎缩呈条索样,基质柱周围的高亮基底细胞消失。Ⅲ级化学伤患者的角膜上皮细胞层数逐渐恢复正常,细胞轮廓逐渐清晰,但是细胞形态仍明显异常,胞核明显增大,核

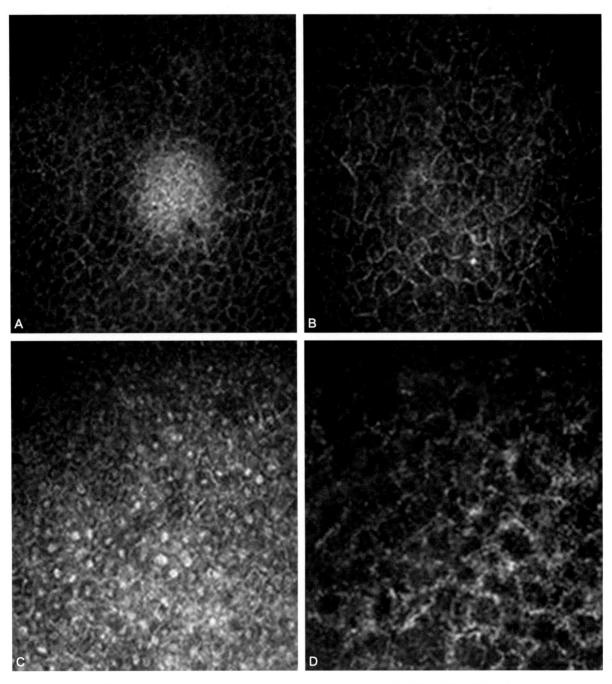

图 8-0-3　化学伤Ⅰ级(A)、Ⅱ级(B)、Ⅲ级(C)和Ⅳ级(D)患者伤后两个月的角膜上皮形态(800×)

浆比明显高于正常，细胞排列仍然不规则，基底上皮细胞密度为（2 859±568）个/mm²，显著低于正常人群，炎症细胞密度为（2 437.3±1 067.5）个/mm²，显著高于正常人群；Vogt栅栏结构完全消失，见大量炎症细胞浸润。Ⅳ级化学伤患者的角膜基质表面仍然未见角膜上皮覆盖，在周边部可见结膜上皮细胞逐渐向角膜中央移行，其中伴随大量炎症细胞；角膜缘的 Vogt 栅栏结构完全消失，见大量基质血管和炎症细胞、树突状细胞浸润（图 8-0-4，图 8-0-5）。

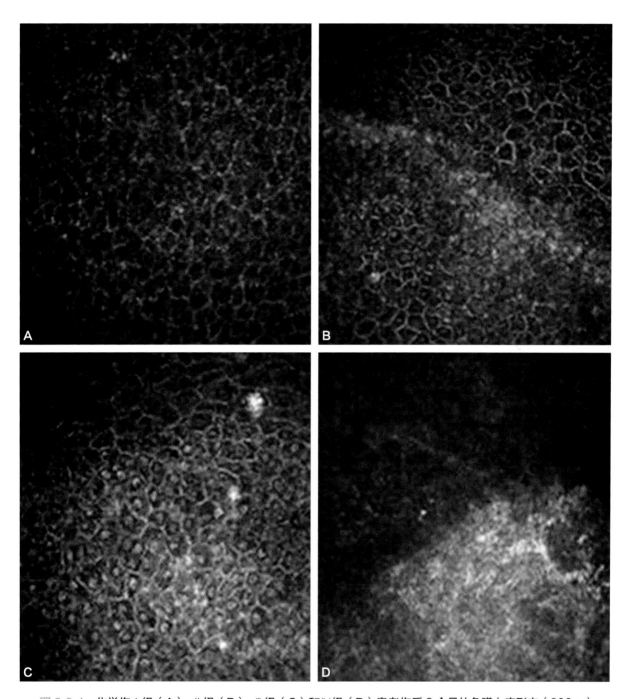

图 8-0-4　化学伤Ⅰ级（A）、Ⅱ级（B）、Ⅲ级（C）和Ⅳ级（D）患者伤后 3 个月的角膜上皮形态（800×）

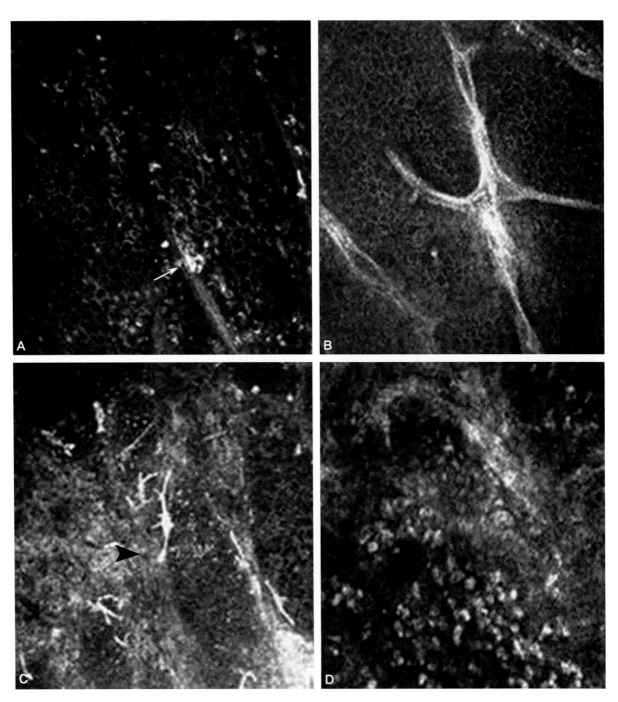

图 8-0-5 化学伤 I 级（A）、II 级（B）、III 级（C）和 IV 级（D）患者伤后 3 个月的角膜缘 Vogt 栅栏结构形态
（800×）

4. 伤后 6 个月　伤后半年左右，Ⅳ级化学伤患者的角膜表面完全被结膜上皮细胞覆盖，上皮基底层内可见树突状细胞浸润。浅层角膜基质水肿，基质细胞形态分辨困难，深层角膜基质细胞的形态可以分辨，大多呈明显的激活状态。由于角膜水肿混浊影响了光线穿透，所以无法获得内皮细胞的影像。在角巩膜缘不能见到 Vogt 栅栏结构，结膜上皮内见不到杯状细胞，上皮下有大量炎症细胞浸润，基质内见大量新生血管，并伴有致密纤维结缔组织增生（图 8-0-6~ 图 8-0-10）。

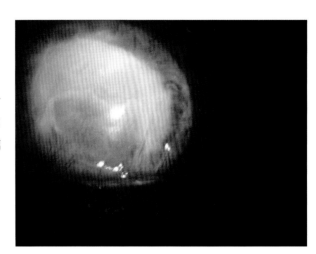

图 8-0-6　碱性Ⅳ级化学伤后 6 个月，可见上方角膜上皮缺损，伴角膜基质水肿，下方角膜呈毛玻璃样，角巩膜缘见大量新生血管

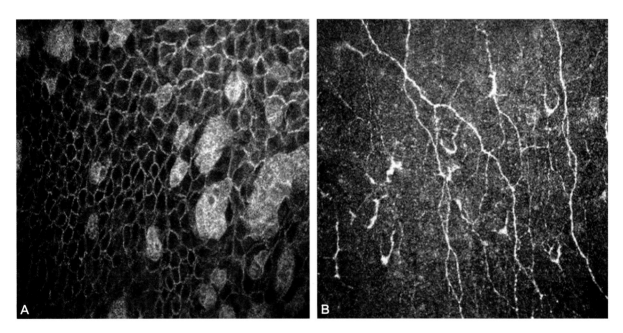

图 8-0-7　Ⅳ级碱性化学伤后 6 个月，角膜中央的上皮完全结膜化（A）；角膜上皮下神经丛内可见散在分布的朗格汉斯细胞（B）（800×）

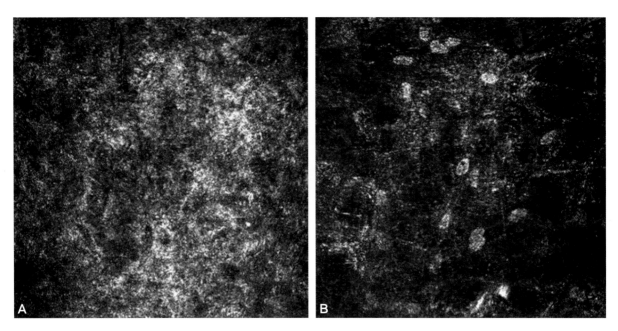

图 8-0-8　Ⅳ级碱性化学伤后 6 个月，患者浅层角膜基质水肿，基质细胞形态无法分辨（A）；深层角膜基质细胞呈激活状态，但仍然可见细胞核（B）（800×）

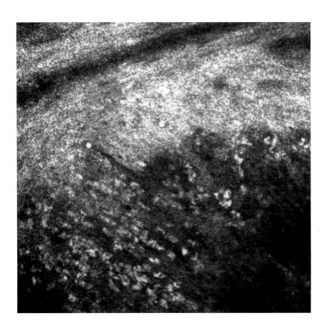

图 8-0-9　Ⅳ级碱性化学伤后 6 个月，角巩膜缘处 Vogt 栅栏结构被破坏，伴大量炎症细胞浸润（800×）

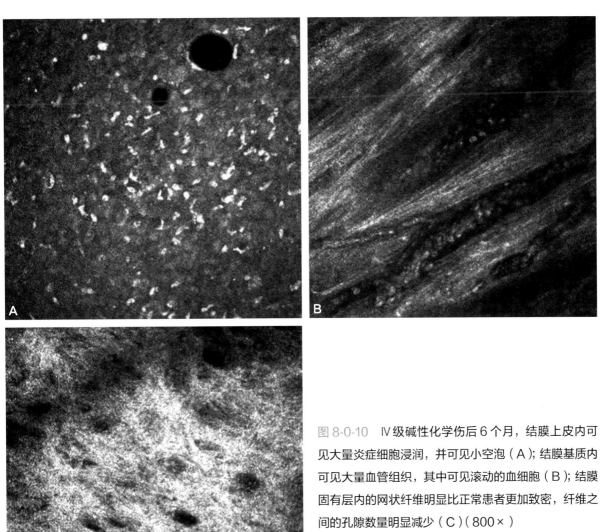

图 8-0-10　Ⅳ级碱性化学伤后 6 个月，结膜上皮内可见大量炎症细胞浸润，并可见小空泡（A）；结膜基质内可见大量血管组织，其中可见滚动的血细胞（B）；结膜固有层内的网状纤维明显比正常患者更加致密，纤维之间的孔隙数量明显减少（C）（800×）

5. 伤后1年　伤后1年时，Ⅳ级化学伤患者的角膜上皮完全结膜化，上皮下可见少量神经纤维，基质细胞的水肿减轻，基质细胞形态可辨，呈广泛激活状态，角膜基质内开始可见新生血管。角巩膜缘处仍然见不到 Vogt 栅栏结构，炎症细胞数量较伤后 3 个月和 6 个月时明显减少。结膜下的纤维结缔组织更加致密，伴大量血管组织（图 8-0-11~ 图 8-0-17）。

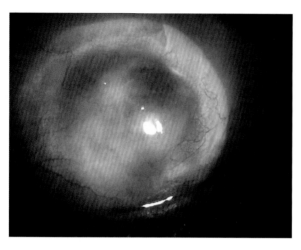

图 8-0-11　碱性Ⅳ级化学伤后 1 年，角膜被纤维结缔组织取代，失去透明性，瞳孔勉强可辨，大量纤维血管组织侵入角膜内

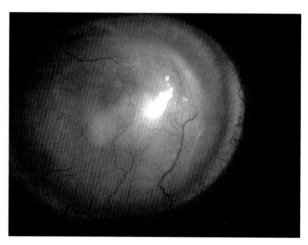

图 8-0-12　酸性Ⅳ级化学伤后 1 年，角膜内也可见大量纤维血管组织，但是虹膜纹理和瞳孔仍然可以分辨

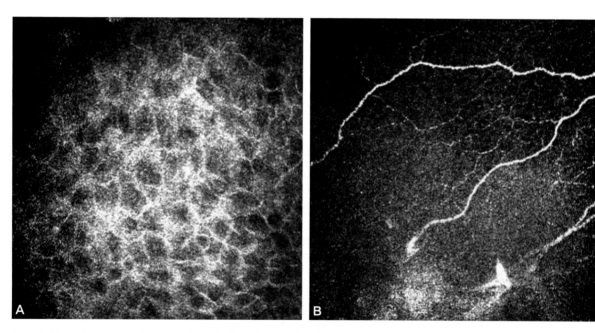

图 8-0-13　碱性Ⅳ级化学伤后 1 年，角膜中央的上皮仍然呈结膜化（A），上皮层下神经纤维密度下降（B）（800×）

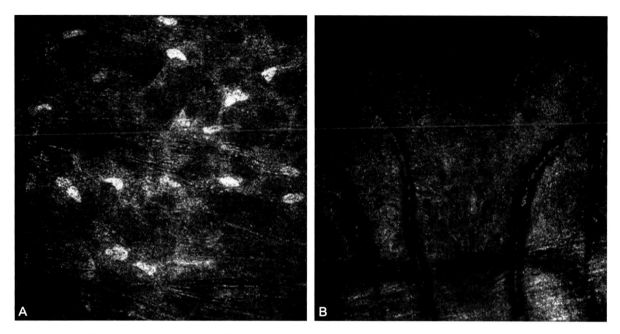

图 8-0-14　碱性Ⅳ级化学伤后1年，角膜基质层内见细小条纹（A），深层基质内可见大量新生血管（B）（800×）

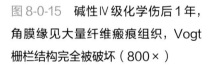图 8-0-15　碱性Ⅳ级化学伤后1年，角膜缘见大量纤维瘢痕组织，Vogt栅栏结构完全被破坏（800×）

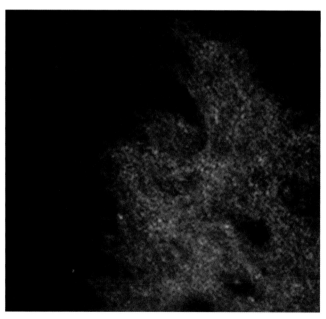

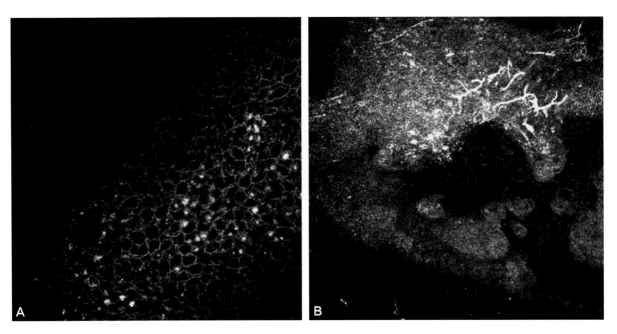

图 8-0-16 碱性Ⅳ级化学伤后 1 年，结膜上皮下仍然可见少量炎症细胞（A）和朗格汉斯细胞浸润（B）（800×）

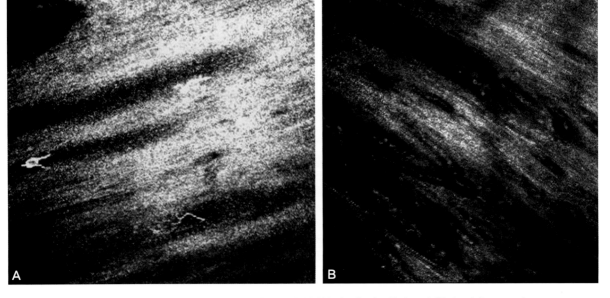

图 8-0-17 结膜固有层内见大量致密的纤维结缔组织（A），伴大量血管（B）（800×）

6. 伤后3年 受伤3年后，角膜上皮形态明显异常，上皮下神经分支数量明显减少。部分患者的角膜上皮内可见结膜杯状细胞，但大多数患者表现为杯状细胞缺失。笔者之前的研究结果表明，对于化学伤引起的 LSCD 患者使用共聚焦显微镜和印迹细胞学对角膜上皮细胞内的杯状细胞进行观察，结果仅有 15%~43% 的患者能查见杯状细胞，假阴性率很高。因此使用角膜上皮内的杯状细胞对化学伤所致 LSCD 进行诊断容易漏诊，需要结合其他的辅助诊断手段（图 8-0-18~ 图 8-0-21）。除了角膜上皮的变化之外，角膜基质内可见大量新生血管，其中夹杂炎症细胞（图 8-0-22）。由于基质内大量纤维瘢痕组织形成，角膜内皮形态的分辨往往较为困难。患者的角巩膜缘仍然不见 Vogt 栅栏结构。结膜组织内仍然可见致密的纤维结缔组织，伴新生血管，炎症细胞基本消失，取而代之的是大量朗格汉斯细胞，结膜上皮内同样存在杯状细胞缺失（图 8-0-23，图 8-0-24）。

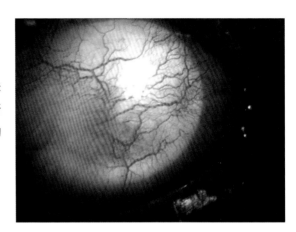

图 8-0-18　碱性Ⅳ级化学伤后 3 年，未接受干细胞移植术患者的角膜完全被新生血管和纤维结缔组织覆盖，角膜缘的边界无法分辨

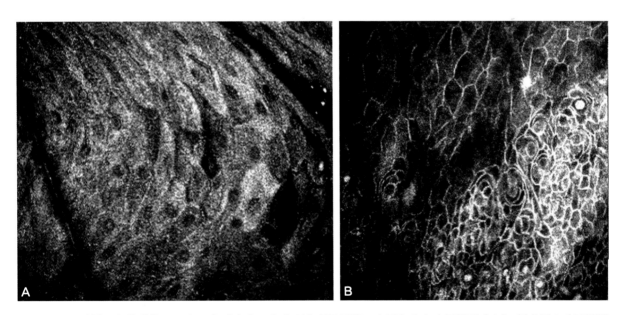

图 8-0-19　碱性Ⅳ级化学伤后 3 年，角膜中央区上皮形态明显异常，表层角化上皮呈梭形（A），基底层上皮呈结膜化，且细胞大小不均（B）（800×）

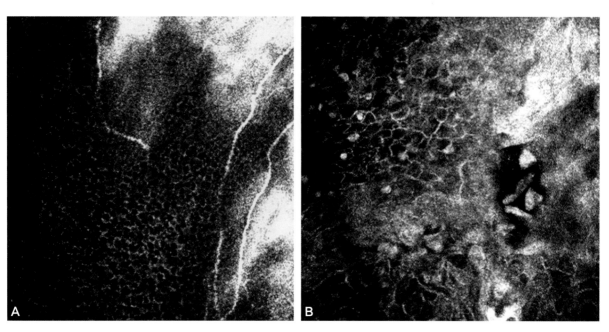

图 8-0-20 碱性Ⅳ级化学伤后 3 年，角膜上皮层下可见神经纤维，但是神经纤维的密度明显降低（A），上皮层内可见少量炎症细胞浸润（B）（800×）

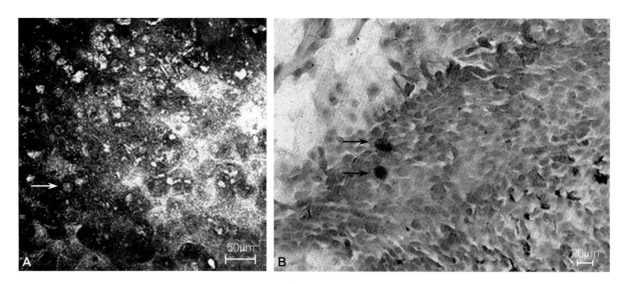

图 8-0-21 碱性Ⅳ级化学伤后 3 年，共聚焦显微镜（A）和印迹细胞学（B）均见角膜上皮层内少量结膜杯状细胞（A：白色箭头；B：黑色箭头）（800×）

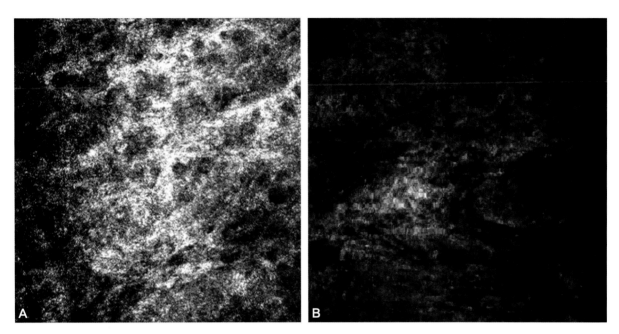

图 8-0-22　碱性Ⅳ级化学伤后 3 年，角膜基质层内无法分辨细胞形态，呈广泛纤维化（A），内见大量新生血管（B）（800×）

图 8-0-23　碱性Ⅳ级化学伤后 3 年，角巩膜缘处上皮内仍可见大量朗格汉斯细胞浸润，Vogt 栅栏结构未恢复（800×）

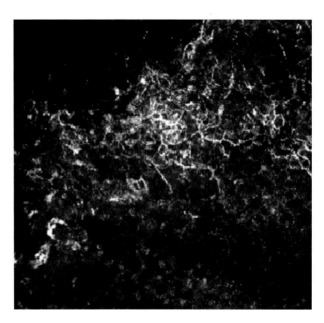

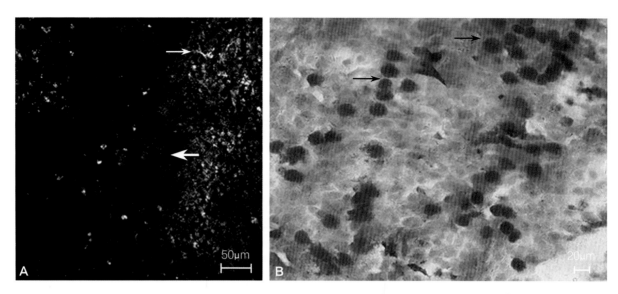

图 8-0-24　碱性Ⅳ级化学伤后 3 年，结膜上皮内可见杯状细胞（A：共聚焦显微镜，白色粗箭头；B：印迹细胞学，黑色箭头），并可见少量朗格汉斯细胞浸润（A：白色细箭头）（800×）

（乐琦骅　项　俊）

1. Pfister R R. The effects of chemical injury on the ocular surface. Ophthalmology, 1983, 90（6）: 601-609.

2. Nelson J D, Wright J C. Conjunctival goblet cell densities in ocular surface disease. Arch Ophthalmol, 1984, 102（7）: 1049-1051.

3. Ohji M, Ohmi G, Kiritoshi A, et al. Goblet cell density in thermal and chemical injuries. Arch Ophthalmol, 1987, 105（12）: 1686-1688.

4. McCulley J P. Ocular hydrofluoric acid burns: animal model, mechanism of injury and therapy. Trans Am Ophthalmol Soc, 1990, 88: 649-684.

5. Reim M. The results of ischaemia in chemical injuries. Eye（Lond）, 1992, 6（Pt 4）: 376-380.

6. Saini J S, Sharma A. Ocular chemical burns: clinical and demographic profile. Burns, 1993, 19（1）: 67-69.

7. Hammerton M E. Burns to the eye: an overview. Aust Fam Physician, 1995, 24（6）: 998-1001.

8. Dua H S, King A J, Joseph A. A new classification of ocular surface burns. Br J Ophthalmol, 2001, 85（11）: 1379-1383.

9. Xie Y, Tan Y, Tang S. Epidemiology of 377 patients with chemical burns in Guangdong province. Burns, 2004, 30（6）: 569-572.

10. Ramamurthi S, Rahman M Q, Dutton G N, et al. Pathogenesis, clinical features and management of recurrent corneal erosions. Eye（Lond）, 2006, 20（6）: 635-644.

11. Lagali N, Fagerholm P. Corneal injury by formic acid: one-year clinical course and in-vivo confocal microscopic evaluation. Clin Exp Ophthalmol, 2008, 36（7）: 692-694.

12. Guthoff R F, Zhivov A, Stachs O. In vivo confocal microscopy, an inner vision of the cornea - a major review. Clin Exp Ophthalmol, 2009, 37（1）: 100-117.

13. Le Q H, Wang W T, Hong J X, et al. An in vivo confocal microscopy and impression cytology analysis of goblet cells in patients with chemical burns. Invest Ophthalmol Vis Sci, 2010, 51（3）: 1397-1400.

14. Jafarinasab M R, Zarei-Ghanavati S, Kanavi M R, et al. Confocal microscopy in chronic and delayed mustard gas keratopathy. Cornea, 2010, 29（8）: 889-894.

15. 朱文卿, 徐建江, 孙兴怀, 等. 严重碱烧伤患者眼表形态的共焦显微镜观察. 中华眼科杂志, 2010, 46（1）: 18-24.

16. Wang Y, Le Q, Zhao F, et al. Application of in vivo laser scanning confocal microscopy for evaluation of ocular surface diseases: lessons learned from pterygium, meibomian gland disease, and chemical burns. Cornea, 2011, 30 Suppl 1: S25-S28.

17. Hong J, Zheng T, Xu J, et al. Assessment of limbus and central cornea in patients with keratolimbal allograft transplantation using in vivo laser scanning confocal microscopy: an observational study. Graefes Arch Clin Exp Ophthalmol, 2011, 249 (5): 701-708.

18. McNutt P, Tuznik K, Nelson M, et al. Structural, morphological, and functional correlates of corneal endothelial toxicity following corneal exposure to sulfur mustard vapor. Invest Ophthalmol Vis Sci, 2013, 54 (10): 6735-6744.

19. Xiang J, Le Q, Li Y, et al. In vivo confocal microscopy of early corneal epithelial recovery in patients with chemical injury. Eye (Lond), 2015, 29 (12): 1570-1578.

20. Zhu Y F, Zheng L B, Yao Y F. Impression cytological study for ocular surface disorders of late stage eye burns. Eur Rev Med Pharmacol Sci, 2016, 20 (4): 605-612.

21. Tsoulnaras K I, Liakopoulos D A, Grentzelos M A, et al. Confocal microscopy and anterior segment optical coherence tomography findings after chemical alkali corneal burn. Cornea, 2016, 35 (10): e32-e35.

22. Chan E, Le Q, Codriansky A, et al. Existence of normal limbal epithelium in eyes with clinical signs of total limbal stem cell deficiency. Cornea, 2016, 35 (11): 1483-1487.

23. Haring R S, Sheffield I D, Channa R, et al. Epidemiologic trends of chemical ocular burns in the United States. JAMA Ophthalmol, 2016, 134 (10): 1119-1124.

24. Struck H G. Chemical and thermal eye burns. Klin Monbl Augenheilkd, 2016, 233 (11): 1244-1253.

25. Bian F, Xiao Y, Zaheer M, et al. Inhibition of NLRP3 inflammasome pathway by butyrate improves corneal wound healing in corneal alkali burn. Int J Mol Sci, 2017, 18 (3): 562.

26. Bremond-Gignac D, Copin H, Benkhalifa M. Corneal epithelial stem cells for corneal injury. Expert Opin Biol Ther, 2018, 18 (9): 997-1003.

27. Wang W, Zhou Y, Zeng J, et al. Epidemiology and clinical characteristics of patients hospitalized for ocular trauma in South-Central China. Acta Ophthalmol, 2017, 95 (6): e503-e510.

28. Wong M Y, Man R E, Gupta P, et al. Prevalence, subtypes, severity and determinants of ocular trauma: The Singapore Chinese Eye Study. Br J Ophthalmol, 2018, 102 (2): 204-209.

29. Ghosh S, Salvador-Culla B, Kotagiri A, et al. Acute chemical eye injury and limbal stem cell deficiency-a prospective study in the United Kingdom.Cornea, 2019, 38 (1): 8-12.

30. Labetoulle M, Baudouin C, Calonge M, et al. Role of corneal nerves in ocular surface homeostasis and disease. Acta Ophthalmol, 2019, 97 (2): 137-145.

31. Kam K W, Patel C N, Nikpoor N, et al. Limbal ischemia: reliability of clinical assessment and implications in the management of ocular burns. Indian J Ophthalmol, 2019, 67 (1): 32-36.

第九章

共聚焦显微镜在免疫相关性角结膜疾病诊断中的应用

第一节　瘢痕性眼类天疱疮

一、概述与病理机制

瘢痕性眼类天疱疮（ocular cicatritial pemphigoid，OCP）是一种较少见的慢性自身免疫疾病，主要累及黏膜组织。由于抗黏膜基底膜的自身抗体 IgG 与抗原的结合，激活补体，诱发慢性炎症。本病好发于老年人，女性发病率是男性的两倍。眼部主要表现为结膜和角膜受累，此外，呼吸道和消化道黏膜也可受累。

该病起病隐匿，最初的表现与慢性结膜炎类似，患者有眼红、异物感、流泪、畏光等症状。双侧发病，病情程度相似。随疾病发展和炎症反复发作，逐渐出现结膜慢性、双侧性、进行性瘢痕形成（图 9-1-1），导致睑球粘连、穹窿缩窄、眼睑瘢痕性内翻和倒睫。由于结膜杯状细胞受到破坏，影响黏蛋白分泌，患者可出现黏蛋白缺乏型干眼，角结膜上皮干燥、角化。长期慢性眼表炎症损伤角膜缘干细胞的功能，导致角膜缘干细胞功能障碍，角膜上可出现大量新生血管（图 9-1-2）和角膜基质混浊，严重者可失明。

组织病理学检查的特征性表现是黏膜下大量淋巴细胞、浆细胞和嗜酸性粒细胞浸润，免疫荧光检测可见在上皮基底膜上线状沉积的 IgG 和补体 C3。待炎症稳定进入瘢痕期后，结膜上皮和上皮下可见大量纤维组织形成。本病与中毒性表皮坏死松解症（TEN）最大的组织病理学区别是前者不伴有上皮细胞桥粒松解的现象。

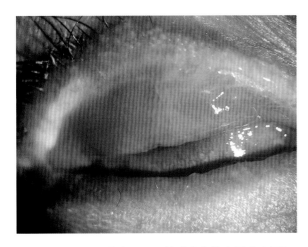

图 9-1-1　OCP 患者，可见结膜充血伴大量瘢痕组织

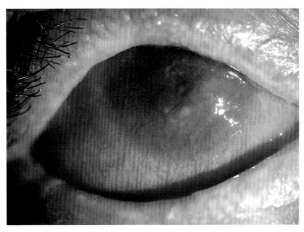

图 9-1-2　OCP 患者，裂隙灯下可见角膜广泛新生血管，中央角膜基质部分溶解

二、共聚焦显微镜下表现

1. 结膜上皮 OCP 的病理生理过程主要是黏膜，特别是结膜内大量炎症细胞浸润以及由此造成的组织损伤，因此共聚焦显微镜下，结膜上皮细胞最特征性的表现就是大量炎症细胞浸润，严重者可导致结膜上皮细胞形态完全无法分辨（图 9-1-3）。此外，结膜杯状细胞被完全破坏，即使炎症细胞消退之后结膜上皮内也见不到结膜杯状细胞（图 9-1-4）。

2. 角膜上皮 由于黏蛋白缺乏导致干眼，OCP 患者大多都有明显的角膜上皮角化，在共聚焦显微镜下表现为浅表上皮层细胞增厚，上皮胞浆呈高亮；翼状层和基底层细胞大小不一或者明显变大，胞核明显。此外，上皮细胞基底层往往可见炎症细胞浸润，上皮下神经丛几乎被完全破坏（图 9-1-5~图 9-1-8）。

3. 角膜基质 OCP 所造成的眼表炎症反应常常累及角膜基质，基质细胞呈激活状态，细胞胞体交织呈网状，造成基质的透明性下降。病变后期可见基质内纤维瘢痕组织形成（图 9-1-9，图 9-1-10）。由于角膜基质层的透光性下降，内皮细胞形态大多较模糊。

4. 角膜缘 OCP 是造成重度 LSCD 的原因之一，绝大多数患者进入慢性期后都会出现上皮结膜化，角膜缘 Vogt 栅栏结构完全消失、角膜缘上皮 - 基质结构紊乱等重度 LSCD 在共聚焦显微镜下的表现（图 9-1-11）（相关内容详见第六章，在此不再重复。）

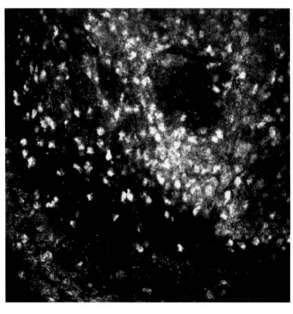

图 9-1-3 OCP 患者的结膜内见大量炎症细胞浸润，结膜细胞的形态和结构完全无法分辨（800×）

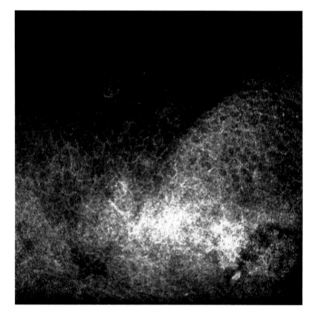

图 9-1-4 慢性期 OCP 患者的结膜内见炎症细胞消失，但是结膜上皮内的杯状细胞也完全被破坏（800×）

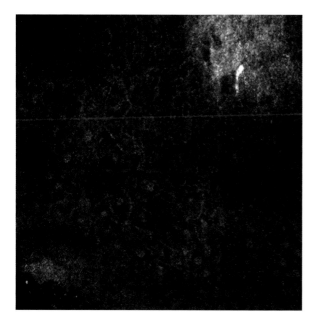

图 9-1-5　OCP 患者的角膜上皮纵切面，可见眼表各层上皮细胞特别是表层鳞状上皮细胞增生，细胞层数增多，各层上皮细胞均呈应激状态，细胞核突出，翼状细胞胞体明显变大，基底细胞大小不均，上皮基底膜见纤维组织沉积，上皮下神经完全消失（800×）

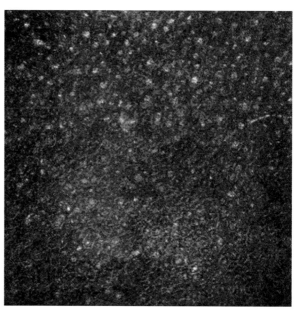

图 9-1-6　OCP 患者角膜翼状细胞和基底细胞的胞体增大，高反光的细胞核明显，细胞呈激活状态（800×）

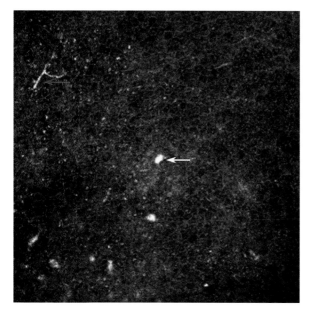

图 9-1-7　OCP 患者的角膜上皮基底细胞增生，细胞呈激活状态，上皮内可见圆形高反光炎症细胞浸润（白色箭头），并可见少量断裂萎缩的神经残支（红色箭头）（800×）

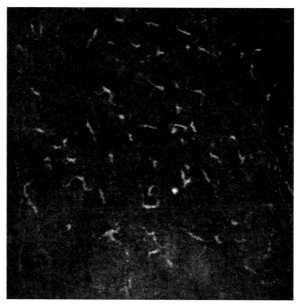

图 9-1-8　OCP 患者的角膜上皮下见大量朗格汉斯细胞和炎症细胞浸润（800×）

5. 睑板腺　眼表组织长期的慢性炎症过程可破坏睑板腺的结构和功能，导致睑板腺腺泡萎缩，间质纤维化。共聚焦显微镜下可见正常的睑板腺腺泡单位消失，腺泡上皮细胞萎缩，而间质内见大量高亮的纤维组织形成（图 9-1-12）。

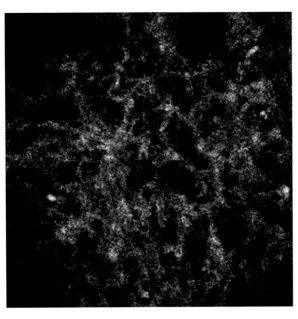

图 9-1-9　OCP 患者，基质细胞呈明显激活状态，胞体相互交织呈致密网状（800×）

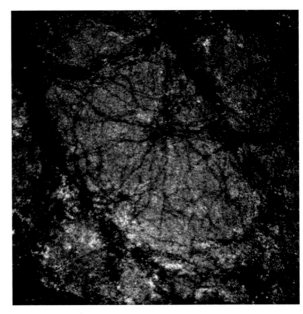

图 9-1-10　OCP 患者角膜基质内见大量瘢痕组织形成（800×）

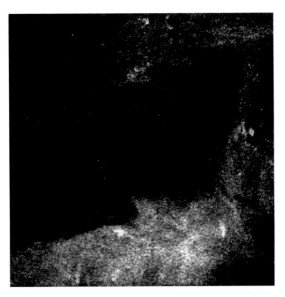

图 9-1-11　角膜缘 Vogt 栅栏结构完全消失，角膜缘上皮结膜化，条索样基质结构完全消失（800×）

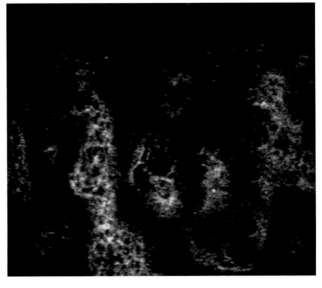

图 9-1-12　慢性进行期 OCP 患者，睑板腺的典型腺泡结构消失，间质纤维化（800×）

第二节 春季卡他性角结膜炎

一、概述和病理机制

春季卡他性角结膜炎（vernal keratoconjunctivitis，VKC）是一种常见的双侧慢性过敏性眼表疾病，好发于儿童和青少年，男性占绝大多数。炎热干燥地区如地中海地区和西非地区是本病的高发区域。约40%~75%VKC患者伴有其他特应性疾病如湿疹或哮喘，约50%有家族史。大部分患者春夏两季症状加重，但是可能常年都有症状。

按照临床表现可将VKC分为三种类型：睑结膜型、角膜缘型和混合型。睑结膜型的典型临床特征为双侧上睑结膜的巨大乳头（图9-2-1），并可伴有结膜充血、黏性分泌物和睑结膜表面黏性假膜（图9-2-2），严重者可发生盾形溃疡；角膜缘型主要表现为双眼上方角膜缘附近的胶质样Horner-Trantas结节（图9-2-3）；混合型则同时具备两种表现。VKC可累及结膜、角膜和睑板腺等多种眼表组织，病程漫长，部分病程超过十年的患者可出现继发性角膜缘干细胞功能障碍，影响视力（图9-2-4）。

由于VKC是一种变应性疾病，因此病理学上主要表现为结膜上皮和固有层内含有大量肥大细胞和嗜酸性粒细胞（图9-2-5），这些细胞不出现在正常人的结膜组织内。VKC患者结膜内的肥大细胞含有中性蛋白酶-胰蛋白酶。嗜酸性粒细胞弥漫性地沉积在VKC患者的整个结膜组织中。上皮内出现嗜酸性粒细胞说明存在迟发型超敏反应。与正常结膜相比，VKC结膜内某些神经递质及其受体、整合素、生长因子、Toll样受体、基质金属蛋白酶和与炎症细胞相关的胸腺素 β4 水平增高，这些促炎症因子可以诱导成纤维细胞增殖。

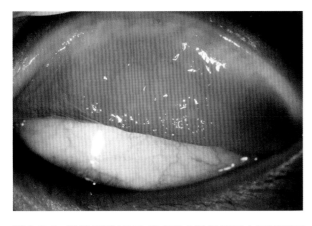

图 9-2-1　睑结膜型 VKC 患者的上睑结膜见大量铺路石样巨乳头

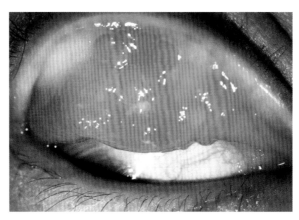

图 9-2-2　睑结膜型 VKC 患者的上睑结膜见铺路石样巨乳头，表面附着有黏液性假膜

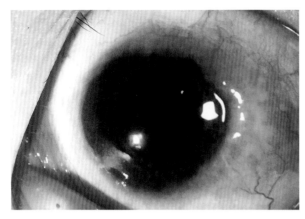

图 9-2-3　角膜缘型 VKC 主要表现为角膜缘附近的胶质样 Horner-Trantas 结节，相互融合后形成角膜缘扇形或环形胶质状堤样隆起，伴结膜充血

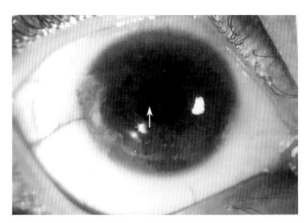

图 9-2-4　病程 27 年的角膜缘型 VKC 患者发生继发性角膜缘干细胞功能障碍，可见角膜周边基质内纤维血管翳，上方 2/3 角膜上皮混浊，混浊上皮覆盖 4/5 瞳孔区域（箭头所示），患者最佳矫正视力仅为 0.2

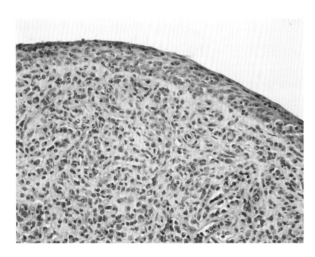

图 9-2-5　活跃期 VKC 患者的结膜组织内见大量嗜酸性粒细胞和肥大细胞浸润（HE 染色，200×）

　　VKC 患者的主要症状是眼部奇痒，可伴有畏光、异物感、上睑下垂、黏稠分泌物和睑痉挛等症状。一般来说，根据病史和裂隙灯下的临床表现，大多数 VKC 的诊断并不难。对于一些不典型的患者，需要借助共聚焦显微镜等辅助诊断工具来协助诊断。共聚焦显微镜在 VKC 的应用价值更多的是体现在评估治疗效果，根据图像内炎症细胞的浸润密度和深度对病情的严重程度进行客观评估是合理治疗和评判疗效的基础，从这个角度出发，共聚焦显微镜是 VKC 诊疗过程中的一项重要工具。

二、共聚焦显微镜下表现

　　笔者收集了 30 余例 VKC 并使用共聚焦显微镜对其眼表组织进行检查，结果如下：VKC 患者球结膜的结膜上皮细胞和上皮下间质内见大量树突状细胞和炎症细胞浸润，伴间质内血管明显扩张。睑结膜型、角膜缘型和混合型的树突状细胞密度分别为（330.6±154.7）个/mm²、（337.6±102.2）个/mm²和（356.5±180.8）个/mm²，炎症细胞密度分别为（822.8±389.1）个/mm²、（1 027.6±340.3）个/mm²和（701.4±325.7）个/mm²，三种亚型之间没有显著差异（图9-2-6~图9-2-8）。

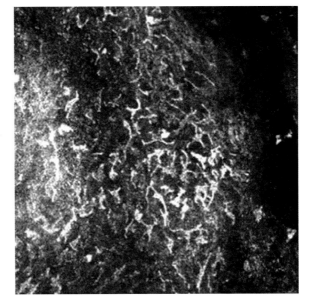

图9-2-6　VKC患者球结膜内可见大量树突状细胞浸润（800×）

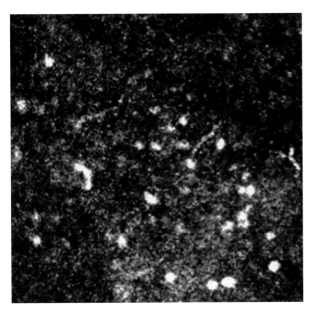

图9-2-7　VKC患者球结膜内可见大量小圆形炎症细胞浸润（800×）

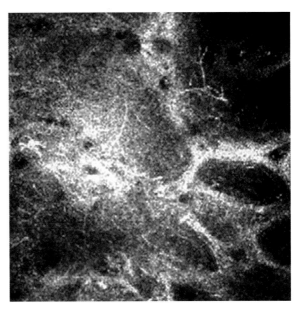

图9-2-8　VKC患者球结膜下间质组织反光增强，伴大量树突状细胞浸润（800×）

VKC 患者睑结膜内可见巨乳头结构，巨乳头表层为结膜上皮细胞，其中除了可见大量树突状细胞和炎症细胞浸润外，还可发生上皮空泡样变；巨乳头内部为高亮的结膜下基质，伴血管扩张。静息期 VKC 患者的结膜上皮下基质见大量纤维瘢痕组织。睑结膜型、角膜缘型和混合型的树突状细胞密度分别为（257.5±128.5）个 /mm²、（81.6±50.3）个 /mm² 和（291.3±133.4）个 /mm²，炎症细胞密度分别为（960.7±286.6）个 /mm²、（593.2±177.7）个 /mm² 和（1 006.4±502.6）个 /mm²，睑结膜型和混合型患者睑结膜内树突状细胞和炎症细胞密度均显著高于角膜缘型（图 9-2-9，图 9-2-10）。

VKC 患者的睑板腺也存在明显的形态异常，可见腺泡周围大量树突状细胞浸润、腺泡单位轮廓模糊、腺泡腔内可见高亮分泌物聚集。睑结膜型患者睑板腺的腺体上皮和腺体周边基质内树突状细胞密度明显高于角膜缘型和混合型，而炎症细胞密度在三种亚型之间并无显著差异（图 9-2-11~ 图 9-2-13）。

67% VKC 患者的角膜上皮细胞内和上皮下神经丛内均见大量树突状细胞浸润。浅基质内可见大量处于激活状态的基质细胞，细胞核明亮，排列紊乱；细胞间质反光增强，呈云雾状或者蝌蚪状分布在活化的细胞核周围，伸展交错交织成网状。基质内的神经纤维异常扭曲。出现角膜新生血管翳者在浅基质内可见新生血管。深基质层和角膜内皮层一般没有明显异常（图 9-2-14~ 图 9-2-18）。

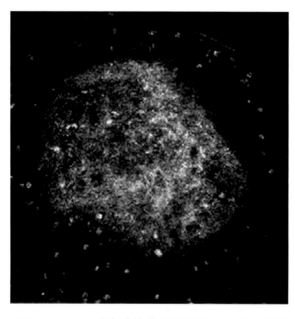 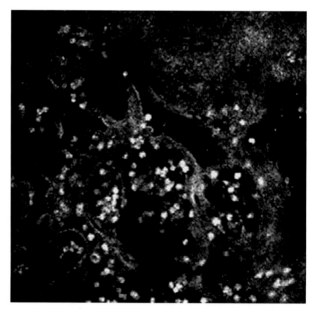

图 9-2-9　VKC 患者睑结膜内形成巨乳头，表层结膜上皮细胞内大量炎症细胞浸润，中央结膜下间质呈高反光，其中夹杂树突状细胞和炎症细胞浸润（800×）

图 9-2-10　VKC 患者的睑结膜上皮发生空泡样变，其中见大量炎症细胞（800×）

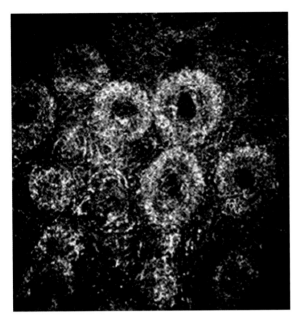

图 9-2-11　VKC 患者的睑板腺腺泡单位内见大量树突状细胞浸润（800×）

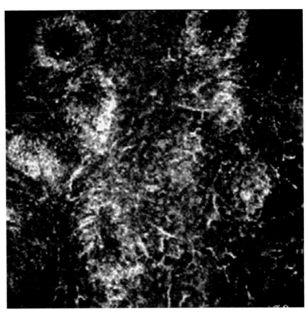

图 9-2-12　腺泡单位周围的结膜间质内也见大量树突状细胞（800×）

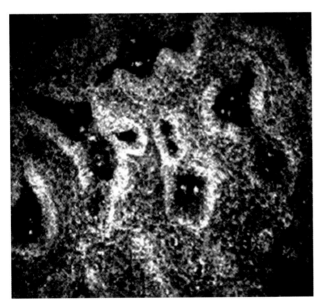

图 9-2-13　VKC 患者的睑板腺腺泡单位轮廓模糊，腺泡腔内见不规则高反光物质沉积（800×）

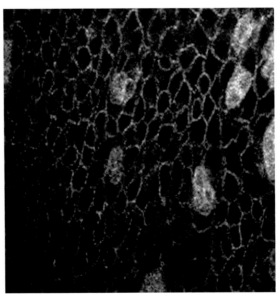

图 9-2-14　病程超过十年的 VKC 患者，角膜上皮结膜化（800×）

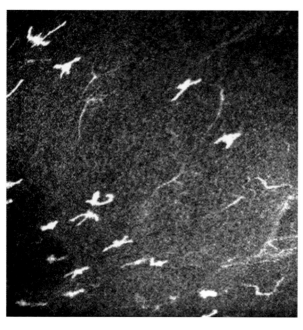

图 9-2-15　VKC 患者角膜上皮内也见大量树突状细胞
（800×）

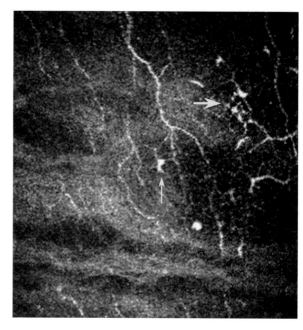

图 9-2-16　上皮下神经丛扭曲度增高，其中夹杂炎症
细胞（粗箭头）和树突状细胞（细箭头）（800×）

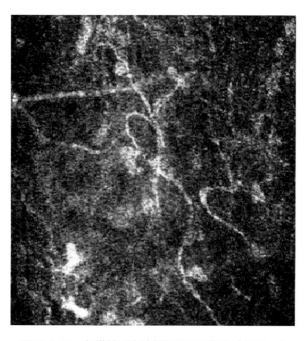

图 9-2-17　角膜基质内神经纤维明显扭曲（800×）

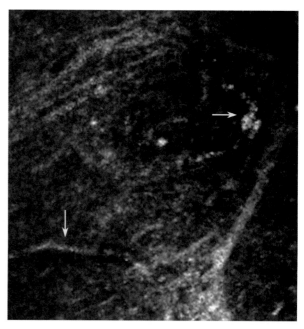

图 9-2-18　出现角膜新生血管的患者，角膜基质内可见
血管和其中滚动的血细胞（800×）

57.7% VKC 患者上方角膜缘 Vogt 栅栏结构发生不同程度形态异常，主要表现为高亮的基底上皮细胞缺失、基质条索萎缩，并伴有血管增殖和炎症细胞、树突状细胞浸润，而下方角膜缘结构与正常人相比无明显差异。角膜缘型和混合型上方角膜缘 Vogt 栅栏结构异常比例明显高于睑结膜型患者，而三种亚型的下方角膜缘 Vogt 栅栏结构无明显异常（图 9-2-19~ 图 9-2-21）。

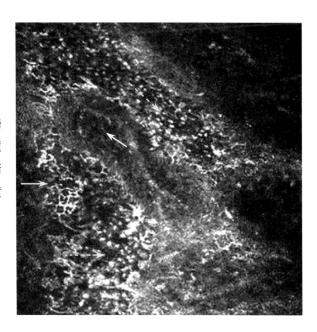

图 9-2-19　角膜缘受累程度较轻的 VKC 患者 Vogt 栅栏结构的标志性"手指样"形态仍然勉强可辨，可见基质条索（白色箭头）和高亮的基底上皮细胞（黄色虚线箭头），Vogt 栅栏结构周围可见少量树突状细胞浸润（黄色实线箭头）（800×）

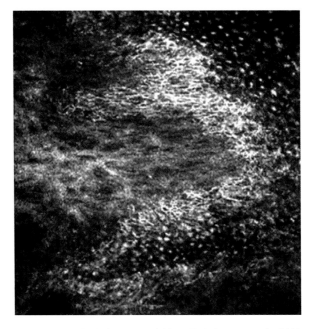

图 9-2-20　角膜缘受累程度较重的患者，Vogt 栅栏结构的"手指样"形态完全无法分辨，同时浸润的树突状细胞的数量也明显增多（800×）

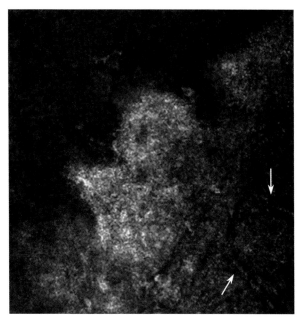

图 9-2-21　病程较长的角膜缘型 VKC 患者的 Vogt 栅栏结构萎缩，基质条索周围的高亮基底上皮细胞完全消失，基质内见大量血管（800×）

第三节　蚕食性角膜溃疡

一、概述与病理机制

蚕食性角膜溃疡又名 Mooren 溃疡，是一种慢性、匐行性的周边角膜溃疡。可单眼或双眼发病，患者主要表现为剧烈眼痛、畏光流泪和视力下降。病变初期，在睑裂区周边部角膜浅基质层出现浸润，进而形成慢性边缘性角膜基质溃疡，与角膜缘之间无透明角膜间隔（图 9-3-1）。随着病情进展，溃疡沿角膜周边部呈环形发展，并向角膜中央蔓延，溃疡进展缘呈穿凿状或蚕食形，溃疡底部则被上皮修复及新生血管覆盖形成浓密的纤维血管膜，最终导致角膜变薄、瘢痕化及血管化，甚至引起穿孔（图 9-3-2）。蚕食性角膜溃疡是一种特发性疾病，虽然有自身免疫性因素参与，但是不伴有全身异常，仅表现为角膜的进行性破坏。

蚕食性角膜溃疡具体的病因和发病机制都不完全明确，可能是体液免疫为主、细胞免疫为辅的

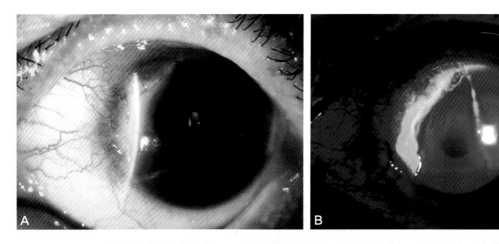

图 9-3-1　**蚕食性角膜溃疡的裂隙灯下可见角膜周边基质新月形浸润变薄，病灶前缘呈穿凿样，伴上皮缺损**
A. 蚕食性角膜溃疡裂隙灯白光下所见；B. 荧光素染色

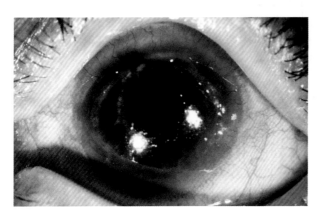

图 9-3-2　**蚕食性角膜溃疡的裂隙灯下可见角膜周边基质环形浸润变薄，病灶前缘呈穿凿样，溃疡底部被新生血管覆盖**

自身免疫性疾病。可能由于外伤、感染或者其他生物学因素改变了角膜的抗原性，或者使原本隐蔽的角膜抗原暴露或释放，激活了机体的体液免疫和细胞免疫反应。结膜和角膜缘内大量 IgG 和 IgM 积聚，与自身抗原形成的大量抗原 - 抗体复合物，沉积于角膜缘，使局部浆细胞激活并活化补体，趋化淋巴细胞、中性粒细胞和巨噬细胞，释放胶原酶，引起角膜溶解。角膜溶解又促进膜抗原的进一步释放，形成恶性循环，最终导致整个角膜溶解乃至穿孔。

二、共聚焦显微镜下表现

大量淋巴细胞和浆细胞浸润是蚕食性角膜溃疡的重要病理特征，因此在激光共聚焦显微镜下大量炎症细胞浸润是蚕食性角膜溃疡患者最主要的表现。处于溃疡活动期的患者在共聚焦显微镜下可见溃疡处角膜上皮缺失，基质内大量炎症细胞浸润，溃疡周边上皮下可见大量活化的树突状细胞（图 9-3-3，图 9-3-4）。随着病程延长，病灶出现新生血管，可见呈双轨状的血管影，血管内可见血细胞流动。病变逐渐安静后溃疡病灶发生瘢痕化，共聚焦显微镜下可见局部呈现中高反光的纤维样物质沉积。

国外研究表明，溃疡活动期基质病灶内炎症细胞密度为（2 092.7±1 538.6）个 /mm²，经过治疗后病情好转的患者炎症细胞密度降为（249.1±109.0）个 /mm²，而病情没有好转的患者炎症细胞密度为（1 677.6±247.6）个 /mm²。研究结果表明，使用共聚焦显微镜观察蚕食性角膜溃疡病灶内的炎症细胞密度作为评估治疗效果的客观依据，比单纯使用临床表现对疾病的转归进行评估更加可靠。

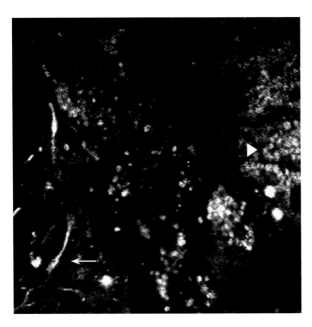

图 9-3-3　病灶区域角膜上皮缺失，其中见大量炎症细胞（三角箭头）和活化的树突状细胞（白色箭头）浸润，组织结构紊乱，细胞层次分辨不清（800×）

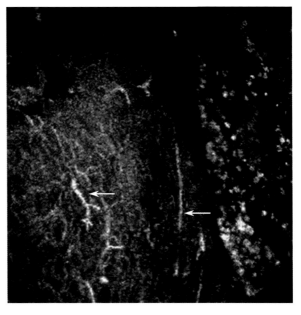

图 9-3-4　蚕食性角膜溃疡经过的区域被结膜样上皮细胞覆盖，其中见大量活化的树突状细胞（白色箭头）浸润，病变前缘的穿凿区域见大量坏死组织和炎症细胞浸润（800×）

（乐琦骅　项俊）

1. Tuft S J, Dart J K, Kemeny M. Limbal vernal keratoconjunctivitis: clinical characteristics and immunoglobulin E expression compared with palpebral vernal. Eye (Lond), 1989, 3 (Pt4): 420-427.

2. Abu el-Asrar A M, Van den Oord J J, Geboes K, et al. Immunopathological study of vernal keratoconjunctivitis. Graefes Arch Clin Exp Ophthalmol, 1989, 227 (4): 374-379.

3. Ehlers W H, Donshik P C. Allergic ocular disorders: a spectrum of diseases. CLAO J, 1992, 18 (2): 117-124.

4. Bonini S, Bonini S. Vernal Keratoconjunctivitis (VKC). Ocul Immunol Inflamm, 1993, 1 (1-2): 13-17.

5. Tuft S J, Cree I A, Woods M, et al. Limbal vernal keratoconjunctivitis in the tropics. Ophthalmology, 1998, 105 (8): 1489-1493.

6. Bonini S, Bonini S, Lambiase A, et al. Vernal keratoconjunctivitis revisited: a case series of 195 patients with long-term followup. Ophthalmology, 2000, 107 (6): 1157-1163.

7. Leonardi A. Vernal keratoconjunctivitis: pathogenesis and treatment. Prog Retin Eye Res, 2002, 21 (3): 319-339.

8. Bonini S, Coassin M, Aronni S, et al. Vernal keratoconjunctivitis. Eye (Lond), 2004, 18 (4): 345-351.

9. Kafkala C, Choi J, Zafirakis P, et al. Mooren ulcer: an immunopathologic study. Cornea, 2006, 25 (6): 667-673.

10. Vera L S, Gueudry J, Delcampe A, et al. In vivo confocal microscopic evaluation of corneal changes in chronic Stevens-Johnson syndrome and toxic epidermal necrolysis. Cornea, 2009, 28 (4): 401-407.

11. Le Q, Hong J, Zhu W, et al. In vivo laser scanning confocal microscopy of vernal keratoconjunctivitis. Clin Exp Ophthalmol, 2011, 39 (1): 53-60.

12. Hatou S, Dogru M, Ibrahim O M, et al. The application of in vivo confocal scanning laser microscopy in the diagnosis and evaluation of treatment responses in Mooren's ulcer. Invest Ophthalmol Vis Sci, 2011, 52 (9): 6680-6689.

13. Leonardi A, Lazzarini D, Bortolotti M, et al. Corneal confocal microscopy in patients with vernal keratoconjunctivitis. Ophthalmology, 2012, 119 (3): 509-515.

14. Liu M, Gao H, Wang T, et al. An essential role for dendritic cells in vernal keratoconjunctivitis: analysis by laser scanning confocal microscopy. Clin Exp Allergy, 2014, 44 (3): 362-370.

15. Hecht E, Pitz S, Renieri G. In-vivo confocal microscopy for the diagnosis of mucous membrane pemphigoid. Klin Monbl Augenheilkd, 2015, 232 (9): 1077-1081.

16. Wei Q, Le Q, Hong J, et al. In vivo confocal microscopy of meibomian glands and palpebral conjunctiva in vernal keratoconjunctivitis. Indian J Ophthalmol, 2015, 63 (4): 327-330.

17. Lee H J, Kim M K, Wee W R, et al. Interplay of immune cells in mooren ulcer. Cornea, 2015, 34 (9): 1164-1167.

18. Nebbioso M, Zicari A M, Lollobrigida V, et al. Assessment of corneal alterations by confocal microscopy in vernal keratoconjunctivitis. Semin Ophthalmol, 2015, 30 (1): 40-43.

19. Catt C J, Hamilton G M, Fish J, et al. Ocular manifestations of Stevens-Johnson syndrome and toxic epidermal necrolysis in children. Am J Ophthalmol, 2016, 166: 68-75.

20. Long Q, Zuo Y G, Yang X, et al. Clinical features and in vivo confocal microscopy assessment in 12 patients with ocular cicatricial pemphigoid. Int J Ophthalmol, 2016, 9 (5): 730-737.

21. Vilaplana F, Temprano J, Riquelme J L, et al. Mooren's ulcer: 30 years of follow-up. Arch Soc Esp Oftalmol, 2016, 91 (7): 337-340.

22. Tepelus T C, Huang J, Sadda S R, et al. Characterization of corneal involvement in eyes with mucous membrane pemphigoid by in vivo confocal microscopy. Cornea, 2017, 36 (8): 933-941.

23. Dong Y, Zhang Y, Xie L, et al. Risk factors, clinical features, and treatment outcomes of recurrent mooren ulcers in China. Cornea, 2017, 36 (2): 202-209.

24. Sotozono C, Ueta M, Yokoi N. Severe dry eye with combined mechanisms is involved in the ocular sequelae of SJS/TEN at the chronic stage. Invest Ophthalmol Vis Sci, 2018, 59 (14): DES80-DES86.

25. Choi S H, Kim M K, Oh J Y. Corneal limbal stem cell deficiency in children with Stevens- Johnson syndrome. Am J Ophthalmol, 2019, 199: 1-8.

26. Zicari A M, Capata G, Nebbioso M, et al. Vernal Keratoconjunctivitis: an update focused on clinical grading system. Ital J Pediatr, 2019, 45 (1): 64.

27. Singhal D, Sahay P, Maharana P K, et al. Vernal Keratoconjunctivitis. Surv Ophthalmol, 2019, 64 (3): 289-311.

第十章

共聚焦显微镜在角膜变性类疾病诊断中的应用

第一节　虹膜角膜内皮综合征

一、定义和概述

虹膜角膜内皮综合征（iridocorneal endothelial syndrome，ICE）是由 Yanoff 在 1979 年首次提出的一种慢性进行性眼科临床综合征，是以角膜内皮异常、不同程度的角膜水肿、进行性虹膜基质萎缩、虹膜周边前粘连、房角关闭和继发性青光眼为主要特征的一组疾病，好发于女性，一般单眼受累。

ICE 综合征包括三个临床亚型：Chandler 综合征、原发性进行性虹膜萎缩和 Cogan-Reese 综合征。Chandler 综合征的角膜水肿发生早且程度重，患者发生视力下降较早，虹膜异常程度相对较轻。原发性进行性虹膜萎缩以虹膜异常表现为主，有明显的虹膜萎缩、虹膜孔洞形成和瞳孔移位，并伴有周边虹膜前粘连和继发性房角关闭，病变呈进行性发展。Cogan-Reese 综合征主要表现为散在的虹膜结节或虹膜痣，伴有不同程度的虹膜萎缩和轻 - 中度角膜水肿，本型好发于亚洲人，且继发性青光眼的发生概率高。

二、组织病理学特征

病理学研究已经证实 ICE 综合征的主要病理改变集中于角膜内皮层和后弹力层，异常的内皮细胞形成一层膜样结构，跨越小梁网和前房角延伸至虹膜表面。异常的膜状细胞破坏了内皮细胞的正常功能导致角膜水肿，小梁网和房角被膜样物质覆盖影响房水引流导致眼压升高和继发性青光眼，而虹膜表面的膜样物质收缩引起各种形态的虹膜和瞳孔异常。

然而，引起 ICE 综合征的病因目前尚不完全清楚。一种理论认为 ICE 综合征可能与胚胎细胞化生异常有关。角膜内皮细胞、晶状体和虹膜的胚胎细胞都来源于神经嵴（neural crest-derived），在胚胎发育过程中，神经嵴细胞形成一层由角膜内皮 - 小梁网 - 虹膜表面的连续细胞层，大约在胎儿 7~8 个月时这层细胞才彼此分离形成三个独立的组织。有研究者认为，ICE 患者的角膜内皮、小梁网和虹膜表面残留了少量非分化的静息态神经嵴来源细胞。当这些细胞在一定条件下被刺激活化、增殖形成异常的膜状物质，并向角膜内皮、房角和虹膜表面移行、收缩，导致疾病的发生。另一种理论认为 ICE 综合征与单纯疱疹病毒（HSV）和 EB 病毒感染关系密切，在 ICE 患者的房水中能检出高滴度 EB 病毒抗体和高拷贝数的 HSV DNA。然而，病毒感染导致 ICE 综合征的确切机制目前尚不清楚。

病理学研究已经证实 ICE 综合征最核心的病变是角膜内皮细胞萎缩和变性。异常内皮细胞的细胞异形性明显升高，这是共聚焦显微镜下出现大量"风筝"样细胞的主要原因；早期细胞密度无变化或轻度下降，部分病例甚至可能出现密度升高，但是后期一般都出现明显密度下降。此外，异常的内皮细胞丢失紧密连接（tight junction），出现微绒毛、桥粒等上皮细胞才具备的特征，且细胞生长失去"接触抑制"；正常内皮细胞的纵切面为扁平状，而 ICE 综合征的内皮细胞呈立方体，细胞更具有立体感。另外，内皮细胞的细胞核也会发生上皮样改变，胞核明显且核分裂象增多，这些病理改变是共聚焦显微镜下出现"鹅卵石"样细胞的主要原因。

三、共聚焦显微镜下表现

笔者利用共聚焦显微镜对 23 例病程长短不同的 ICE 综合征患者进行检查，观察活体状态下角膜各层组织的形态改变情况，并分析其与病程之间的关系。

1. 内皮细胞形态

（1）病程不足 1 年的患者，其患眼大部分角膜内皮细胞的形态基本正常，胞浆呈中 - 高反光，少数内皮细胞胞体拉长呈"风筝"样，并在胞内出现形态不一的高反光细胞核，但大部分内皮细胞内未见细胞核。内皮细胞平均密度为（1 687.1±122.6）个 /mm²，六角形细胞比例为 51.5%±6.3%，有核内皮细胞比例为 12.6%±1.4%（图 10-1-1~ 图 10-1-3 ）。

（2）病程 1~3 年的患者，可见患眼内皮细胞的形态和大小均不规则，出现较多"风筝"样细胞，但仍可见部分接近六角形的无核内皮细胞；大部分细胞内出现高反光的细胞核，胞

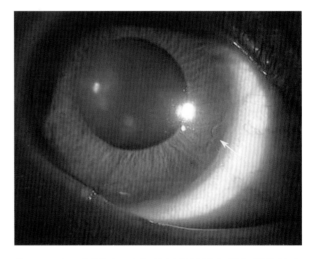

图 10-1-1　病程短于 1 年的原发性进行性虹膜萎缩患者，裂隙灯下角膜无明显水肿，在 3~4 点处见虹膜前粘（箭头所指处）

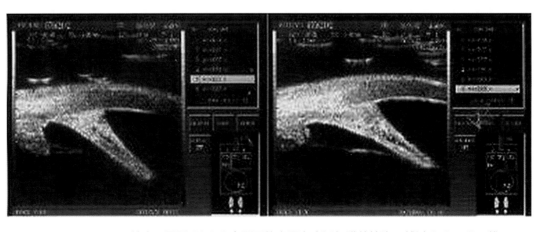

图 10-1-2　UBM 检查可见图 10-1-1 中所示的患眼有广泛虹膜前粘连，越过 Schwalbe 线

核大小基本一致但不一定位于细胞中央。内皮细胞平均密度为（1 210.6±168.7）个 /mm²，六角形细胞比例为 39.8%±9.2%，有核内皮细胞比例为 56.8%±3.7%（图 10-1-4，图 10-1-5）。

（3）病程 3~5 年的患者，其内皮失去正常的蜂窝状嵌合结构，可见大量"风筝"样细胞；几乎患眼所有的内皮细胞内都可见高反光的细胞核，部分内皮细胞内还可见双核。内皮细胞平均密度为（947.3±145.2）个 /mm²，六角形细胞比例为 32.7%±8.1%，有核内皮细胞比例为 78.7%±5.6%（图 10-1-6，图 10-1-7）。

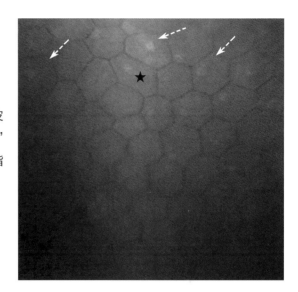

图 10-1-3　共聚焦显微镜下见图 10-1-1 患者的大部分内皮细胞仍为六角形，一个内皮细胞的胞体明显拉长、呈"风筝"样（★处），部分细胞内可见高反光的细胞核（虚箭头所指处）（1 000×）

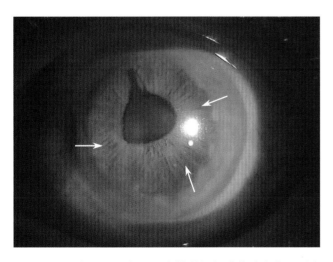

图 10-1-4　病程 1~3 年的原发性进行虹膜萎缩患者，裂隙灯下见 8~12 点处瞳领区虹膜色素层外翻，并可见多发虹膜基质萎缩（白色箭头所指处）

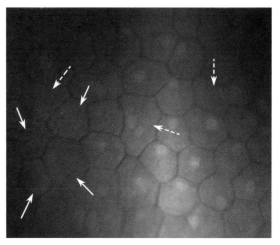

图 10-1-5　共聚焦显微镜下见图 10-1-4 患者内皮细胞的形态和大小均不规则，可见数个"风筝"样细胞（白色虚箭头所指处）；大部分细胞内出现高反光的细胞核，但是仍可见一部分无核内皮细胞（白色箭头所指处）（1 000×）

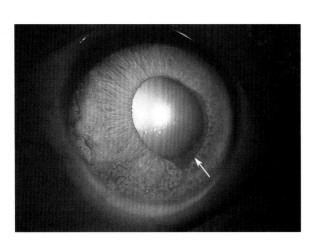

图 10-1-6　病程 3~5 年的 Cogan-Reese 综合征患者，裂隙灯下患眼 2 点至 6 点虹膜上见多发色素痣，伴虹膜色素层外翻（白色箭头所指处），8 点至 11 点虹膜基质萎缩

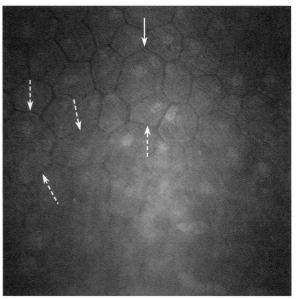

图 10-1-7　共聚焦显微镜下见图 10-1-6 患者内皮细胞的形态和大小均显著不规则，失去正常的"蜂窝"状排列结构，可见数个"风筝"样细胞（虚箭头处）；几乎所有细胞内都可见高反光的细胞核，胞核大小基本一致，但不一定位于细胞中央；可见一个双核内皮细胞（白色箭头所指处）（1 000×）

（4）病程 5 年以上的患者，其角膜内皮细胞在共聚焦显微镜下的形态接近上皮细胞，胞浆呈中 - 低反光，几乎所有的细胞内都可见高反光的"鹅卵石"样细胞核，胞核大小相对一致，立体感强，基本位于细胞中央；此外，也可见双核或正处于分裂状态的内皮细胞。内皮细胞平均密度为（856.8±73.4）个 /mm²，六角形细胞比例为 24.1%±5.6%，有核内皮细胞比例为 84.3%±2.8%（图 10-1-8~ 图 10-1-10）。

早在 1980 年，Hirst 等人就通过角膜内皮细胞镜检查，发现 ICE 综合征的内皮细胞大小及形态异常，病变细胞呈"风筝"样，失去正常的嵌合结构。本研究发现，ICE 综合征患眼

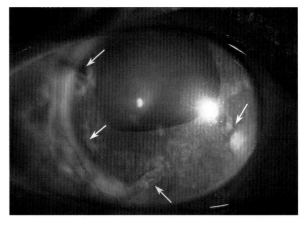

图 10-1-8　病程超过 5 年的 Chandler 综合征患者，裂隙灯下见角膜水肿、虹膜多处前粘连（白色箭头所指处），瞳孔形态不规则，前房内可见阀门管（黄色箭头所指处），其中 10 点处的阀门管周围虹膜轻度粘连

的角膜内皮细胞失去正常的六角形"蜂窝"状结构，表现为两种形态。早期患者仅有少数"风筝"样内皮细胞，且有核内皮细胞比例低；随着病情发展，内皮细胞大小及形态明显异常，可见大量"风筝"样内皮细胞，有核内皮细胞的比例明显升高；病情进一步发展后，患眼出现上皮细胞样内皮细胞，胞浆反光低，胞核反光高、立体感强，还可见双核或分裂态细胞。Grupcheva 和 Garibaldi

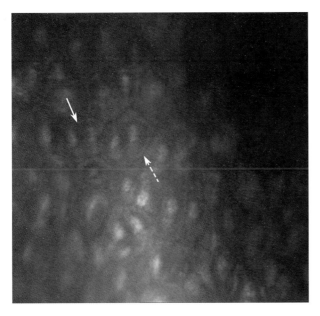

图 10-1-9　共聚焦显微镜下见图 10-1-8 患眼的内皮细胞形态如上皮细胞样，胞浆呈中 - 低反光，胞内见高反光的鹅卵石样细胞核，胞核立体感强、大小基本一致、位于细胞中央。可见双核内皮细胞（白色箭头所指处）和分裂态内皮细胞（白色虚箭头所指处）（1 000×）

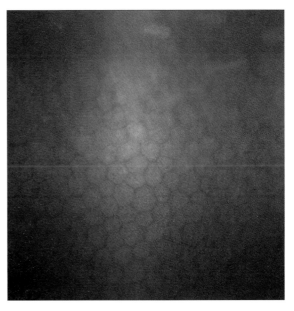

图 10-1-10　图 10-1-8 患者对侧眼内皮细胞的形态和密度均正常（1 000×）

等人认为内皮细胞的形态变化代表了病变的不同阶段，"风筝"样内皮细胞说明病变尚处于早 - 中期，还保留了部分内皮细胞的排列构架和形态特点；在此型内，病程越长，有核内皮细胞的比例越高。而上皮细胞样内皮细胞表明病变已处于晚期，已经部分或完全丧失了内皮细胞的特征。这两种形态变化非常有特征性，对 ICE 综合征的病程进展程度有一定的诊断意义。

　　ICE 综合征主要有三种临床变异型，即 Chandler 综合征、原发性进行性虹膜萎缩和 Cogan-Reese 综合征。共聚焦显微镜显示"风筝"样有核内皮细胞和上皮细胞样有核内皮细胞在三种类型中均有存在，这表明三种类型的 ICE 综合征具有类似的内皮细胞形态异常，因此，共聚焦显微镜检查对于该疾病的临床分型意义不大。

　　2. 基质细胞和神经　ICE 综合征患眼的基质细胞排列略显紊乱，随病程延长，基质细胞形态无明显变化。病程短于 1 年者，基质神经无明显扭曲增粗。病程 1~3 年者，神经出现异常扭曲，但尚无明显增粗。病程 3~5 年者，神经扭曲更加明显，且略显增粗。病程超过 5 年者，基质神经异常扭曲且明显增粗（图 10-1-11~ 图 10-1-15）。

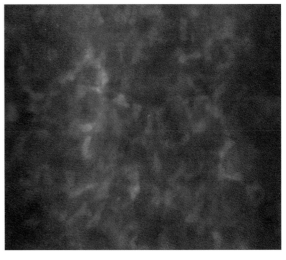

图 10-1-11　患眼基质细胞呈成骨细胞形或纺锤形，与对侧眼相比排列略显紊乱（1 000×）

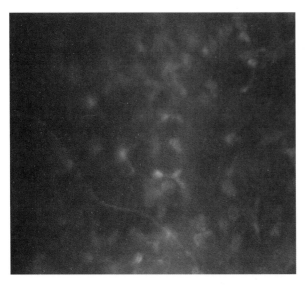

图 10-1-12　病程短于 1 年者，基质神经无明显扭曲增粗（1 000×）

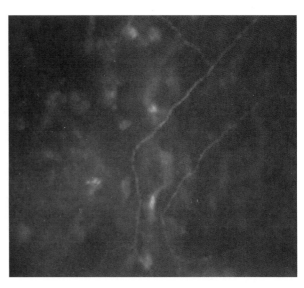

图 10-1-13　病程 1~3 年者，神经出现异常扭曲，但尚无明显增粗（1 000×）

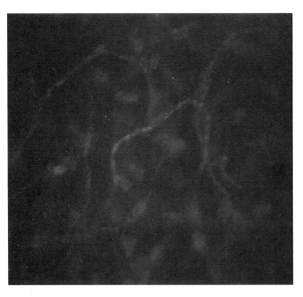

图 10-1-14　病程 3~5 年者，神经扭曲更加明显，并略显增粗（1 000×）

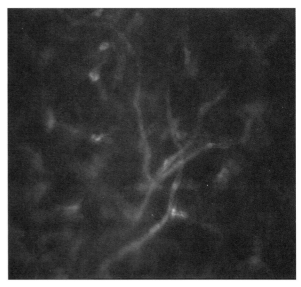

图 10-1-15　病程超过 5 年的患者，神经纤维明显增粗，且扭曲异常（1 000×）

3. 上皮细胞　上皮细胞形态无明显异常，表层上皮细胞呈排列疏松的"蜂窝"状，胞体较大，胞核反光强；基底层上皮细胞也呈"蜂窝"状排列，胞体明显比表层细胞小，排列紧密，胞体呈暗反光，细胞边界呈中 - 高反光，胞核可见或未见（图 10-1-16，图 10-1-17）。

笔者的研究发现，患眼的基质神经明显增粗扭曲，且病程越长，神经的异常改变越明显。这说明神经的改变也有助于对疾病进程的判断。Grupcheva 等人的观察结果与本研究类似。他们认为由于 HSV 病毒具有亲神经性，神经的改变可能同样源于病毒感染，这为证实病毒感染在 ICE 综合征

图 10-1-16 患眼的上皮细胞形态无明显差异，表层上皮细胞呈排列疏松的"蜂窝"状，胞体较大，胞核反光强（1 000 ×）

图 10-1-17 基底层上皮细胞胞体明显比表层细胞小，排列紧密，胞体呈暗反光，细胞边界呈中 - 高反光，胞核可见或未见（1 000 ×）

的发病机制中扮演了重要角色提供了侧面依据，然而，病毒在 ICE 综合征发病中的确切机制及其对神经的影响还有待进一步研究。

第二节 圆 锥 角 膜

一、概述

圆锥角膜是一种以角膜扩张、致角膜中央部前凸、变薄、呈圆锥形并产生高度不规则散光为特征的角膜病变，通常为双眼发病，初发于青春期，但两眼的进展程度不完全一致，临床表现明显不对称。晚期在揉眼或眼球受到意外加压时出现后弹力层破裂，导致角膜急性水肿和视力显著减退，水肿消退后在角膜中央形成瘢痕（图 10-2-1）。一般来说，圆锥角膜的进展经过 20~30 年后会逐渐停止。疾病停止发展时的严重程度也不一样，轻者可能仅存在轻微的不规则散光，重者可能角膜严重变薄、前凸，甚至形成瘢痕组织，

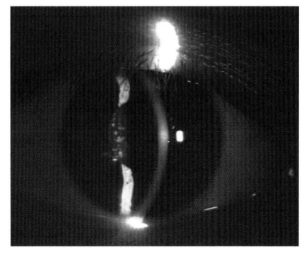

图 10-2-1 圆锥角膜患者的裂隙灯图片，可见角膜中央呈明显锥形前凸，并伴轻度角膜基质瘢痕

需要通过角膜交联甚至角膜移植手术进行治疗。关于本病的发病机制有多种学说。有些学者认为与角膜基质层的胶原纤维数量减少、结构分布异常或者遗传因素有关。

二、组织病理学特征

组织病理学检查显示，早期圆锥角膜的病理学特征主要是角膜中央前弹力层连续性中断，上皮下基底膜不规则，该处纤维细胞增生。随着病情发展，角膜中央的前弹力层消失，基质层变薄，并向前呈锥状或者不规则形凸出。发生急性圆锥角膜的患者，角膜中央的后弹力层发生断裂，退缩形成波浪形皱褶。内皮细胞肿胀变性或者局灶性消失，基质水肿，胶原纤维板的间隙增宽，角膜上皮细胞也发生水肿。至病变后期瘢痕组织形成时，角膜基质内形成纤维组织，伴新生血管长入。由于角膜水肿和纤维组织增生，角膜明显增厚。

三、临床分期及共聚焦显微镜下表现

临床上圆锥角膜可分为四期。I 期为潜伏期，圆锥角膜不明显，角膜曲率 <48D，常一眼确诊为圆锥角膜，另一眼出现屈光不正时考虑为此期。II 期为初期，角膜曲率一般为 48~50D 之间，此期表现以屈光不正为主，开始为近视，后逐渐发展为散光或不规则散光，可用框架眼镜或硬性高透氧接触镜（RGP）矫正。III 期为完成期，此期出现典型的圆锥角膜症状，角膜曲率 >50D，视力明显下降，中央角膜呈锥状前凸，明显变薄；此期可出现 Vogt 线，Fleischer 环和 Munson 征，并可出现急性圆锥角膜，造成突发性角膜水肿和视力急剧下降。IV 期为瘢痕期，在角膜中央，一般是圆锥的顶部形成网状或片状的白色瘢痕和混浊，伴视力下降，除手术外无法矫正视力。一般说来，I 期圆锥角膜患者在共聚焦显微镜下的表现与正常角膜无明显差异，而 II 期及以后的患者，其角膜尤其是隆起的圆锥处，往往有许多异常表现。

1. 角膜上皮细胞层和前弹力层 病变区域的角膜表层上皮细胞失去正常的扁平六角形形态，胞体明显延长呈梭形或长条形，胞核变小；晚期可出现大量表层上皮细胞脱落。基底层上皮也失去规则的蜂窝状排列外观，细胞边界扭曲或者不清晰，细胞大小不规则。I期患者的角膜上皮下神经丛无明显的形态异常（图 10-2-2）。II 期患者锥顶部的角膜上皮下神经丛出现神经走行方向异常、主干扭曲等异常形态。III 期和 IV 期患者可见上皮下神经丛密度明显下降，神经分支数量明显减少，甚至缺失。病情严重者甚至可以出现前弹力层的明显皱褶（图 10-2-3，图 10-2-4）。

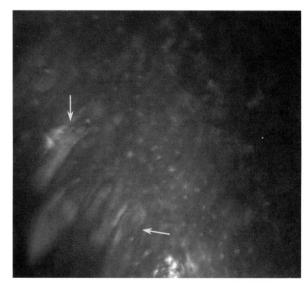

图 10-2-2　圆锥角膜锥顶区域的角膜上皮细胞被拉长呈纺锤形（箭头处）（1 000×）

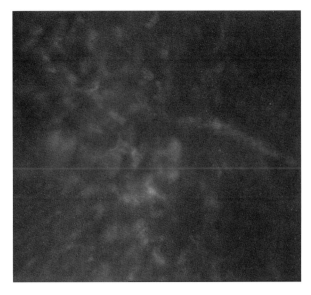

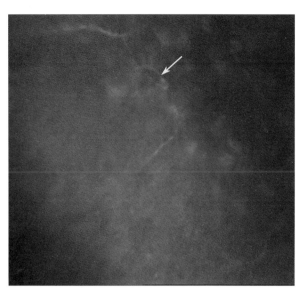

图 10-2-3　前弹力层下的神经纤维数量明显减少（1 000×）

图 10-2-4　前弹力层下可见异常扭曲的神经纤维，部分区域神经纤维扭曲成环形（箭头处）（1 000×）

2. 基质细胞　在角膜基质内，往往出现大量纵行或斜行的裂隙样暗纹，直径 10~70μm。程度较轻者仍可分辨出暗纹之间的基质细胞的形态，胞核被拉长，排列方向与暗纹方向一致；程度较重者往往仅见大量暗纹而无法分辨出基质细胞。这些暗纹主要集中在前凸的角膜圆锥区域，多数位于深基质层，少数病情严重者深、浅基质内均可见。据推测这些暗纹可能与 Vogt 纹的来源一样，是由于角膜胶原板层之间的细胞外基质发生进行性退变造成的。此外，据文献报道，在Ⅲ期和Ⅳ期患者的病变角膜区域内，基质细胞的密度约为 500~630 个 /mm²，显著低于正常人群的 650~800 个 /mm²（图 10-2-5~ 图 10-2-7）。

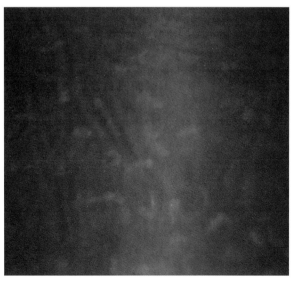

图 10-2-5　浅基质层内可见较多斜行和纵行暗纹（1 000×）

图 10-2-6　深基质层内也可见大量暗纹，且暗纹密度高于浅基质层，而基质细胞密度低于浅基质层（1 000×）

3. 内皮细胞 对 40 余例圆锥角膜患者进行共聚焦显微镜检查后发现，圆锥角膜患者的内皮细胞平均密度为 2 300~2 600 个 /mm²，虽然在正常范围内，但是与同年龄段正常人相比明显降低。此外，细胞形态大多有不同程度的异常，细胞大小差异度增加，六角形细胞比例略有下降。在曾经发生后弹力层破裂而造成急性圆锥角膜的区域，往往可见高反光的瘢痕组织，此处的内皮细胞大多缺失（图 10-2-8）。

图 10-2-7 靠近角膜内皮处暗纹更加明显且较基质层内的更粗大（1 000×）

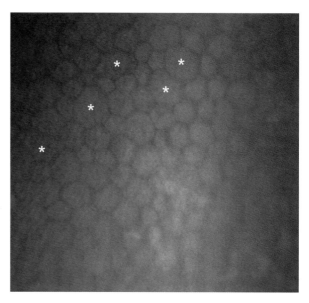

图 10-2-8 角膜内皮细胞密度基本正常，但是细胞大小差异度明显增大，可见数个面积明显增大的内皮细胞（星号处）（1 000×）

第三节 带状角膜病变

一、概述与组织病理学特征

带状角膜病变（band keratopathy）是一种角膜上皮下和前弹力层发生钙质沉着和组织变性而引起的角膜病变，常继发于各种慢性眼部疾病，如慢性葡萄膜炎、绝对期青光眼、眼球萎缩、眼内硅油注入术后；或继发于各种系统性疾病，如青少年类风湿性关节炎、甲状旁腺功能亢进或慢性肾功能衰竭等原因引起的高钙血症。长期局部应用糖皮质激素类药物或者抗青光眼的缩瞳类药物，导致泪液和角膜基质的磷酸盐浓度增加，也可促进本病发生。

本病可发生在各种年龄，常为单眼，也可双眼发病。病变发展缓慢，可长达 10 年以上。病变常最先始于角膜周边 3 点和 9 点位，初期的角膜上皮下和前弹力层出现非常轻微的角膜混浊，肉眼不易发现。随着病情发展，病灶内陆续出现钙质性灰白色或白色混浊斑，且逐渐向中央发展，融合成一条位于睑裂区的带状混浊，混浊区与角膜缘之间有一条约1mm的狭窄透明带将其隔开（图10-3-1）。前弹力层病变严重者，可出现角膜上皮局灶性缺损，迁延不愈。

组织病理学检查可见，细小的嗜碱性颗粒沉积于上皮基底细胞的胞浆和前弹力层的细胞外间隙中。钙主要以羟基磷灰石的形式沉积，可相互融合形成较大的斑块，前弹力层钙化严重时可发生断裂。

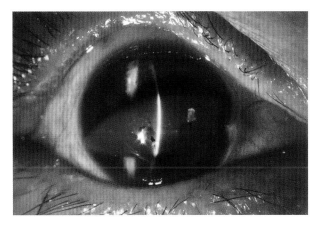

图 10-3-1　裂隙灯下见睑裂区角膜上皮和前弹力层下带状上皮混浊

二、共聚焦显微镜下表现

由于角膜带状病变的病理学特征是钙质在上皮下和前弹力层沉积，因此在角膜激光共聚焦显微镜下，病变区域表现为前弹力层水平的中高反光均质沉积物，呈薄纱样，而病灶边缘呈中高反光或中低反光（图10-3-2）。病变可突入角膜上皮层，形成嵴样结构，在出现嵴样结构的区域，位于离焦平面的组织在图像中往往呈现低反光（图10-3-3）。有报道发现位于变性区深层基质神经增粗，且呈现出高反光，认为可能与角膜基质神经钙化有关。角膜内皮细胞间大小差异大，六边形结构细胞比例明显降低，内皮面可见呈高反光的不规则的沉积物（图10-3-4）。

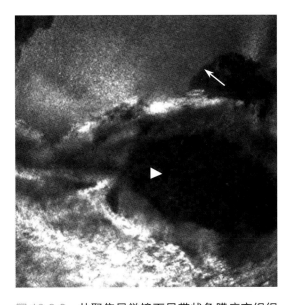

图 10-3-2　共聚焦显微镜下见带状角膜病变组织表现为前弹力层的中高反光均质沉积物，呈薄纱样（白色箭头）；由于前弹力层的反光较强，上皮细胞区域（三角箭头）呈现低反光（800×）

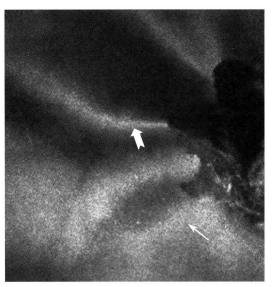

图 10-3-3　共聚焦显微镜下见带状角膜病变组织表现为前弹力层的中高反光均质沉积物（白色箭头），其中可见隆起的嵴样结构（燕尾箭头）呈高反光，而嵴样结构上方的组织位于离焦平面，因此呈低反光（800×）

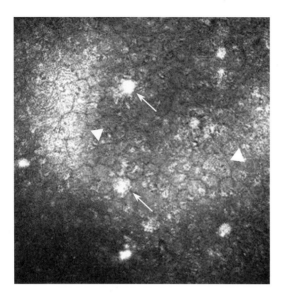

图 10-3-4　患者的角膜内皮细胞间大小差异大，六边形结构细胞比例明显降低，白色三角所示为增大的角膜内皮细胞，内皮细胞表面可见呈高反光的不规则的沉积物（白色箭头）（800×）

第四节　角膜老年环

一、概述与组织病理学特征

角膜老年环（cornea arcus senilis）是位于角膜周边部基质内的类脂质沉着，常见于 50 岁以上的老人，大多双眼对称（图 10-4-1）。脂质沉着部位主要位于前弹力层和后弹力层附近。起初混浊位于角膜上下方，逐渐发展为宽约 1mm 的环形，病变外侧边界清晰，与角膜缘之间常有一透明条带，内侧边界模糊，随着年龄的增长混浊程度可加重。老年环通常是一种有遗传倾向的退行性改变，但有时也可能是高脂蛋白血症（尤其是低密度脂蛋白）或血清胆固醇增高的眼部表现。组织病理学检查可见，脂质首先沉积在角膜后弹力层，随后沉积在前弹力层。这些脂质物质主要由胆固醇、胆固醇酯、磷脂和中性甘油酯组成。

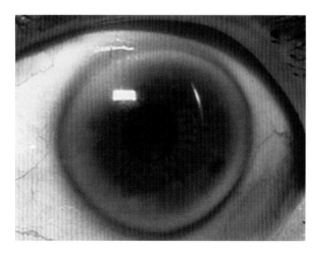

图 10-4-1　角膜老年环患者的角膜缘见白色环状混浊带，外边缘清晰，内边缘模糊

二、共聚焦显微镜下表现

类脂质物质在共聚焦显微镜下表现为中高反光的无定形物质，因此在角膜激光共聚焦显微镜下可见老年环部位浅层组织呈中高反光，内部反光不均匀；而深层由于激光无法透过而不能显示。老年环外边界处反光较强，而内边界处呈现不均匀的中低反光；基质结构模糊，细胞形态无法分辨（图10-4-2）。

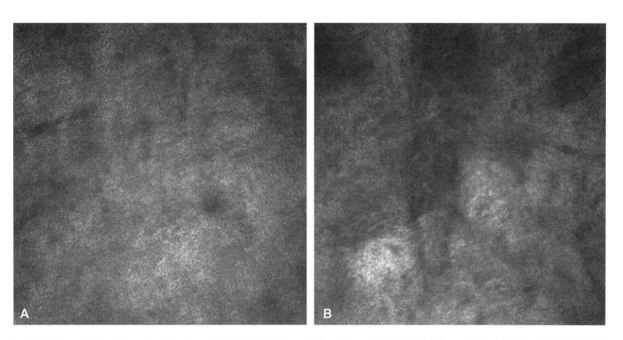

图 10-4-2　老年环区域的浅层基质为中高反光的无定形物质，内部反光不均匀（A），基质细胞的形态和轮廓均无法分辨（B）（800×）

（乐琦骅　项　俊　徐建江）

1. Grupcheva C N, McGhee C N J, Dean S, et al. In vivo confocal microscopic characteristics of iridocorneal endothelial syndrome. Clin Exp Ophthalmol, 2004, 32（3）: 275-283.

2. Garibaldi D C, Schein O D, Jun A. Features of the iridocorneal endothelial syndrome on confocal microscopy. Cornea, 005, 24（3）: 349-351.

3. Sheppard J D Jr, Lattanzio F A Jr, Williams P B, et al. Confocal microscopy used as the definitive, early diagnostic method in Chandler syndrome. Cornea, 2005, 24（2）: 227-229.

4. Patel D V, Phua Y S, McGhee C N. Clinical and microstructural analysis of patients with hyper-reflective corneal endothelial nuclei imaged by in vivo confocal microscopy. Exp Eye Res, 2006, 82（4）: 682-687.

5. Uçakhan O O, Kanpolat A, Ylmaz N, et al. In vivo confocal microscopy findings in keratoconus. Eye Contact Lens, 2006, 32（4）: 183-191.

6. 乐琦骅, 徐建江, 孙兴怀, 等. 共焦显微镜下虹膜角膜内皮综合征的角膜形态学观察. 中华眼科杂志, 2008, 44（11）: 987-992.

7. Efron N, Hollingsworth J G. New perspectives on keratoconus as revealed by corneal confocal microscopy. Clin Exp Optom, 2008, 91（1）: 34-55.

8. Mocan M C, Yilmaz P T, Irkec M, et al.The significance of Vogt′s striae in keratoconus as evaluated by in vivo confocal microscopy. Clin Experiment Ophthalmol, 2008, 36: 329-334.

9. Niederer R L, Perumal D, Sherwin T, et al. Laser scanning in vivo confocal microscopy reveals reduced innervation and reduction in cell density in all layers of the keratoconic cornea. Invest Ophthalmol Vis Sci, 2008, 49: 2964-2970.

10. Alsuhaibani A H, Al-Rajhi A A, Al-Motowa S M, et al. Corneal endothelial cell density and morphology after acute hydrops in keratoconus. Cornea, 2008, 27（5）: 535-538.

11. Mocan M C, Yilmaz P T, Irkec M, et al. In vivo confocal microscopy for the evaluation of corneal microstructure in keratoconus. Curr Eye Res, 2008, 33（11）: 933-939.

12. Le Q H, Sun X H, Xu J J. In vivo confocal microscopy of iridocorneal syndrome. Int Ophthalmol, 2009, 29（1）: 11-18.

13. Malhotra C, Pandav S S, Gupta A, et al. Phenotypic heterogeneity of corneal endothelium in iridocorneal endothelial syndrome by in vivo confocal microscopy. Cornea, 2014, 33（6）: 634-637.

14. Bitirgen G, Ozkagnici A, Bozkurt B, et al. In vivo corneal confocal microscopic analysis in patients with keratoconus. Int J Ophthalmol, 2015, 8（3）: 534-539.

15. Messina M, Elalfy M, Ghoz N, et al. Calcified corneal nerves. Cornea, 2015, 34（6）: 707-709.

16. Pahuja N K, Shetty R, Nuijts R M, et al. An in vivo confocal microscopic study of corneal nerve

morphology in unilateral keratoconus. Biomed Res Int, 2016, 2016: 5067853.

17. Ghosh S, Mutalib H A, Kaur S, et al. Corneal cell morphology in keratoconus: a confocal microscopic observation. Malays J Med Sci, 2017, 24 (2): 44-54.

18. Silva L, Najafi A, Suwan Y, et al. The iridocorneal endothelial syndrome. Surv Ophthalmol, 2018, 63 (5): 665-676.

19. Gokul A, Vellara H R, Patel D V. Advanced anterior segment imaging in keratoconus: a review. Clin Exp Ophthalmol, 2018, 46 (2): 122-132.

20. Malhotra C, Seth N G, Pandav S S, et al. Iridocorneal endothelial syndrome: evaluation of patient demographics and endothelial morphology by in vivo confocal microscopy in an Indian cohort. Indian J Ophthalmol, 2019, 67 (5): 604-610.

第十一章

共聚焦显微镜在
各类角膜移植手
术随访中的应用

第一节　概　　述

角膜移植术是通过手术切除患者混浊不透明的角膜组织，再用健康的角膜组织进行替换，达到控制角膜病情、提高患眼视力和改善眼表外观的治疗手段。根据手术方式不同，可将其分为全层的穿透性角膜移植术（penetrating keratoplasty，PKP）和各种成分角膜移植术（图11-1-1）。穿透性角膜移植术用健康的全层角膜供体组织替换病变角膜，是最传统最经典的角膜移植术，也是目前国内绝大多数有资质开展角膜移植手术的单位所采取的主要手术方式。

随着手术技术的改进和对角膜结构及生理功能的深入研究，成分角膜移植的概念逐渐为人关注。成分角膜移植术仅替换病变层次的角膜组织，不仅从解剖结构上使角膜组织的恢复更接近生理状态，也有利于应对我国角膜供体紧张的现实，最大程度地利用好有限的角膜供体。因此近十年以来成分角膜移植术在国内的临床应用逐渐得到推广。但是成分角膜移植术，尤其是角膜内皮移植术，手术学习曲线较长，对植片的质量和制备过程要求较高，对医生的手术经验和围手术期处理提出了更高的要求。目前主流的成分角膜移植为板层角膜移植术和内皮移植术，前者包括前板层角膜移植术（anterior lamellar keratoplasty，ALK）和全厚深板层角膜移植术（full-thickness deep anterior lamellar keratoplasty，DALK），内皮移植术包括后弹力层剥除内皮移植术（descemet stripping endothelial keratoplasty，DSEK）和后弹力层内皮移植术（descemet membrane endothelial keratoplasty，DMEK）（图11-1-1）。

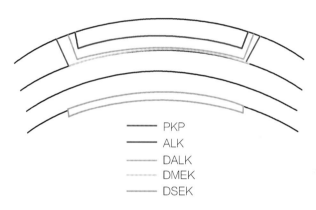

图 11-1-1　穿透性角膜移植术和各种成分角膜移植术的示意图

第二节　穿透性角膜移植术

一、穿透性角膜移植术随访的重要意义

穿透性角膜移植术（PKP）的术后随访时间节点一般至少包括术后1天、1周、前三个月每月1~2次，之后逐渐过渡至2~3个月一次，一般密切随访时间至少两年。之后可以逐渐过渡为半年一次。术后随访是确保手术成功不可或缺的环节。随访重点不仅包括评估原发病的控制情况和植片存活情况，也包括及早发现并发症并进行应对处理。通过裂隙灯检查仔细观察角膜植片透明度、缝线松紧、植片上皮愈合情况和新生血管、原发病（如感染性角膜病）是否存在复发迹象等（图11-2-1，图11-2-2）。

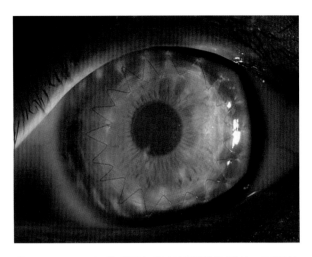

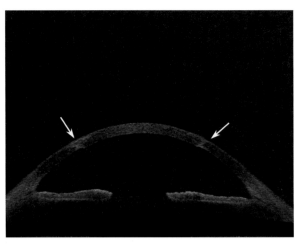

图 11-2-1　PKP 术后两年患者的裂隙灯图片，可见植片透明，前房深度良好，瞳孔圆

图 11-2-2　PKP 术后两年患者的眼前节相干光断层扫描图片，箭头所示为植片与植床愈合的界面，与示意图（图 11-1-1）的表现几乎完全一致

　　然而，仅仅使用裂隙灯对植片进行观察还远远不够，对于 PKP 手术来说，术后维持植片透明最重要的因素是角膜内皮细胞的数量和功能。因此需要使用无创的活体影像学检查设备如共聚焦显微镜、角膜内皮镜等对角膜内皮细胞的密度、形态和各项参数进行随访和测量，帮助评估植片的功能。

　　共聚焦显微镜是 PKP 术后随访中的一项重要的工具，不仅可在活体状态下无创性观察角膜植片各层细胞的情况，评估内皮细胞的形态和功能、观察角膜神经的修复与再生，而且对于早期发现术后并发症如角膜内皮功能失代偿、植片排斥等具有重要意义。

二、共聚焦显微镜在穿透性角膜移植手术随访中的应用

　　1. 角膜内皮细胞　角膜内皮细胞在维持角膜透明的生理状态中起着非常重要的作用。正常情况下随着年龄增长，角膜内皮细胞数量逐渐下降。在穿透性角膜移植术后，内皮细胞丢失率往往明显上升。以往的研究表明，PKP 术后十年，无任何并发症（即未发生排斥、内皮功能失代偿或再次手术）的植片，其内皮细胞丢失率达到 67%±18%，而其中，术后 1~2 年的内皮细胞丢失率最高，可达 30% 以上，之后逐渐下降，术后 5~10 年每年的丢失率平均为 4%。所以定期随访，评估 PKP 术后角膜内皮细胞的数量、细胞形态以及六边形细胞占总细胞数的比例，对于判断植片的存活状况和预后具有重要的意义。

　　我们对 200 余例 PKP 术后植片情况稳定的病例进行随访的结果表明：PKP 术后 1 年，内皮细胞平均密度为 2 158 个 /mm²（1 218~2 646 个 /mm²）；术后 2 年，内皮细胞平均密度下降至 1 758 个 /mm²（1 002~2 259 个 /mm²）；术后 3 年，内皮细胞平均密度进一步下降至 1 443 个 /mm²（867~2 167 个 /mm²）（图 11-2-3~ 图 11-2-7）。我们的结果与国内外的文献报道接近。同时，内皮

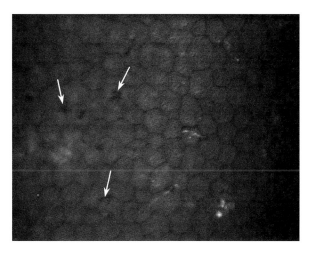

图 11-2-3　PKP 术后 6 个月，可见内皮细胞之间有多个暗区（白色箭头处），内皮细胞密度约 2 300 个 /mm²（1 000×）

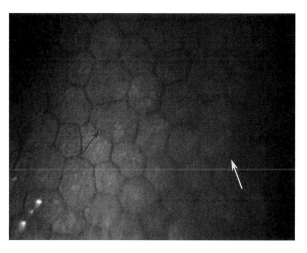

图 11-2-4　PKP 术后一年的图片，内皮细胞密度为 1 861 个 /mm²，可见大部分细胞仍为六边形，但有少数细胞形态异常（红色箭头处），且可见一个八边形细胞（黄色箭头处）（1 000×）

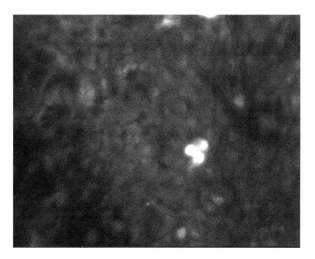

图 11-2-5　PKP 术后 18 个月时，内皮细胞之间的暗区数量明显增多，细胞密度为 1 800 个 /mm² 左右（1 000×）

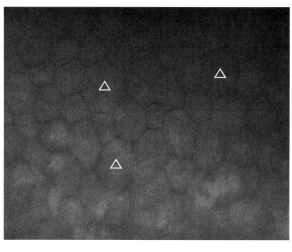

图 11-2-6　PKP 术后两年，内皮细胞密度为 1 292 个 /mm²，细胞大小差异度明显增加，可见数个八边形内皮细胞（△处），细胞面积明显大于邻近细胞（1 000×）

图 11-2-7　PKP 术后 3 年，内皮细胞密度 937 个 /mm²，细胞内可见高反光的细胞核样结构，细胞大小差异明显，六边形细胞比例明显下降（1 000×）

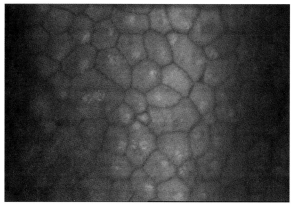

细胞的形态有程度不同的异常，六边形细胞比例下降，可见四边形、八边形内皮细胞；细胞大小差异度和平均细胞面积均高于正常人群，且内皮细胞密度越低者，细胞大小差异度越高、平均细胞面积越大。

2. 角膜基质　正常情况下共聚焦显微镜下仅能见到角膜基质细胞的胞核，见不到基质细胞的胞体。而在 PKP 术后早期，基质中往往可以见到大量处于激活状态的基质细胞，其胞体呈有突起的多角形，体积较大，高反光，而胞核往往反光较弱，胞核与胞质不易区分（图 11-2-8）。数月之后，胞体的高反光特性将会逐渐消退，胞核又重新可见（图 11-2-9）。但 PKP 术后基质细胞的胞核往往较小、排列较紊乱，且密度大多低于正常人群。

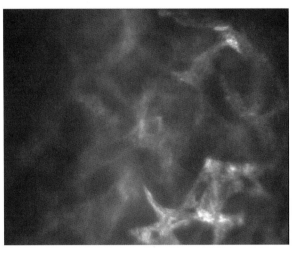 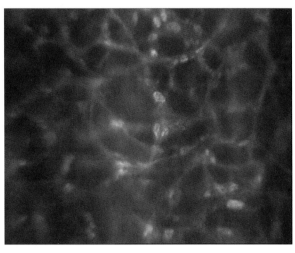

图 11-2-8　PKP 术后 3 个月，可见大量呈激活状态的基质细胞，胞体呈有突起的多角形，高反光，而胞核基本无法分辨（1 000×）

图 11-2-9　PKP 术后 1 年，仍可见较多呈激活状态的角膜基质细胞，但已可见部分细胞的胞核（1 000×）

　　在缝线附近的角膜基质以及深层角膜基质中，往往可见到中低反光的纵行条纹（图 11-2-10），与圆锥角膜深层基质中的纵行暗纹类似，推测可能与缝线牵拉造成基质内形成细小的皱褶有关。此外，在极少数植片透明的患者中，还可见到浅基质层内有高反光物质沉积于细胞基质之间（图 11-2-11），在此附近的基质细胞往往无法辨认。这种高反光物质的来源和性质目前尚不清楚，还有待于进一步的研究。

　　3. 角膜上皮　PKP 术后情况稳定的植片，其上皮细胞形态与正常上皮细胞基本相同，且细胞密度也无明显差异（图 11-2-12）。

　　4. 角膜神经的恢复和再生　传统的检查方法无法观察到活体状态下角膜神经的情况，而共聚焦显微镜则是一项非常有力的"武器"，可以无创伤性动态观察 PKP 术后角膜神经的恢复和再生情况。据我们的观察总结，术后 3~6 个月，在植片周边部可以观察到细小的再生的角膜神经纤维，但是在植片中央区域尚见不到再生的神经纤维。而在术后 1 年左右，在浅基质层和中基质层可以见到部分再生的神经纤维。上皮下神经丛的恢复和再生则至少需要 2~3 年时间（图 11-2-13）。

另外，再生的神经纤维其形态往往与正常的神经纤维有所差异，据文献报道，这可能与患者的年龄和原发疾病有关。一般来说，老年患者或者术前诊断为角膜营养不良和大泡性角膜病变的患者，其术后再生的神经纤维形态和直径往往异于正常，可以表现为神经的异常扭曲（图 11-2-14）、走行方向异常以及明显粗于或细于正常的神经纤维（图 11-2-15）。

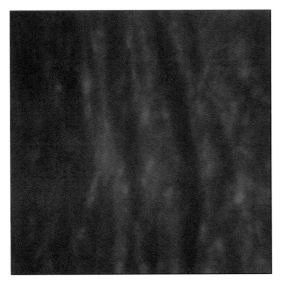

图 11-2-10　PKP 术后角膜基质内可见许多纵行暗纹，基质细胞的胞核较小、排列较紊乱，且密度低于正常（1 000×）

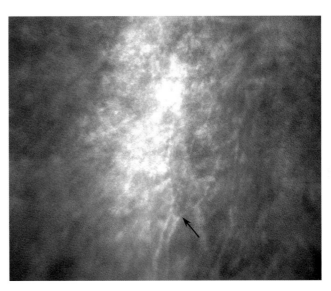

图 11-2-11　浅基质层内可见高反光物质沉积，沉积物附近的基质细胞形态较难分辨，但仍然可见神经纤维（箭头处）（1 000×）

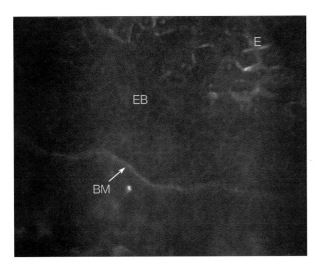

图 11-2-12　PKP 术后 3 年，稳定的角膜植片的上皮细胞层（E）、上皮细胞基底层（EB）和前弹力层（BM）的形态与正常角膜无明显差异，可见部分再生的神经纤维（箭头）（1 000×）

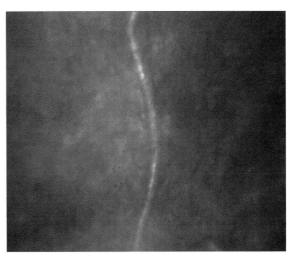

图 11-2-13　PKP 术后 1 年，在角膜基质内可见再生的神经纤维，但与正常角膜基质神经相比，再生的神经纤维纤细且扭曲明显（1 000×）

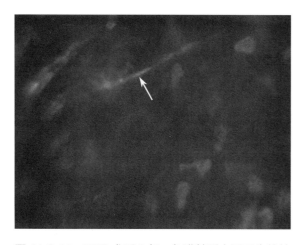

图 11-2-14　PKP 术后 2 年，角膜基质内见再生的神经纤维，与正常的神经纤维相比仍较纤细，但已无明显扭曲（1 000×）

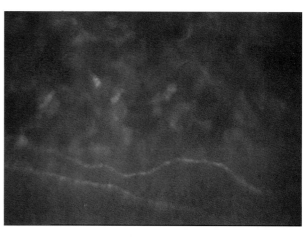

图 11-2-15　PKP 术后 30 个月，前弹力层处可见再生的神经纤维，形态与正常上皮下神经丛接近，但神经分支较少（1 000×）

5. 植片 / 植床愈合过程　有研究表明，PKP 术后 1 周左右在植片 / 植床结合处及缝线周围即形成瘢痕。在随后的 3~4 周，瘢痕反应继续加重，以后逐渐趋于稳定。缝线周围的瘢痕组织仅在围绕缝线的表浅部分形成，位于角膜深层的缝线周围则很少形成瘢痕，除非缝线穿透或非常靠近内皮层。我们的研究结果与此类似，在术后两年时，靠近角膜内皮层的植片与植床之间并未见到明显的瘢痕组织（图 11-2-16）。另外，植床 / 植片钻切整齐，对合较好处，瘢痕组织往往较轻；而在对合不佳处瘢痕形成较为明显。瘢痕程度的不同以及缝线的松紧、深浅可能都会对术后的角膜散光产生影响。

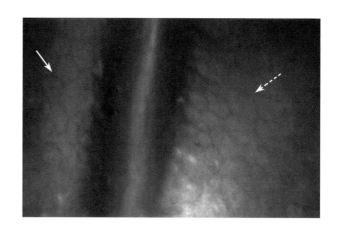

图 11-2-16　PKP 术后植片与植床交界处的图像，可见中间的低折光带为植片植床交界处，左侧为植床，植床上的内皮细胞基本为六边形（白色箭头所指处）；右侧为植片，可见数个四边形内皮细胞（白色虚线箭头所指处），植片上的内皮细胞平均面积明显大于植床（1 000×）

三、共聚焦显微镜在穿透性角膜移植术后免疫排斥反应诊断中的应用

1. PKP 术后免疫排斥　由于前房相关免疫偏离的存在，角膜移植是人体成功率最高的组织移植手术。尽管如此，术后免疫排斥反应仍然是导致手术失败的首位并发症。排斥反应可以发生在角膜上皮、基质或内皮，其中内皮型排斥最为常见。研究认为穿透性角膜移植手术破坏了前房相关免疫偏离，角膜缘的抗原呈递细胞和血管、淋巴管中的免疫细胞识别植片携带的同种异体抗原，激活局部淋巴组织，通过角膜缘、睫状体、虹膜和房水途径运输而来的淋巴细胞对植片组织造成损伤。

PKP 术后免疫排斥反应主要表现为 Khodadoust 线、基质水肿和新生血管形成。Khodadoust 线（图 11-2-17）一直被认为是角膜免疫排斥反应的标志，但是由于很多患者并不是在发生排斥反应的第一时间到医院就诊，因此接诊时往往看不到 Khodadoust 线。

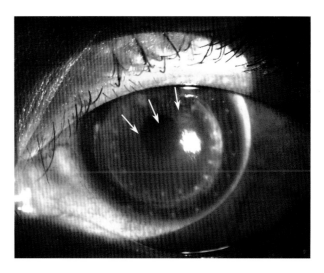

图 11-2-17　角膜移植术后的裂隙灯下所见，箭头所示处为 Khodadoust 线，Khodadoust 线以下区域角膜混浊水肿，提示已发生排斥反应，Khodadoust 线以上区域角膜尚透明，还未受排斥反应累及

2. 免疫排斥反应的高危因素　发生免疫排斥反应与术前高危因素、手术操作和术后处理都有直接联系。公认容易引发免疫排斥反应的高危因素有：

（1）角膜植床新生血管化：一般来说，超过两个象限的植床发生新生血管化则术后发生排斥反应的风险较高。

（2）大直径植片或者偏中心植片。角膜缘是富含免疫呈递细胞、血管和淋巴管的区域，接近角膜缘的植片发生排斥反应的概率较高。

（3）原发疾病为角膜急性感染未得到控制或由此导致的角膜穿孔。

（4）年龄小于 3 岁的儿童患者。

（5）受体眼接受过多次角膜移植手术。

（6）眼部其他疾病引起的高危因素：眼部慢性持续性炎症，无晶状体眼或者人工晶状体眼，青光眼手术或长期使用抗青光眼药物史。

（7）手术引起的高危因素：植床植片对合不良，虹膜与植片发生前粘连。

3. PKP 术后免疫排斥反应在共聚焦显微镜下的表现　我们应用共聚焦显微镜对多例角膜移植术后免疫排斥反应的角膜移植片进行扫描检测，对具有共性的表现总结如下：

（1）角膜上皮层：以 Khodadoust 线为界，可见以发生排斥反应和未发生排斥反应的两个区域的上皮细胞呈现完全不同的形态改变。已发生排斥反应的区域上皮表层细胞边界模糊，胞核反光度降低，细胞间可见许多表皮细胞坏死脱落留下的暗区，基底细胞的数目明显减少，在接近前弹力层的基底上皮区域伴明显的朗格汉斯细胞浸润。尚未发生排斥反应的区域上皮表层细胞与基质细胞排列整齐，表层细胞排列较疏松而基质细胞排列较紧密，边界清楚，细胞数目正常，一般很少见到朗格汉斯细胞（图11-2-18~图11-2-20）。

（2）角膜基质层：基质型排斥反应大多与内皮型排斥反应共存。共聚焦显微镜下可见角膜基质细胞普遍处于激活状态，细胞体积增大，胞体变形，胞核数量减少；在细胞形态模糊不清的基质细胞背景中出现数量不等、分布不均、胞体较小、胞核反光明亮的炎症细胞（图11-2-21，图11-2-22）。这些炎症细胞较多地分布在移植片缝线及新生血管周围，而且这种改变往往早于基质细胞的改变。

（3）角膜内皮：共聚焦显微镜下内皮排斥反应的典型表现是内皮细胞胞体增大、六边形结构消失、边界不清，可伴有核固缩，内皮细胞之间可见大量圆形高亮的炎症细胞浸润（图11-2-23，图11-2-24）。Khodadoust线经过的区域，角膜内皮细胞数目明显减少，边界不清，六边形形态消失，胞体增大呈伪足状。而Khodadoust线尚未经过的区域，角膜内皮细胞之间没有炎症细胞浸润，细胞轮廓可以分辨

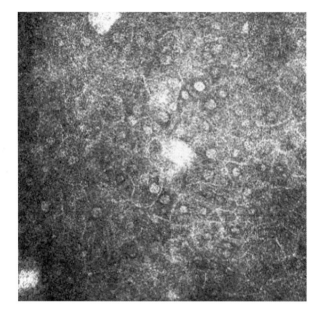

图 11-2-18 Khodadoust 线未经过区域，角膜翼状上皮细胞形态正常（800×）

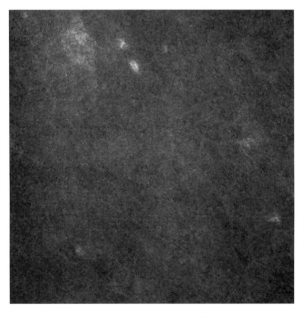

图 11-2-19 Khodadoust 线经过区域，角膜上皮结构被完全破坏，翼状上皮细胞边界模糊，细胞轮廓很难分辨（800×）

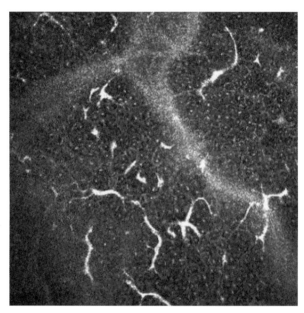

图 11-2-20 Khodadoust 线经过区域的角膜上皮基底层内见大量朗格汉斯细胞浸润（800×）

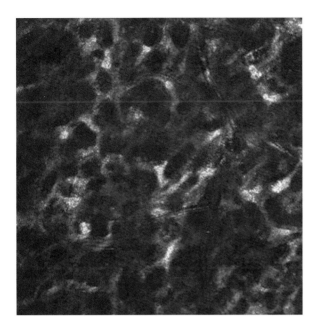

图 11-2-21　发生排斥反应的植片，浅基质层内见大量处于激活状态的基质细胞，胞体呈多角形突起，并相连形成蜂窝状，胞核较难分辨（800×）

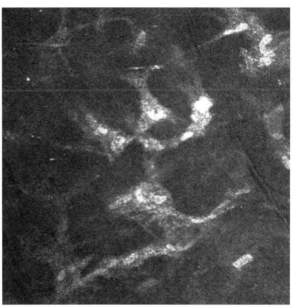

图 11-2-22　发生排斥反应的植片，深基质层内也可见大量处于激活状态的基质细胞，但细胞的胞体较浅基质层内的细胞大，且密度较低。部分细胞的胞核勉强可辨（800×）

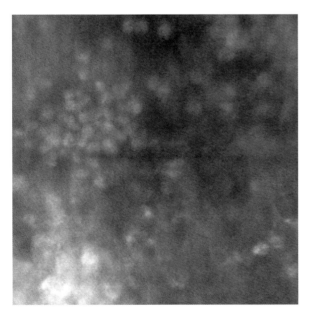

图 11-2-23　发生免疫排斥反应的植片，角膜内皮细胞之间见大量炎症细胞浸润（800×）

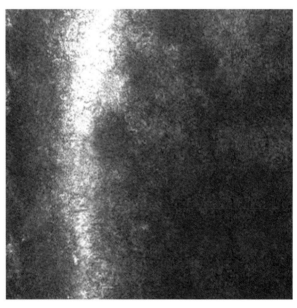

图 11-2-24　Khodadoust 线经过区域，内皮细胞边界不清，胞体增大，失去正常的六边形镶嵌结构（800×）

（图 11-2-25 ）。当内皮细胞发生形态改变之后，相应区域的基质细胞也呈细胞肿胀和背景反光增强等组织水肿的表现。

4. 共聚焦显微镜下对于 PKP 术后免疫排斥反应的诊断和鉴别诊断的意义　角膜移植排斥反应的机制仍未完全明了，临床上的防治研究仍面临着许多的挑战。免疫排斥反应的正确早期诊断对于逆转排斥、挽救植片、延长植片存活时间、提高角膜移植手术质量具有非常重要的意义。以往主要依据病人的主诉如视物模糊、移植片透明度改变和裂隙灯检查等综合判断作出诊断。由于缺乏足够的活体客观指标，准确的早期诊断与亚临床型诊断存在较大困难，往往在明确诊断时角膜移植片的各层细胞，特别是角膜内皮细胞已遭到不可逆性的损害。

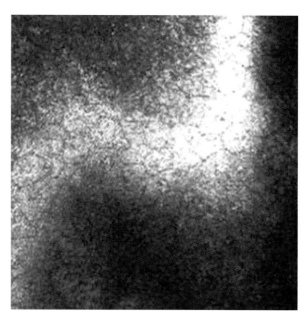

图 11-2-25　Khodadoust 线未经过区域，内皮细胞之间没有炎症细胞浸润，细胞轮廓清晰（800×）

共聚焦显微镜对角膜移植排斥反应的早期诊断具有重要的临床意义，为角膜移植排斥反应的鉴别诊断提供四维的活体细胞学证据。研究发现，当排斥初期，临床上症状和体征尚不明显时，角膜移植片边缘就可出现新生血管扩张，血管壁上可见蠕动的、胞体较小而反光度强的细胞。与此同时，角膜移植片的各层细胞也有相应的特征改变：Khodadoust 线经过的区域上皮表层及基质细胞均出现胞体肿胀，胞核模糊，表皮细胞出现由于坏死脱落的空泡状等改变；基质细胞受累时，胞核拉长，细胞间隙加宽，炎症细胞浸润于基质细胞之间，上皮下神经纤维呈串珠状改变；内皮排斥则在 Khodadoust 线出现前已有内皮细胞形态改变与炎症细胞的浸润等。这些活体细胞的三维形态改变都可以通过共聚焦显微镜观察到，可极大地提高角膜移植排斥反应早期诊断的敏感性与准确性，为临床早期治疗提供准确的科学依据。

此外，共聚焦显微镜对于免疫排斥反应的鉴别诊断也具有非常重要的意义。原发病为感染性角膜病的患者，术后原发疾病复发与免疫排斥反应的表现可能非常相似，均可表现为角膜基质水肿（特别是单纯疱疹病毒性角膜炎）。如此时未进行正确诊断和鉴别诊断就使用大剂量激素冲击治疗，容易造成感染进一步加重。共聚焦显微镜能正确评估角膜植片内皮细胞的状态，判断植片内是否有炎症细胞和树突状细胞浸润以及细胞形态，上皮细胞形态及排列等，结合临床表现辅助诊断究竟是免疫排斥反应还是原发病复发。对于原发疾病是真菌感染或棘阿米巴原虫感染的病例，共聚焦显微镜在诊断和鉴别诊断中的应用价值更大，相关内容见第四章，在此不再重复。

共聚焦显微镜可在活体上为角膜移植排斥反应的发生与发展、治疗反应及预后监测提供连续的动态观察。角膜移植排斥反应是一个由细胞介导的、由多细胞和多因子参与的复杂过程，以往的研究只能依据动物实验或离体的组织病理切片和铺片，相对缺少活体细胞学依据。共聚焦显微镜可以提供高清晰度的活体细胞图像，为角膜移植排斥反应的研究提供有力的活体细胞病理学证据。即使在角膜混浊时它仍能清楚地显示细胞的形态改变以及各层细胞与浸润免疫细胞的量化指标。由于该项检查无创伤性，因而可对排斥反应角膜进行连续的监测。共聚焦显微镜提供的这些详细资料为角膜移植术后排斥反应的发病机制及细胞病理学研究提供前所未有的科学依据，而且可使我们对该症的诊治从定性向定量过渡，有效提高角膜移植排斥反应的诊治水平，具有广阔的研究前景。

第三节 前板层角膜移植术

一、概述

前板层角膜移植术（anterior lamellar keratoplasty,ALK）（图 11-3-1，图 11-3-2）避免了 PKP"开放式"手术的种种风险和并发症，如伤口撕裂、术中眼内容物脱出、爆发性脉络膜上腔出血等，同时 ALK 手术不破坏前房相关免疫偏离，因此术后免疫排斥反应发生率较低。然而，ALK 术后创面的基质细胞向成纤维细胞转化并分泌细胞外基质沉积于创面，导致 ALK 的植片与植床界面发生层间混浊，影响术后视力恢复和视觉质量。尽管如此，由于 ALK 手术难度较低，再加上 ALK 对植片的要求较低，内皮密度不达标不能用于 PKP 手术的植片或者是甘油长期保存的植片，都可用于 ALK 手术，因此对于浅层 - 中层角膜基质病变的患者 ALK 仍然是最常用的治疗手段之一。

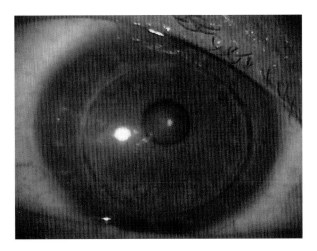

图 11-3-1 ALK 术后患者的裂隙灯图片，可见植片与植床层间有轻度 haze，植片基本透明

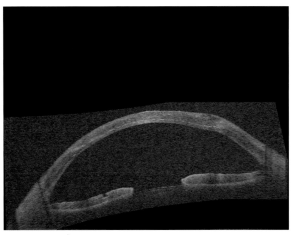

图 11-3-2 ALK 术后患者的眼前节相干光断层扫描图片，与示意图（图 11-1-1）的表现几乎完全一致

二、共聚焦显微镜在前板层角膜移植术随访中的应用

我们使用共聚焦显微镜对 ALK 术后稳定的植片和植床进行观察，探讨板层角膜移植术在重建眼表结构和功能方面的临床价值。

1. 角膜上皮层　稳定的角膜植片，其上皮细胞呈排列疏松的蜂窝状，细胞较大，边界清楚，细胞核呈高反光结构（图 11-3-3）。上皮基底细胞较上皮细胞小，呈排列紧密的蜂窝状，细胞边界清晰呈高反光，未见细胞核。在部分患者的基底层上皮细胞之间可见少量朗格汉斯细胞。前弹力层呈均一的无细胞结构，术后一年随访时前弹力层层面未见典型的串珠状的上皮下神经纤维（图 11-3-4），术后三年随访时可见形态基本正常的上皮下神经纤维（图 11-3-5）。

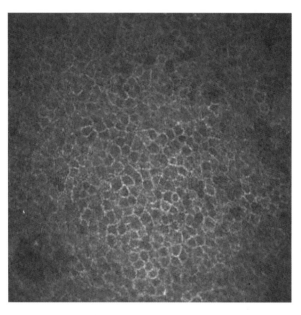

图 11-3-3　ALK 术后患者的角膜上皮形态正常，细胞排列呈蜂窝状，细胞核不见（800×）

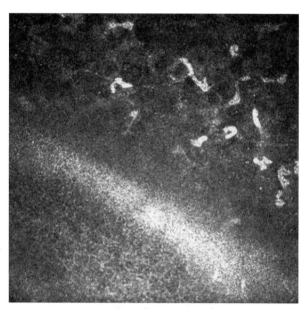

图 11-3-4　ALK 术后一年，患者的前弹力层处未见明显的神经结构再生迹象（800×）

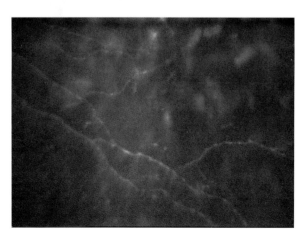

图 11-3-5　ALK 术后三年，患者的前弹力层处可见形态基本正常的神经纤维（1 000×）

2. 角膜基质层 ALK 术后稳定角膜植片的基质细胞，细胞核较小呈中等反光，基质细胞未见明显的激活态表现，但是排列稍显紊乱（图 11-3-6）。在植片与植床交界处，可见明显的无细胞结构高反光区（图 11-3-7）。研究表明，角膜板层间的这些高反光区一定程度上是由于手术造成的，植片、植床的切削面不平滑、凹凸不平造成的，并对视力有一定的影响。同时在这些高反光区可以见到一些点状的高反光颗粒（图 11-3-8），这可能是残留在层间的组织碎屑、炎症细胞及一些细胞外残骸堆积形成。随飞秒激光辅助角膜移植技术的开展，特别是飞秒辅助植片/植床制作在临床上的广泛应用，术后植片/植床界面上的高反光颗粒沉积现象逐渐减少。研究认为激光辅助制作的植片和植床，其界面比板层刀制作更加光滑，细胞外残骸和界面上的炎症反应更轻，术后发生界面混浊的概率更低，因此使用激光辅助 ALK 手术的术后视觉质量和视力恢复情况优于传统板层刀制片的 ALK 手术。

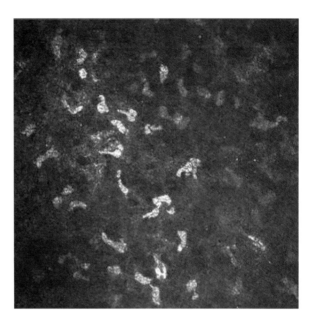

角膜植床的基质细胞，细胞核较大，呈中等反光，术后早期患者的植床内可见较多处于激活状态的基质细胞，随着随访时间延长和植片状况逐渐稳定，激活状态基质细胞的数量逐渐减少。偶尔在深层基质内可见缝线牵拉引起的皱褶（图 11-3-9，图 11-3-10）。

图 11-3-6 ALK 术后稳定的角膜植片，基质细胞核较小呈中等反光，排列略显紊乱（800×）

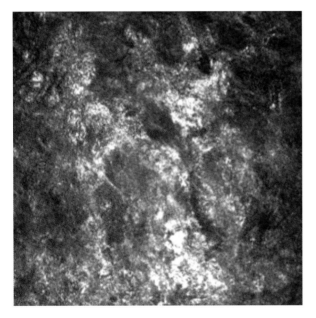

图 11-3-7 ALK 术后植片与植床交界处呈现明显的高反光，此处细胞结构分辨较为困难（800×）

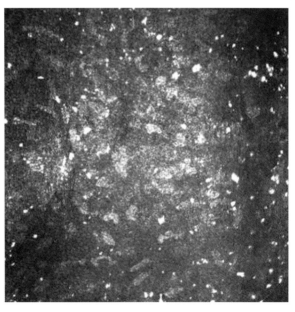

图 11-3-8 ALK 术后的植片/植床界面上可见大量大小不等的高反光颗粒状物质（800×）

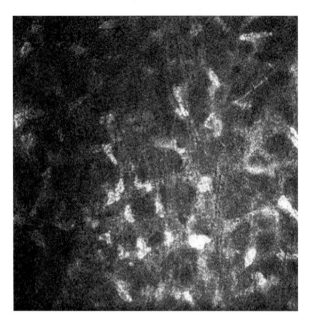

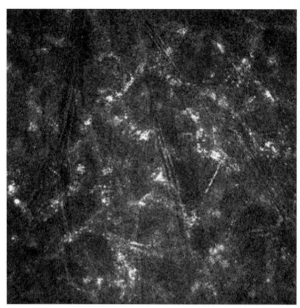

图 11-3-9　ALK 术后早期，在植床内可见大量处于激活状态的角膜基质细胞（800×）

图 11-3-10　ALK 术后植床内可见较多基质皱褶产生的暗纹（800×）

3. 角膜内皮层　板层角膜移植术后共聚焦显微镜发现植床的内皮细胞在数量与形态上与正常内皮细胞无明显差异（图 11-3-11），表明 ALK 对内皮和前房的干扰很少，不仅明显降低排斥反应的发生率，而且有利于角膜内皮长期的生理功能维持，是一种相对安全的手术方式。

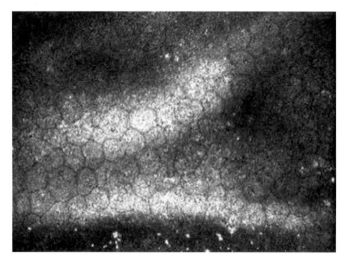

图 11-3-11　ALK 术后的角膜内皮形态和密度基本正常（×800）

第四节　全厚深板层角膜移植术

一、概述

全厚深板层角膜移植术（full-thickness deep anterior lamellar keratoplasty，DALK）是近十年飞速发展的一种新型成分角膜移植手术，主要针对病变局限于角膜基质层而内皮细胞无明显病变的患者，如圆锥角膜。DALK 不仅具备 ALK 手术对植片要求低、不破坏前房相关免疫偏离和免疫排斥反应发生率低的优势，而且术后视力预后可以与 PKP 手术媲美。因此近年来，DALK 手术在临床上的应用得到极大推广。

DALK 对病变角膜进行深达后弹力层的剖切，通过气泡或者其他手段分离基质层和后弹力层，仅保留患眼的后弹力层和内皮细胞层；去除植片的后弹力层和内皮层，将植片与植床缝合固定（图 11-4-1）。DALK 手术完整保留了患者的内皮细胞，术后内皮细胞衰竭、内皮型排斥反应、青光眼、白内障以及感染等并发症的发生概率大大降低。由于 DALK 对供体植片的要求较低，一些因内皮数量过少而不能用于穿透性角膜移植的角膜材料，甚至是甘油保存材料，均可用于该手术。DALK 手术完整去除了患眼的角膜基质（图 11-4-2），避免了患眼残留的角膜基质与植片的基质细胞相互作用产生细胞外基质沉积于植片 / 植床界面，影响视力恢复和视觉质量，术后视力可达到 PKP 的水平。

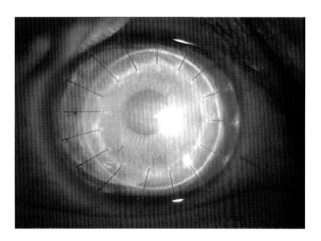

图 11-4-1　DALK 术后半年，可见植片透明，前房深浅正常，瞳孔圆

DALK 术的手术难度较高，学习曲线较长。后弹力层在手术显微镜下辨认困难，植床剖切深度和空气大泡的制作完全依靠操作者的感觉和经验。因此，该手术最初问世的相当长的一段时间内，术后发生后弹力层穿孔而被迫改为 PKP 术，或者术后出现双前房等并发症都非常常见。近几年，随着术中眼前节相干光断层扫描术（术中 OCT）的应用，手术医生可以通过 OCT 实时监控剖切层面的深度和确切位置，大大提高了手术成功率，减少了并发症。至此，DALK 手术的临床应用得到了极大的推广。虽然共聚焦显微镜的 Z-scan 模式可以具备测厚功能，但是不能在术中实时监控植床的制作过

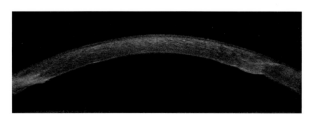

图 11-4-2　DALK 手术完整去除患眼的角膜基质层，植床深达后弹力层和内皮层，术后患者的眼前节相干光断层扫描图片，与示意图（图 11-1-1）的表现几乎完全一致

程，因此在 DALK 手术过程中的应用逐渐淡出。尽管如此，共聚焦显微镜在 DALK 术后的随访，尤其是使用甘油保存植片的患眼的随访过程中，仍然有一定的临床意义和应用价值。

二、共聚焦显微镜在全厚深板层角膜移植术后随访中的应用

笔者使用共聚焦显微镜对因圆锥角膜或角膜白斑而行 DALK 术的患者进行检查，其中约有半数病例使用甘油保存角膜植片，结果如下：

1. 上皮细胞和前弹力层　角膜植片的上皮细胞呈排列疏松的蜂窝状，胞体较大，胞核反光强（图11-4-3）。上皮基底层细胞排列也呈蜂窝状，但明显比上皮细胞小，排列紧密，胞体呈暗反光，细胞边界呈中高反光，胞核可见或不可见（图11-4-4）。植片的前弹力层呈均一的无细胞结构。植片的神经再生修复速度比 PKP 手术快，术后半年左右前弹力层就可见串珠状的上皮下神经纤维（图11-4-5）。

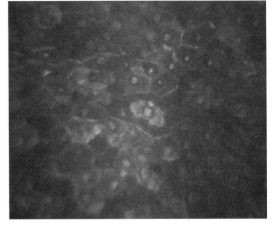

图 11-4-3　DALK 术后角膜植片的上皮细胞呈排列疏松的蜂窝状，胞体较大，胞核反光强（1 000×）

2. 基质细胞　角膜植片的基质细胞形态与正常角膜基质细胞的形态有所不同。新鲜角膜植片的基质细胞，胞核比正常基质细胞略小，呈纺锤形或椭圆形，呈中等反光，排列略显紊乱。甘油保存角膜植片的基质细胞，胞体明显皱缩扭曲，失去规则的形态，胞核结构分辨不清，但是粗大的神经纤维仍明显可辨（图11-4-6，图11-4-7）。植片与植床交界处可见少量不规则的高反光颗粒样物质沉积，近界面处部分基质细胞的胞体之间见裂隙样暗纹（图11-4-8，图11-4-9）。

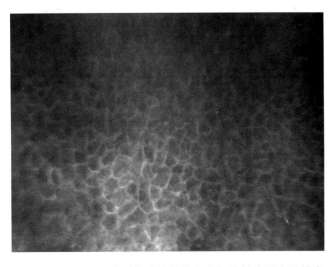

图 11-4-4　DALK 术后角膜植片的上皮细胞基底层也呈蜂窝状排列，胞体结构小，排列紧密，胞体呈暗反光，胞核可见或未见（1 000×）

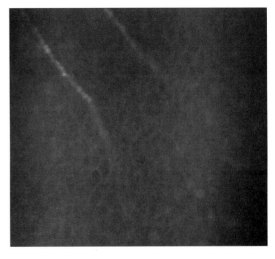

图 11-4-5　DALK 术后角膜植片的前弹力层呈均一的无细胞结构，见上皮下串珠状走行的神经纤维（1 000×）

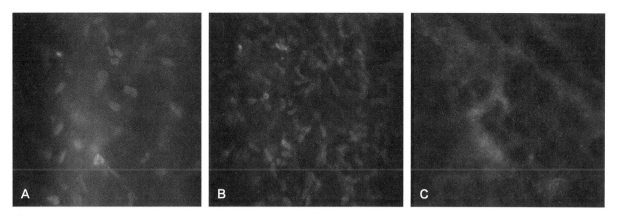

图 11-4-6　正常角膜基质细胞和 DALK 术后的基质细胞形态对比

正常角膜基质细胞（A）胞核较大，排列规则，胞体之间无裂隙样暗纹；新鲜植片的基质细胞（B）胞核比正常基质细胞略小，排列略显紊乱；稳定的甘油保存角膜植片的基质细胞（C）胞体明显皱缩扭曲，失去规则的形态，胞核结构分辨不清（1 000×）

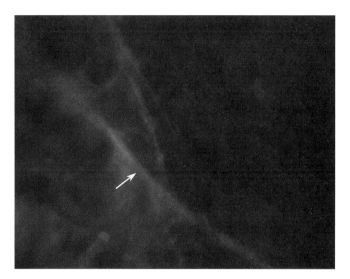

图 11-4-7　使用甘油保存角膜植片的 DALK 术后半年，植片内可见粗大的神经纤维（白箭头所示）（1 000×）

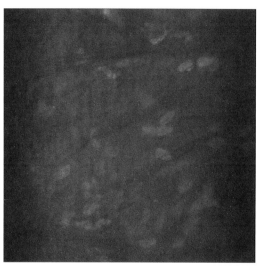

图 11-4-8　DALK 术后，邻近植床／植片界面的深基质层内，部分基质细胞的胞体之间见裂隙样暗纹（1 000×）

图 11-4-9　DALK 术后半年，植片与植床交界处可见少量不规则的高反光颗粒样物质（1 000×）

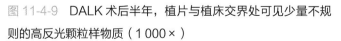

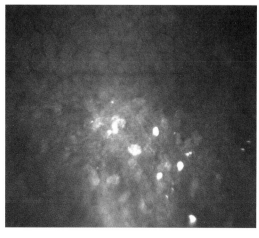

3. 内皮细胞　内皮细胞呈规则的六边形结构，细胞大小基本一致。胞体呈中度反光，细胞间隙为暗反光，未见细胞核（图11-4-10）。

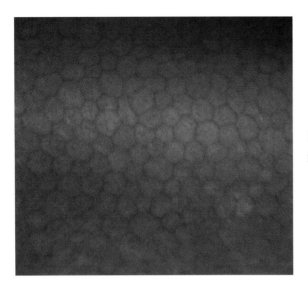

图 11-4-10　内皮细胞呈规则的六边形结构，细胞大小基本一致，未见细胞核（1 000×）

三、共聚焦显微镜下组织细胞表现的临床意义

研究中发现，在植片与植床交界界面上仅见少量不规则的高反光颗粒，结合 ALK 术后共聚焦显微镜的检查结果，推测这些可能是层间浸润的炎症细胞；植片与植床交界处的基质细胞胞体延展，并见裂隙样暗纹，与缝线牵拉可能有一定关系。据报道 ALK 术后在界面上出现大团不规则的高反光物质，这些物质来源于 ALK 层间分离时脱落的组织碎屑、细胞外残骸及移行的巨噬细胞，可以引起光线散射，影响视觉质量。但在 DALK 术后的界面上并未观察到这些物质，推测可能与 DALK 的界面深达后弹力层，植床/植片界面比 ALK 光滑平整，因此组织碎屑和移行进入的巨噬细胞较少有关。这也是 DALK 的光学效果优于 ALK 的证据之一。

DALK 术后的角膜植片，其上皮细胞、上皮细胞基底层和前弹力层的形态与正常的角膜并无明显差异。新鲜植片的基质细胞形态较为接近正常的基质细胞，但是胞核相对较小、排列略紊乱。而甘油保存植片的基质细胞则完全失去了正常形态，明显皱缩扭曲变形。我们考虑这可能与长期甘油保存导致细胞和胞核脱水，即使短暂复水也不能恢复。但此推测需要进一步延长观察时间、扩大研究样本量来予以证实。

DALK 术后内皮细胞的形态与正常角膜无明显差异，说明该手术对内皮和前房的骚扰比 PKP 小，不仅有利于保护内皮功能，也大大降低内皮型角膜排斥反应的发生率，延长植片的存活时间。尽管如此，最近几年的研究结果表明，随着随访时间的延长，DALK 术后的角膜内皮细胞的衰减速度仍然要快于正常生理状态下的内皮细胞丢失量，提示后弹力层的手术操作可能还是对角膜内皮局部生存的微环境造成一定影响。然而，其确切的机制目前尚不明确，需要进一步的研究。

第五节　角膜内皮移植术

一、概述

角膜内皮失代偿是常见的角膜病变，角膜内皮层因原发或继发病因受到损伤，内皮细胞数量减少或功能下降，引起其维持的角膜"脱水"状态失衡，造成角膜水肿混浊、视力下降。常见的病因有 Fuchs 角膜内皮营养不良（图 11-5-1，图 11-5-2），先天性遗传性角膜内皮营养不良，虹膜角膜内皮综合征（见图 10-1-1~ 图 10-1-9），病毒性角膜内皮炎（见图 4-3-3，图 4-3-4）和多次内眼手术（图 11-5-3）。以往 PKP 是治疗角膜内皮失代偿的最主要手术方式。随着成分角膜移植手术的发展，近二十年间，角膜内皮移植手术（endothelial keratoplasty，EK）替代了 PKP，成为治疗角膜内皮失代偿的首选治疗方式。

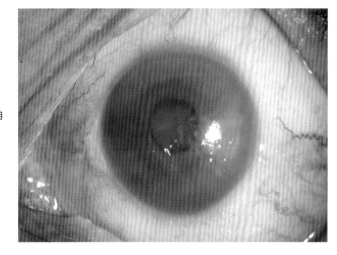

图 11-5-1　Fuchs 角膜内皮营养不良患者，术前角膜内皮失代偿，基质混浊水肿

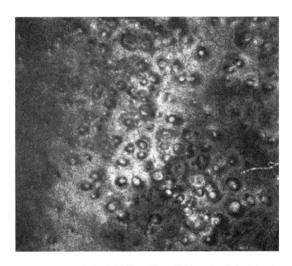

图 11-5-2　患者术前共聚焦显微镜见角膜内皮细胞层面大量赘疣（800×）

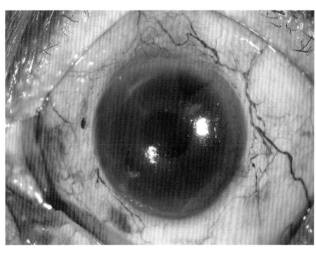

图 11-5-3　多次内眼手术致使角膜内皮失代偿患者，术前裂隙灯下见角膜基质水肿

最早的内皮移植术是 2001 年 Mark Terry 发明的小切口深板层角膜内皮移植术（deep lamellar endothelial keratoplasty，DLEK）。DLEK 术去除病变的角膜内皮细胞层和与之相邻的一层薄的深层角膜基质，保留正常的角膜上皮和前部基质，而后植入带少量角膜基质的角膜内皮植片。这种方式在植片和植床之间留下瘢痕界面，在一定程度上影响了术后视力恢复，而且术中容易发生植床穿孔、植床过厚或厚薄不均等并发症，已经逐渐被淘汰。

二、角膜内皮移植术的手术方式

目前，主流的角膜内皮移植术的术式是后弹力层剥除角膜内皮移植手术（descemet stripping endothelial keratoplasty，DSEK）和后弹力层角膜内皮移植术（descemet membrane endothelial keratoplasty，DMEK）。2004 年问世的 DSEK 手术是目前最常用的角膜内皮移植术之一。该手术方法在角膜缘处做 3~5mm 宽的主切口，然后用 Price-Sinskey 钩剥除直径 8~9mm 病变的角膜内皮层及后弹力层，植入包含供体角膜部分后基质、后弹力层和角膜内皮层的植片，内皮植片因具备 100μm 左右的厚度，在张力作用下可在前房内自然展开，而后注入空气泡辅助植片贴附植床，健康的内皮植片即可发挥"泵"功能使患者角膜恢复透明（图 11-5-4，图 11-5-5）。DMEK 可以被视为是 DSEK 的进阶版，手术过程与 DSEK 基本相同，但植入的角膜植片不带角膜基质，仅带角膜内皮和后弹力层，植片透明菲薄。由于植片不带角膜基质，自然卷曲成卷轴状，术中植片展开困难，不容易辨别正反面，因此术后植片容易发生移位和与植床贴附不良等并发症，手术操作难度很大，学习曲线较长。但是 DMEK 是最符合人体生理特征的角膜内皮移植手术（图 11-5-6），因此近几年得到了长足的发展。本章第一节的示意图（见图 11-1-1）可清晰显示两种手术方式的差异。

与传统的 PKP 术式相比，DSEK 和 DMEK 手术保留了受体角膜的上皮、前弹力层和角膜基质等组织，对角膜上皮破坏小，比较完整地保留了受体术眼眼表微环境，大大减少了并发症的

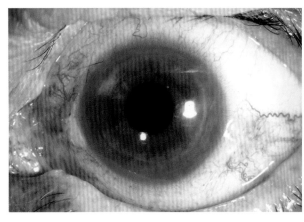

图 11-5-4　DSEK 术后六个月的裂隙灯下所见，可见植片 / 植床贴附良好，角膜恢复透明

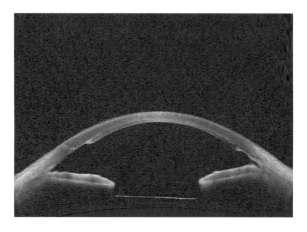

图 11-5-5　DSEK 术后的眼前节相干光断层扫描图片，与示意图（图 11-1-1）的表现几乎完全一致

发生。此外，DSEK 和 DMEK 手术不需要缝线固定植片，角膜创口小、愈合时间短，不仅避免了缝线相关并发症的发生，而且明显减小术后散光。但是，DMEK 术式的植片制备和手术技术难度高，并不适用于所有角膜内皮失代偿患者。此外，已有的研究发现 DMEK 术后植片脱位的发生率远高于 DSEK 手术，内皮细胞在植片复位手术中的损耗也较高。因此，针对不同的患眼情况，供体角膜的质量以及医师的手术技巧，DSEK 和 DMEK 术式选择还需仔细斟酌。

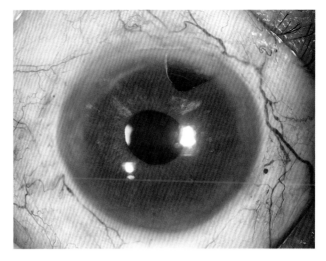

图 11-5-6　DMEK 是 DSEK 的进阶版，术后三个月裂隙灯下可见角膜已经恢复透明，植片 / 植床贴附良好

三、共聚焦显微镜在角膜内皮移植术随访中的应用

植片的内皮细胞功能是角膜内皮移植术成功的关键，而角膜内皮移植手术的手术操作过程中牵涉到植片在前房内展开、贴附和位置调整，对内皮的影响要高于传统的 PKP 手术，因此术后对角膜内皮细胞的形态、密度和功能进行定期随访更加重要。

使用共聚焦显微镜对角膜内皮移植术后的随访，除了需要评估术后角膜内皮细胞的数量、细胞形态、六边形细胞占总细胞数的比例等与内皮细胞功能密切相关的参数，还需要对植片和植床之间的愈合情况进行观察，评估植片和植床贴合是否良好，界面是否有炎症细胞或颗粒样物质沉积，影响术后视觉功能恢复。

笔者使用共聚焦显微镜对在我院接受 DSEK 或者 DMEK 术、且植片 / 植床恢复透明的患者进行检查，结果如下：

1. DSEK

（1）角膜上皮细胞层和前弹力层：DSEK 术最早在国内开展的时候，缺乏相应的植片制作工具，大部分植片的创面欠平整，再加上手术技术不成熟，术后早期发生植片移位等并发症较为普遍（图 11-5-7）。因此 DSEK 术后早期上皮排列较为紊乱，部分患者的上皮层下或前弹力层下可见形态不规则的高反光物质沉积，在此部位往往无法分辨基质细胞的形态（图 11-5-8）。随着时间推移，沉积物的反光程度逐渐变淡，面积也有所缩小，但不能完全消退（图 11-5-9，图 11-5-10），推测可能与植片移位造成植片水肿时间较长、消退较慢有关。随着 DSEK 手术技术的不断发展和进步，术后植片移位和角膜水肿发生率逐年降低，DSEK 术后早期上皮下高反光沉积物的检出率也逐渐降低（图 11-5-11）。DSEK 术后随着基质水肿消退，角膜上皮细胞的排列逐渐规则，形态与正常人无明显差异，角膜上皮下神经纤维清晰可见（图 11-5-12~ 图 11-5-14）。

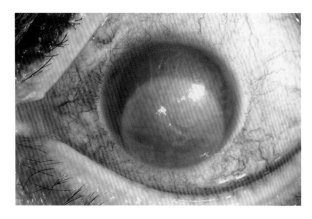

图 11-5-7 DSEK 术后一天，内皮植片移位，植床及植片水肿，患者当天接受植片复位术

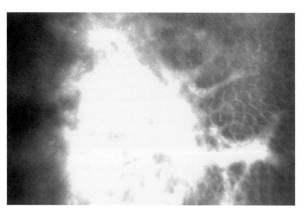

图 11-5-8 图 11-5-7 患者植片复位术后 2 周，患者角膜上皮形态正常，在上皮下可见高反光物质沉积，在高反光物质沉积处，基质细胞形态无法分辨（1 000×）

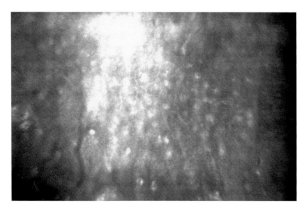

图 11-5-9 图 11-5-7 患者 DSEK 植片复位术后 1 个月，角膜上皮层下仍然可见高反光沉积物，但是反光程度减弱，面积较前也有所缩小（1 000×）

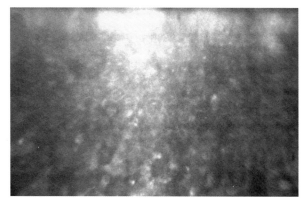

图 11-5-10 图 11-5-7 患者 DSEK 植片复位术后 6 个月，角膜上皮下的高反光沉积物仍然存在，但是面积较前进一步缩小，基底细胞结构和轮廓逐渐清晰（1 000×）

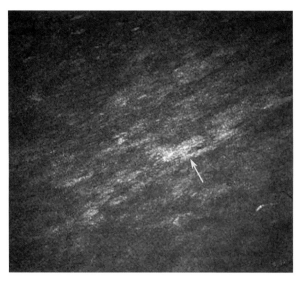

图 11-5-11 未发生植片移位的 DSEK 术后 1 周，前弹力层仅见少量高反光物质沉积（箭头）（800×）

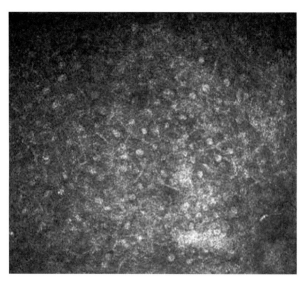

图 11-5-12 图 11-5-11 患者未发生植片移位的 DSEK 术后 2 周，角膜上皮细胞无明显水肿，排列稍显紊乱（800×）

（2）基质细胞：DSEK 术后 2 周，共聚焦显微镜下可见植床 / 植片交界面呈现高反光，细胞和其他组织的结构分辨困难（图 11-5-15）。这种情况在术后发生植片移位并进行复位手术的患眼中表现尤为明显（图 11-5-16）。植床和植片的整体背景反光较强，可见纵横交错的粗大暗纹，提示植床和植片的角膜基质存在水肿（图 11-5-17，图 11-5-18）。

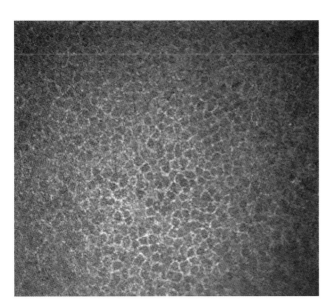

图 11-5-13　图 11-5-11 患者未发生植片移位的 DSEK 术后 6 个月，角膜上皮细胞形态正常，排列有序（800×）

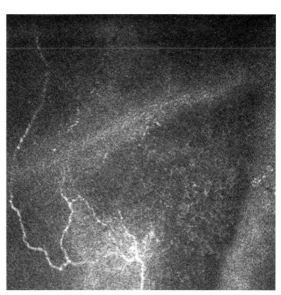

图 11-5-14　图 11-5-11 患者未发生植片移位的 DSEK 术后 6 个月，角膜上皮层下未见高反光物质沉积，基底层上皮细胞形态基本正常，神经纤维清晰可见（800×）

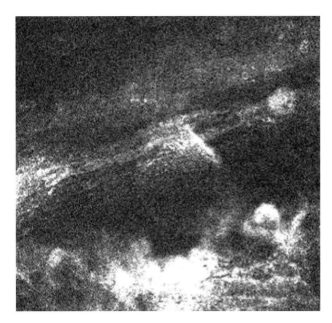

图 11-5-15　植片未移位的 DSEK 术后 2 周，植片 / 植床界面呈高反光沉积，无法分辨细胞结构（800×）

图 11-5-16　发生植片移位并进行复位的 DSEK 术后 2 周，植片 / 植床界面呈强烈的高反光，细胞和组织结构完全无法分辨（1 000×）

术后 1~3 个月，裂隙灯下植床的水肿逐渐消退（图 11-5-19），但在共聚焦显微镜下可见靠近植床 / 植片交界面仍然表现为无细胞结构的高反光区域，程度较术后初期减轻。角膜植床内仍然可见斜行暗纹，提示深层角膜基质仍有一定程度水肿（图 11-5-20，图 11-5-21）。

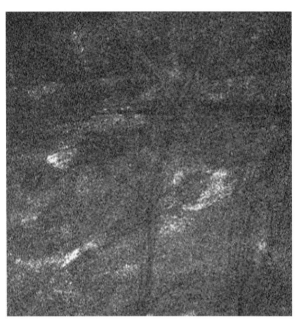

图 11-5-17　DSEK 术后 1 周，植床内可见大量斜行和纵行暗纹，背景反光较强，基质细胞形态很难分辨（800×）

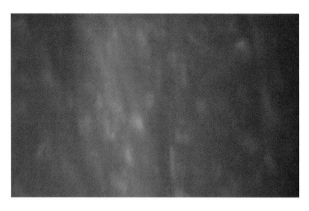

图 11-5-18　DSEK 术后 2 周，贴附良好的植片内可见粗大的暗纹，暗纹周围可见基质细胞的胞核（1 000×）

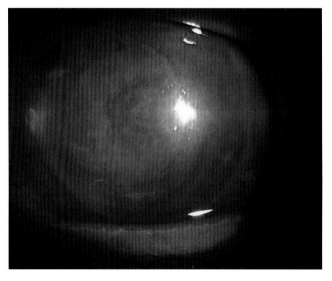

图 11-5-19　DSEK 术后 1 个月的裂隙灯图片，可见角膜植片仍有明显水肿

术后 6 个月，植床的水肿完全消退，在植床 / 植片界面的高反光基本消失，在深层基质中可见较多的纵行或斜行暗纹（图 11-5-22），推测可能与水肿消退后的胶原板层纤维之间遗留的间隙有关。DSEK 术后的植片 / 植床界面上仅见少量高反光不规则颗粒状物质（图 11-5-23），说明植片 / 植床界面较为光滑，术后瘢痕反应轻；动物实验的结果也证实了这一点。

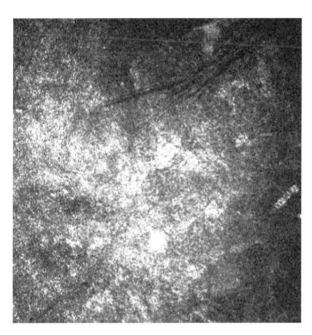

图 11-5-20　DSEK 术后 3 个月，植片 / 植床界面处仍呈现高反光，但反光强度有所减弱（800×）

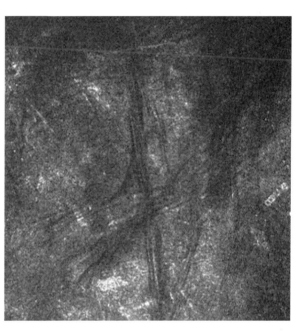

图 11-5-21　DSEK 术后 3 个月，植床内仍然可见粗大的斜行和纵行暗纹，但是背景反光减弱，提示角膜水肿有所减轻，部分基质细胞的形态可以分辨（800×）

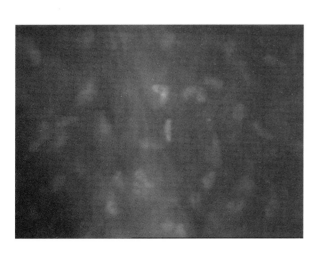

图 11-5-22　DSEK 术后 6 个月，植床内的暗纹明显减少，但是仍然存在，基质细胞排列较为紊乱，背景反光较前明显减弱，说明组织水肿已基本消退（1 000×）

图 11-5-23　DSEK 术后 6 个月，植片 / 植床界面处的大片高反光物质基本消退，遗留少量高反光的颗粒状物质，背景反光较前明显减弱，说明组织水肿已基本消退（800×）

（3）内皮细胞层：角膜内皮移植术的关键是移植足够数量的健康内皮细胞以维持角膜的透明，所以术中对内皮细胞的保护是一个重点。DSEK 术后早期，植片较为水肿，内皮细胞图像较难探及。术后 2~4 周，随着植片 / 植床界面反光物质沉积逐渐减轻，基质水肿逐渐消退，角膜内皮细胞形态逐渐清晰（图 11-5-24~ 图 11-5-27）。

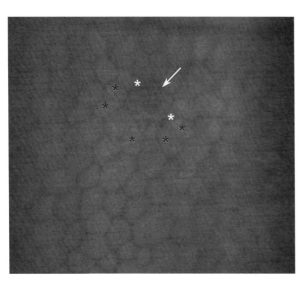

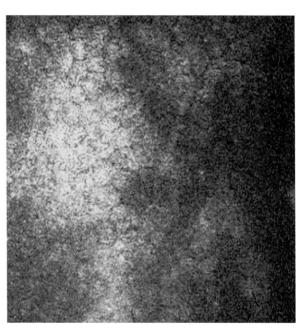

图 11-5-24　DSEK 术后 2 周未发生植片移位的患者，角膜内皮细胞图像清晰，可见一个异常的"太阳花"形的内皮细胞（白色箭头处），周围可见很小的两个三角形内皮细胞（白色星号）和数个梨形的内皮细胞（红色星号）（1 000×）

图 11-5-25　DSEK 术后 1 个月，内皮细胞图像逐渐清晰，细胞密度约 2 850 个 /mm²（800×）

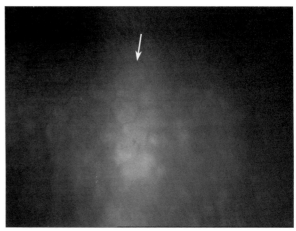

图 11-5-26　DSEK 术后发生植片移位并行复位术后 2 周，由于角膜水肿较明显，内皮细胞图像较为模糊，勉强可以分辨内皮细胞边界（1 000×）

图 11-5-27　DSEK 术后发生植片移位并行复位手术后 1 个月，角膜内皮细胞图像逐渐清晰，但背景反光仍然较强。细胞密度约为 2 200 个 /mm²，细胞大小差异明显，可见一个非常大的内皮细胞（白色箭头处），其面积约为周围细胞的两倍（1 000×）

DSEK 术后 6 个月，大多数病例的角膜完全恢复透明（图 11-5-28），内皮细胞的平均密度在 2 200~3 000 个 /mm² 之间，高于同年龄段正常人（图 11-5-29）。这可能与大多数接受 DSEK 术的大泡性角膜病变患者之前都有白内障手术史，年龄偏大，而植片的供体年龄较小有关。然而，DSEK 术后的角膜内皮细胞密度也会随时间而逐渐减低（图 11-5-30），与 PKP 类似，内皮细胞的丢失除了与手术操作有关，术后前房内的炎症反应和眼压波动等都会对内皮的存活造成不利影响，造成内皮细胞丢失。

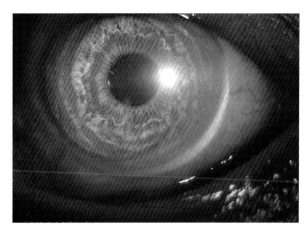

图 11-5-28　DSEK 术后 6 个月的裂隙灯图片，植片与植床贴附良好，角膜透明，无水肿

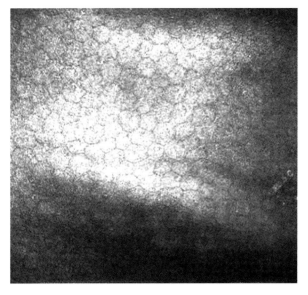

图 11-5-29　DSEK 术后 6 个月，植片内皮细胞图像清晰，细胞大小略有差异，细胞密度为 2 500 个 /mm² 左右（800×）

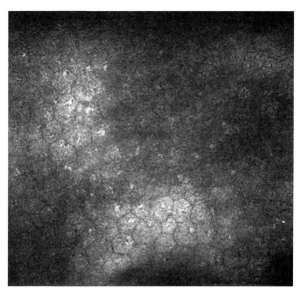

图 11-5-30　DSEK 术后 18 个月，植片内皮细胞变大，大小略有差异，边界清晰，细胞密度为 1 900 个 /mm² 左右（800×）

2. DMEK

（1）角膜上皮细胞层和前弹力层：由于 DMEK 术后植片移位发生率较高，因此术后早期往往也有明显角膜上皮水肿，术后角膜上皮和前弹力层表现和转归与 DSEK 基本相同，所以术后早期也出现上皮排列紊乱，前弹力层下可见不规则高反光物质沉积等现象，随时间推移逐渐变淡。略有不同的是，DMEK 术后如果植片不发生移位，角膜水肿消退快于 DSEK，因此 DMEK 术后上皮和前弹力层的恢复时间要快于 DSEK。

（2）角膜基质细胞：DMEK 术后植床 / 植片交界面的强反光物质沉积现象不明显，在界面上几乎很少遗留高反光颗粒物（图 11-5-31，图 11-5-32），这可能与 DMEK 手术的植片不带有角膜基质层有关，说明 DMEK 更有利于术后的视力恢复。术后早期植床的整体背景反光较强，可见纵横交错的粗大暗纹，提示植床的角膜基质存在水肿。当植床的水肿完全消退，在深层基质中可见较多的纵行或斜行暗纹（图 11-5-33），推测可能与水肿消退后的胶原板层纤维之间遗留的间隙有关。

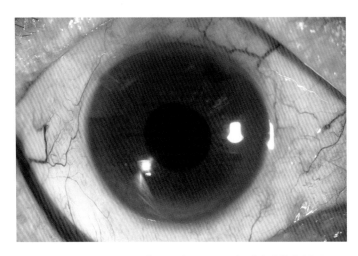

图 11-5-31　DMEK 术后 6 个月，可见角膜完全恢复透明

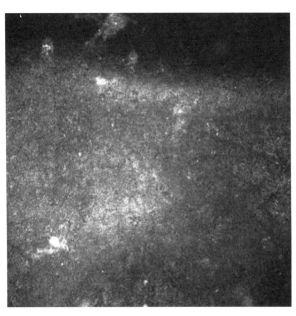

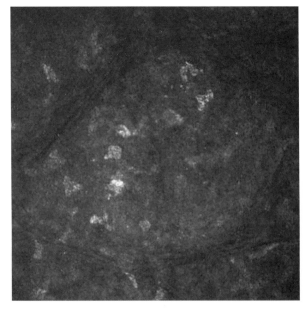

图 11-5-32　DMEK 术后 3 个月植片 / 植床界面较为光滑，可见少量高反光颗粒物及部分暗纹，高亮颗粒物数量和密度明显低于 DSEK 术后同期（800×）

图 11-5-33　DMEK 术后 3 个月，植床内可见少量粗大的斜行和纵行暗纹，背景反光弱，基质细胞的形态清晰可辨（800×）

（3）角膜内皮细胞：DMEK术后6个月内短期随访，内皮细胞密度基本大于2 000个/mm^2（图11-5-34），国内研究团队的结果显示，DMEK术后2周、1个月、3个月、6个月和1年时的内皮细胞丢失率分别为29.7%、35.4%、38.6%、44.3%和48.9%。术前植片内皮细胞平均密度为3 383个/mm^2，术后1年时的平均内皮细胞密度降至1 723个/mm^2。国外有研究显示眼库制作的pre-cut DMEK植片与手术医师术中制作的DMEK植片在术后早期的内皮丢失率接近。但目前术后一年以上的长期随访结果尚无报道。

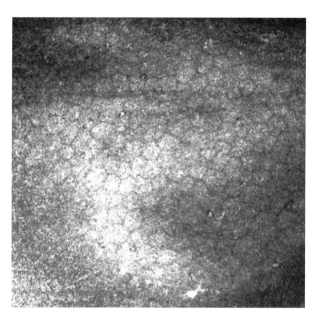

图11-5-34　DMEK术后3个月，植片内皮细胞图像清晰，细胞大小略有差异，细胞密度为2 400个/mm^{2}左右（800×）

（4）角膜上皮下神经丛：由于国内角膜内皮移植手术尚处于起步阶段，受限于样本量和随访时间，还没有角膜上皮下神经丛方面的研究。国外的研究结果显示，DMEK术后一周角膜上皮下神经丛密度较术前下降63%，角膜知觉下降16%；术后4~10个月，角膜上皮下神经丛密度和角膜知觉逐步恢复至术前水平。

四、总结

角膜内皮细胞移植术对眼表环境的干扰少，组织损伤小，术后视觉质量可以达到PKP的水平，因此，角膜内皮移植术替代PKP手术成为治疗角膜内皮疾病的主流术式是临床发展的大趋势。然而，角膜内皮移植术的学习曲线长，术后植片脱位或移位等并发症的发生率较高，视力恢复时间较长，因此，术后规律随访对于改善预后显得尤其重要。

角膜共聚焦显微镜在角膜移植术后的随访中有重要的应用价值，不仅可以检测内皮细胞密度和形态，还能评估植片和植床基质的水肿程度、观察植片／植床交界面的愈合情况（界面的反光度）。共聚焦显微镜和眼前节光学相干断层扫描仪结合起来作为裂隙灯的补充检查手段，能够客观评估植片的状态和功能，及早发现并发症并进行处理，为最大程度地改善植片预后提供保障。

（乐琦骅　陈荟宇　郑天玉　徐建江）

1. Bourne W M. Cellular changes in transplanted human corneas. Cornea, 2001, 20（6）: 560-569.

2. Mikek K, Hawlina M, Pfeifer V. Comparative study of human keratocyte density after corneal grafting by using confocal microscopy in vivo. Klin Monbl Augenheilkd, 2003, 220（12）: 830-834.

3. 罗丽辉, 刘祖国, 陈龙山, 等. 角膜移植术后角膜在共焦显微镜下的形态学改变. 眼科学报, 2003, 19（4）: 201-205.

4. Imre L, Resch M, Nagymihaly A. In vivo confocal microscopy after keratoplasty. Ophthalmologica, 2005, 102: 140-147.

5. Hollingsworth J G, Efron N, Tullo A B. A longitudinal case series investigating cellular changes to the transplanted cornea using confocal microscopy. Cont Lens Anterior Eye, 2006, 29（3）: 135-141.

6. Patel D V, Phua Y S, McGhee C N. Clinical and microstructural analysis of patients with hyper-reflective corneal endothelial nuclei imaged by in vivo confocal microscopy. Exp Eye Res, 2006, 82（4）: 682-687.

7. Shanmuganathan V A, Rotchford A P, Tullo A B, et al. Epithelial proliferative potential of organ cultured corneoscleral rims; implications for allo-limbal transplantation and eye banking. Br J Ophthalmol, 2006, 90（1）: 55-58.

8. Niederer R L, Perumal D, Sherwin T, et al. Corneal innervation and cellular changes after corneal transplantation: an in vivo confocal microscopy study. Invest Ophthalmol Vis Sci, 2007, 48（2）: 621-626.

9. Niederer R L, Sherwin T, McGhee C N. In vivo confocal microscopy of subepithelial infiltrates in human corneal transplant rejection. Cornea, 2007, 26（4）: 501-504.

10. 乐琦骅, 徐建江. 深板层角膜移植术后全层角膜组织的共聚焦显微镜观察. 中华眼科杂志, 2007, 43（10）: 936-939.

11. 徐建江, 洪佳旭, 王艳. 角膜后弹力层剥除联合内皮移植术治疗大泡性角膜病变. 中华眼科杂志, 2007, 43（7）: 662-663.

12. Patel S V, Erie J C, McLaren J W, et al. Keratocyte and subbasal nerve density after penetrating keratoplasty. Trans Am Ophthalmol Soc, 2007, 105: 180-189.

13. Szaflik J P, Kaminska A, Udziela M, et al. In vivo confocal microscopy of corneal grafts shortly after penetrating keratoplasty. Eur J Ophthalmol, 2007, 17（6）: 891-896.

14. Balestrazzi A, Malandrini A, Traversi C, et al. Air-guided manual deep anterior lamellar keratoplasty: long-term results and confocal microscopic findings. Eur J Ophthalmol, 2007, 17（6）: 897-903.

15. Chen W, Lin Y, Zhang X, et al. Comparison of fresh corneal tissue versus glycerin-cryopreserved corneal tissue in deep anterior lamellar keratoplasty. Invest Ophthalmol Vis Sci, 2010, 51（2）: 775-781.

16. Espana E M, Huang B. Confocal microscopy study of donor-recipient interface after Descemet's stripping with endothelial keratoplasty. Br J Ophthalmol, 2010, 94 (7): 903-908.

17. Alessio G, L'abbate M, Boscia F, et al. Excimer laser-assisted lamellar keratoplasty and the corneal endothelium. Am J Ophthalmol, 2010, 150 (1): 88-96.

18. Feizi S, Javadi M A, Kanavi M R. Cellular changes of donor corneal tissue after deep anterior lamellar keratoplasty versus penetrating keratoplasty in eyes with keratoconus: a confocal study. Cornea, 2010, 29 (8): 866-870.

19. Gaujoux T, Touzeau O, Laroche L, et al. Morphometry of corneal epithelial cells on normal eyes and after anterior lamellar keratoplasty. Cornea, 2010, 29 (10): 1118-1124.

20. Jonuscheit S, Doughty M J, Ramaesh K. In vivo confocal microscopy of the corneal endothelium: comparison of three morphometry methods after corneal transplantation. Eye (Lond), 2011, 25 (9): 1130-1137.

21. Abdelkader A, Kaufman H E. Descemetic versus pre-descemetic lamellar keratoplasty: clinical and confocal study. Cornea, 2011, 30 (11): 1244-1152.

22. Ferrari G, Reichegger V, Ludergnani L, et al. In vivo evaluation of DSAEK interface with scanning-laser confocal microscopy. BMC Ophthalmol, 2012, 12: 32.

23. Kobayashi A, Yokogawa H, Yamazaki N, et al. In vivo laser confocal microscopy after Descemet's membrane endothelial keratoplasty. Ophthalmology, 2013, 120 (5): 923-930.

24. Patel S V, McLaren J W. In vivo confocal microscopy of Fuchs endothelial dystrophy before and after endothelial keratoplasty. JAMA Ophthalmol, 2013, 131 (5): 611-618.

25. Banitt M, Cabot F, Hussain R, et al. In vivo effects of femtosecond laser-assisted keratoplasty. JAMA Ophthalmol, 2014, 132 (11): 1355-1358.

26. Bucher F, Hos D, Matthaei M, et al. Corneal nerve alterations after Descemet membrane endothelial keratoplasty: an in vivo confocal microscopy study. Cornea, 2014, 33 (11): 1134-1139.

27. Schiano-Lomoriello D, Colabelli-Gisoldi R A, Nubile M, et al. Descemetic and pre- descemetic DALK in keratoconus patients: a clinical and confocal perspective study. Biomed Res Int, 2014, 2014: 123156.

28. Feizi S, Zare M, Hosseini S B, et al. Donor descemet-off versus descemet-on deep anterior lamellar keratoplasty: a confocal scan study. Eur J Ophthalmol, 2015, 25 (2): 90-95.

29. Resch M D, Zemova E, Marsovszky L, et al. In vivo confocal microscopic imaging of the cornea after femtosecond and excimer laser-assisted penetrating keratoplasty. J Refract Surg, 2015, 31 (9): 620-626.

30. Kocaba V, Colica C, Rabilloud M, et al. Predicting corneal graft rejection by confocal microscopy. Cornea, 2015, 34 (Suppl 10): S61-S64.

31. Mencucci R, Favuzza E, Tartaro R, et al. Descemet stripping automated endothelial keratoplasty in Fuchs' corneal endothelial dystrophy: anterior segment optical coherence tomography and in vivo confocal microscopy analysis. BMC Ophthalmol, 2015, 15: 99.

32. Wang D, Song P, Wang S, et al. Laser scanning in vivo confocal microscopy of clear grafts after penetrating keratoplasty. Biomed Res Int, 2016, 2016: 5159746.

33. Wolle M A, DeMill D L, Johnson L, et al. Quantitative analysis of endothelial cell loss in preloaded descemet membrane endothelial keratoplasty grafts. Cornea, 2017, 36 (11): 1295-1301.

34. Feng Y, Qu H Q, Ren J, et al. Corneal endothelial cell loss in femtosecond laser-assisted descemet's stripping automated endothelial keratoplasty: a 12-month follow-up study. Chin Med J (Engl), 2017, 130 (24): 2927-2932.

35. Javadi M A, Feizi S, Jafari R, et al. Factors influencing graft endothelial cell density after descemet stripping automated endothelial keratoplasty. J Ophthalmic Vis Res, 2018, 13 (1): 10-16.

36. Hau S, Clarke B, Thaung C, et al. Longitudinal changes in corneal leucocyte density in vivo following transplantation. Br J Ophthalmol, 2019, 103 (8): 1035-1041.

37. Chirapapaisan C, Abbouda A, Jamali A, et al. in vivo confocal microscopy demonstrates increased immune cell densities in corneal graft rejection correlating with signs and symptoms. Am J Ophthalmol, 2019, 203: 26-36.

第十二章

共聚焦显微镜在角膜屈光手术中的应用

第一节　准分子激光原位角膜磨镶术

一、概述

准分子激光原位角膜磨镶术（laser in situ keratomileusis，LASIK）是目前国内应用最为广泛的准分子屈光矫正手术，手术方法是在角膜上制备一个一定厚度的角膜瓣（图12-1-1），在瓣下的角膜基质层上用准分子激光根据近视、远视和散光度数进行精确刻蚀，然后再将角膜瓣复位。经典的 LASIK 手术使用自动显微板层成形系统（自动板层刀）进行制瓣；在此基础上又发展出乙醇上皮制瓣（epi-LASIK）和飞秒激光制瓣（femtosecond-LASIK）等不同制瓣技术。与自动板层刀制瓣相比，新技术制作的角膜瓣更光滑，各种角膜瓣相关的并发症更少。

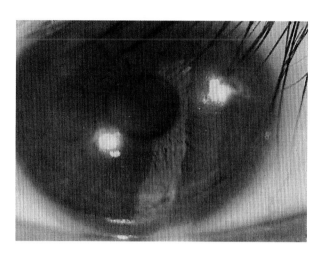

图 12-1-1　LASIK 术后患者的裂隙灯下所见，可见上皮瓣边缘

由于 LASIK 基本保持了角膜正常解剖状态，其预测性和稳定性较好，术后反应轻、用药少、回退小、恢复快、无角膜雾样混浊。但是由于 LASIK 在制瓣过程中在角膜基质中造成了一个潜在的间隙，该间隙的愈合情况对术后的视力恢复和视觉质量产生重要影响，因此术后密切的随访观察，尤其是细胞层面的观察对于评估手术预后非常重要。此外，LASIK 手术对角膜神经造成一定的损伤，而角膜神经对于维持角膜上皮的完整性和健康的眼表环境至关重要，因此评估 LASIK 术后角膜神经的修复过程也具有重要的意义。

二、共聚焦显微镜在准分子激光原位角膜磨镶术术后随访中的应用

1. 角膜瓣和切削界面　共聚焦显微镜下，术后一周可在切削的角膜基质床上见大量中高反光的团块状沉积物，角膜基质细胞呈广泛的激活状态（图 12-1-2~ 图 12-1-3）。在上皮瓣下规则分布的中高反光亮点可能是激光脉冲产生的微小囊泡（图 12-1-4）。这些分布于上皮下和切削面的颗粒状、团块状高反光沉积物大约在术后 1~3 个月后逐渐消失（图 12-1-5，图 12-1-6）。

2. 角膜上皮和上皮下神经丛　LASIK 术后的上皮修复愈合较快，术后 1 个月共聚焦显微镜下上皮各个层次均可清晰分辨（图 12-1-7）。术后 3 个月可在角膜上皮下见神经纤维开始再生，术后 6 个月上皮下神经丛和角膜基质神经的形态均基本恢复（图 12-1-8~ 图 12-1-10）。

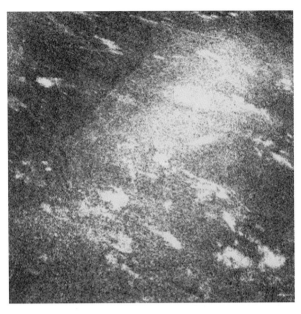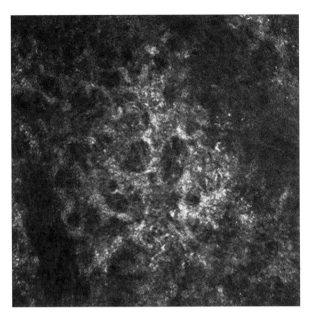

图 12-1-2　LASIK 术后 1 周，切削界面见团块状高反光沉积物（800×）

图 12-1-3　LASIK 术后 1 周，切削界面下可见基质细胞质突起相互交联，细胞呈激活状态（800×）

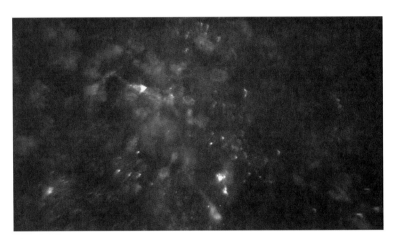

图 12-1-4　LASIK 术后 2 周，切削界面可见分布较规则的高反光亮点，可能为激光脉冲产生的微小囊泡，基质细胞见轻度激活形态（1 000×）

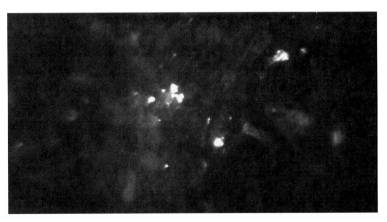

图 12-1-5　LASIK 术后 1 个月，切削界面团块状高反光沉积物减少，呈颗粒状（1 000×）

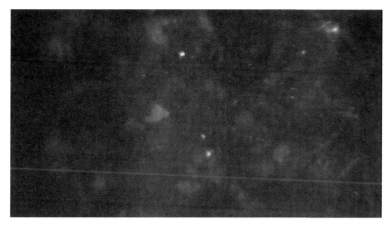

图 12-1-6　LASIK 术后 3 个月，切削界面仅残留极少量高反光沉积物
（1 000×）

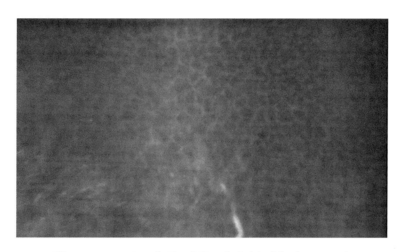

图 12-1-7　LASIK 术后 1 个月，上皮生长良好（1 000×）

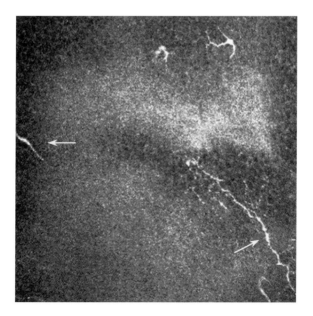

图 12-1-8　LASIK 术后 3 个月，可见少量上皮下神经
开始生长（箭头）（800×）

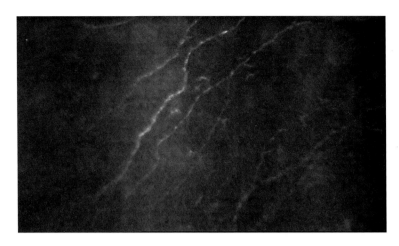

图 12-1-9　LASIK 术后 6 个月，可见形态较规则的角膜上皮下神经，神经密度基本恢复至术前水平（1 000×）

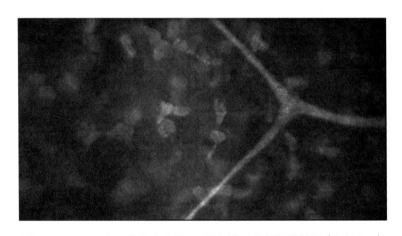

图 12-1-10　LASIK 术后 6 个月，可见形态正常的角膜基质（1 000×）

三、共聚焦显微镜在准分子激光原位角膜磨镶术术后并发症诊断中的应用

尽管 LASIK 保持了角膜正常解剖状态，其预测性和稳定性明显提高，但是由于术中制备角膜瓣，因此术后可能发生一些与角膜瓣相关的并发症，最有代表性的是弥漫性角膜基质炎（diffuse lamellar keratitis，DLK）和上皮内生（epithelium ingrowth）。使用裂隙灯检查难以早期发现这些并发症，容易发生误诊和漏诊，延误治疗。而共聚焦显微镜通过细胞层面的观察，可以早期发现一些在裂隙灯下难以发现的问题，有助于及时处理并发症，改善患眼的预后。

除了一些角膜瓣相关的并发症，LASIK 本身手术操作造成的创伤也可能造成术后发生感染等并发症的风险。LASIK 术后发生细菌感染（包括分枝杆菌如奴卡氏菌感染）的相关内容在"细菌性角膜炎"（第四章第四节）中已有详述，在此不再重复。

1. 弥漫性角膜基质炎 弥漫性角膜基质炎（diffuse lamellar keratitis，DLK）是发生于 LASIK 术后早期角膜瓣下一种少见的并发症，又名"撒哈拉沙漠综合征（sands of Sahara syndrome）"、"流沙现象（shifting sands phenomenon）"。目前认为 DLK 发病原因比较复杂，确切发病机制至今尚不清楚。有学者认为 DLK 是一种典型的多形核白细胞炎性反应，由于手术过程中抗原或毒素进入层间引起的急性反应。

既往对这一疾病的观察手段局限于裂隙灯显微镜。裂隙灯下 DLK 表现为层间出现灰白色细小点状渗出物，多位于瓣周边部（图 12-1-11），严重者为瓣下广泛受累，这种炎症反应可于术后 1 天发生，至术后第 5 天达到高峰，以后逐渐消退。大多自然缓解，部分恶化、瘢痕化，引起视力障碍。

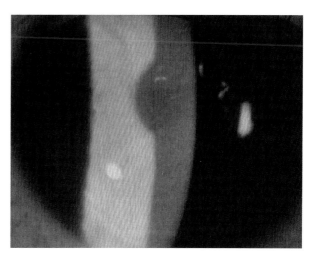

图 12-1-11　LASIK 术后患者发生 DLK，裂隙灯下可见角膜瓣下出现沙粒样混浊，可透见虹膜纹理

轻症 DLK 患者术后 3 天左右，共聚焦显微镜下见角膜瓣与切削床之间的界面出现大量直径约 10μm 的圆形或卵圆形细胞（图 12-1-12A），反光较强，细胞内可见偏心的高反光的细胞核和低反光的细胞内结构。从形态上来说，这些细胞很可能是浸润的炎症细胞。这些细胞散在分布，或聚集成团。术后 7 天，轻度 DLK 患者切削界面上的高反光细胞大部分消失；至术后 1 个月，完全消失。重症 DLK 患者的角膜切削层间除了可见高反光细胞浸润外，还可见大量高反光的颗粒状或不规则形状沉积物（图 12-1-12B）。术后 7 天，浸润的高反光细胞逐渐消退，但是高反光的无定形物质仍然可见，大多数患者要到术后 1 个月左右才能消退（图 12-1-12C）。由于正常 LASIK 术后在角膜瓣下的基质界面上也会出现少量高反光物质沉积，因此炎症细胞的层间浸润是诊断 DLK 的重要鉴别点。除此之外，层间病灶附近的基质细胞呈典型的激活状态，胞核明显，胞体相互交联形成网状，重症患者恢复后可见基质内形成高反光的瘢痕组织。

2. 上皮内生（epithelial ingrowth） 上皮内生是一种比较少见的并发症，发生率约 2%，可见于任何涉及角膜板层操作的手术后，如 LASIK，DSEK 等，多于手术后几周内发生。LASIK 术后上皮内生大多由于角膜瓣复位欠佳，导致上皮从角膜瓣边缘的缝隙内侵入。上皮内生阻碍角膜瓣的正常愈合，不仅影响术后视力恢复，还可能造成角膜瓣溶解等严重后果，因此及时正确地诊断 LASIK 术后上皮内生非常重要。

裂隙灯下可见角膜边缘层间发生小巢穴细胞团或一片半透明的物质（图 12-1-13），可伴有角膜瓣边缘浸润，但多为自限性；有时，部分细胞团自瓣的周边向中心放射状生长，且生长迅速，侵及视区，影响视力，并发生散光；此外，位于角膜上皮与植入上皮间的基质易发生坏死进而溶解。

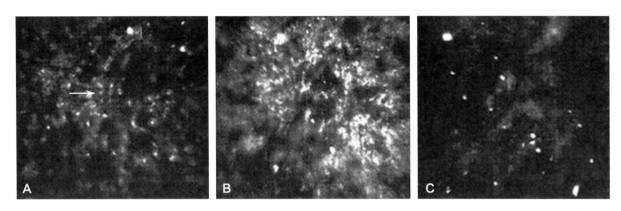

图 12-1-12　LASIK 术后 DLK（800×）

A. 术后 3 天共聚焦显微镜下可见切削界面上散在分布直径 10μm 左右的高亮圆形或卵圆形细胞（白色箭头）；B. 术后 3 天切削界面上可见高反光颗粒状、不规则形状沉积物，基质背景反光普遍增强；C. 术后 1 个月左右，DLK 逐渐消退，切削界面上见少量无定形物质沉着

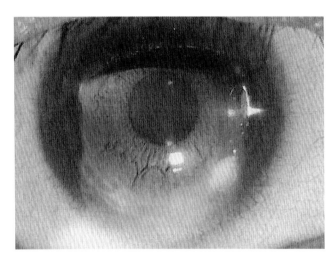

图 12-1-13　LASIK 术后上皮内生，裂隙灯下可见上皮瓣边缘边界不规则的乳白色病灶

共聚焦显微镜下，可见上皮细胞呈激活状态，成团状或条索状向下侵入基质生长（图 12-1-14）。位于角膜瓣下和角膜基质床之间的角膜上皮大多呈高反光，细胞增殖形成团块或片状结构，与周围的低反光背景形成鲜明的反差，角膜基质细胞的背景反光增强，细胞呈现激活态，轮廓较模糊（图 12-1-15），病情严重者基质溶解，细胞结构完全被破坏，无法分辨细胞轮廓（图 12-1-16）。

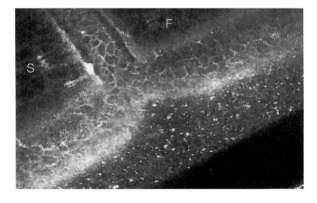

图 12-1-14　LASIK 术后上皮内生，可见上皮细胞呈条索样从角膜瓣边缘（F）侵入基质（S）生长，形成上皮栓（800×）

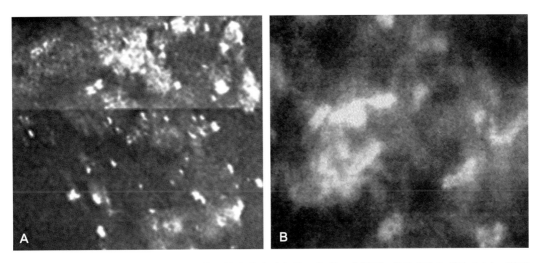

图 12-1-15　角膜切削面上可见散在成团的高亮上皮细胞，细胞可以聚集成团或融合成片（A），基质细胞呈激活状态，细胞轮廓较为模糊（B）（800×）

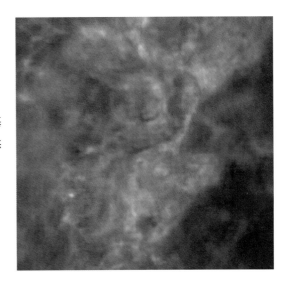

图 12-1-16　病情严重者共聚焦显微镜下基质结构完全被破坏，无法分辨基质细胞形态（1 000×）

第二节　飞秒激光小切口角膜基质透镜取出术

一、概述

飞秒激光小切口角膜基质透镜取出术（femtosecond small incision lenticule extraction，SMILE）是近几年兴起的新型准分子激光手术方式，具有安全性高、稳定性和可预测性好等优势。由于手术中不涉及角膜瓣的制作，因此不会发生角膜瓣相关的并发症，术后患眼恢复和视觉质量均显著好于 LASIK 手术。再加上最新的研究结果表明，SMILE 手术不仅可以用于治疗近视，也可以通过在角膜囊袋内植入微透镜来治疗老视，应用范围比 LASIK 更广，因此近几年 SMILE 在临床上得到了越来越广泛的应用。

二、共聚焦显微镜在飞秒激光小切口角膜基质透镜取出术术后随访中的应用

1. 角膜神经　由于 SMILE 手术中不涉及制作角膜瓣，因此 SMILE 手术对于上皮下神经丛造成的损伤较 LASIK 轻微。相关研究结果证实，SMILE 术后 1 周、1 个月和 3 个月，角膜上皮下神经纤维密度均显著高于 LASIK 手术，但是术后 6 个月时两者之间没有显著差异，说明 SMILE 手术对上皮下神经的损伤较小，术后神经再生的恢复速度较快。同时，SMILE 术后患者的角膜知觉恢复情况也好于 LASIK 手术。

共聚焦显微镜下，SMILE 术后一周就可在角膜中央上皮层下见到细小的神经纤维；术后 1 个月、3 个月时中央角膜神经密度逐渐上升，至术后 6 个月时中央角膜上皮下神经密度完全恢复至术前水平（图 12-2-1~ 图 12-2-5）。术后在上方的周边角膜可以见到切口的印迹。术后 1 周时，可见切口处的神经纤维被切断；术后 1 个月时，可见神经纤维开始跨越切口；术后 3 个月时，跨越切口的神经纤维形态完全恢复正常（图 12-2-6~ 图 12-2-8）。但是切口处的神经再生与切缘的平滑程度密切相关。如切缘不平整，在共聚焦显微镜下呈现不规则锯齿状，则会影响再生的神经纤维跨越切缘后的形态（图 12-2-9）。

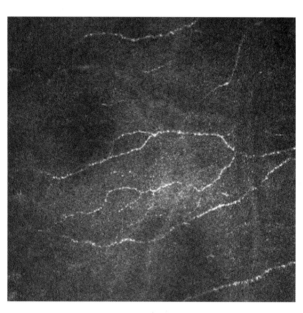

图 12-2-1　SMILE 术前的中央角膜上皮下神经丛（800×）

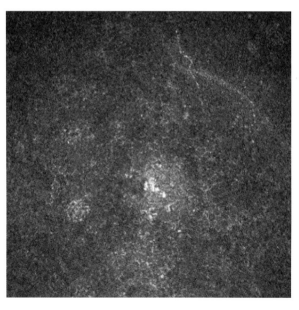

图 12-2-2　SMILE 术后 1 周，中央角膜见上皮完整，排列规则，无明显炎症细胞浸润，上皮下可见少量纤细的神经纤维（800×）

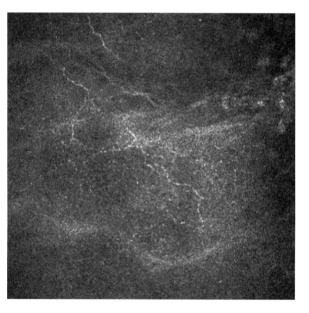

图 12-2-3　SMILE 术后 1 个月，可见中央角膜的上皮下神经开始逐渐再生，神经纤维纤细扭曲，密度低于术前（800×）

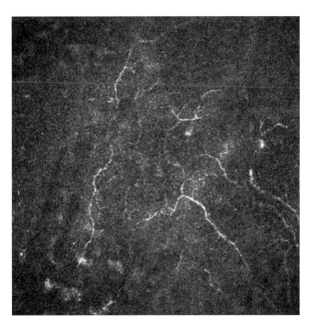

图 12-2-4　SMILE 术后 3 个月，中央角膜上皮下神经丛的神经纤维宽度恢复正常，密度较术前 1 个月时明显增加，但神经仍然较为扭曲（800×）

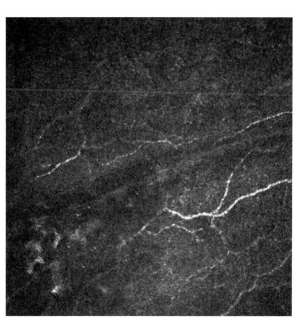

图 12-2-5　SMILE 术后 6 个月，中央角膜上皮下神经丛的密度和形态均恢复至术前水平（800×）

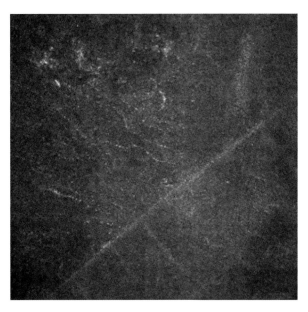

图 12-2-6　SMILE 术后 1 周，周边角膜处见切口痕迹，此处的神经纤维被切断（800×）

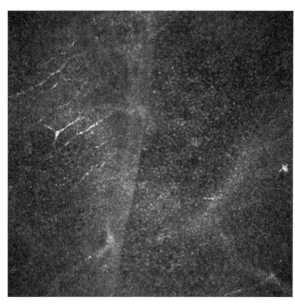

图 12-2-7　SMILE 术后 1 个月见神经纤维开始修复再生，跨越切口（800×）

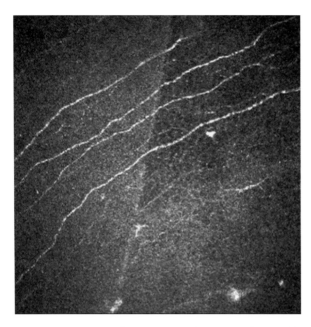

图 12-2-8　SMILE 术后 3 个月，切缘平滑者可见神经纤维的形态基本恢复正常。切缘痕迹仍然清晰可见（800×）

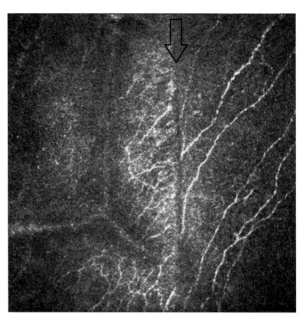

图 12-2-9　切缘欠平滑者，可见神经纤维不能顺利跨越切缘（黑色箭头），再生的神经纤维形态紊乱，切缘两侧神经纤维形态对比明显（800×）

使用 SMILE 联合微透镜植入治疗老视的患者，在术后 1 年随访时发现在植入的微透镜内可见再生的基质神经纤维，但是神经的形态不规则、较为扭曲（图 12-2-10）。而且在随访期满一年的患者中，仅 20% 在微透镜内发现再生的基质神经纤维。有关于植入的微透镜内的神经再生现象及机制，还需要更长时间的随访和研究来阐明。

2. 角膜基质和角膜层间界面　角膜基质细胞在术后早期出现基质细胞激活态等炎症或创伤后常见的形态改变。由于角膜基质的结构应力发生改变，术后 1~3 个月内在角膜基质内可出现皱褶，表现为角膜基质内出现斜行暗纹，但是比圆锥角膜患者角膜基质内所见的暗纹稍纤细一些，这种改变大部分在术后 3 个月左右消退（图 12-2-11）。而基质细胞的激活状态的消退需要更长时间（图 12-2-12），大部分在术后 1 年左右消退。

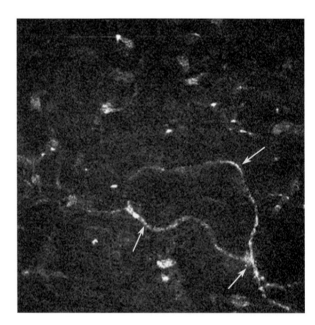

图 12-2-10　SMILE 联合自体微透镜植入后一年，在植入的微透镜的角膜基质中可见再生的神经纤维（黄色箭头），再生的神经纤维形态不规则、较为扭曲（800×）

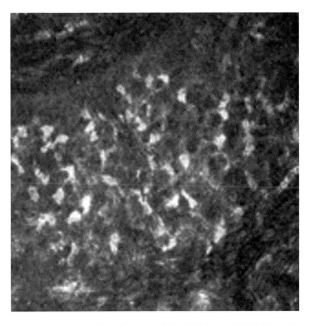

图 12-2-11　术后 2 个月，角膜基质内可见较为粗大的斜行暗纹

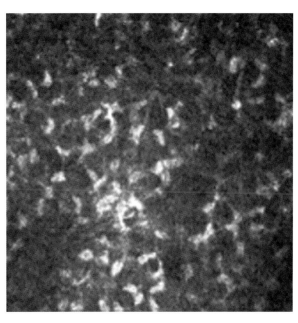

图 12-2-12　术后 9 个月，角膜基质细胞仍见激活状态，细胞核的突起较为明显，基质背景反光较强

　　在微透镜取出后的囊袋界面上，术后早期在共聚焦显微镜下可见细小的高反光颗粒沉积（图 12-2-13），随着术后时间延长而逐渐减轻，但随访至术后 1 年时，在角膜层间界面上仍然可见少量高反光颗粒（图 12-2-14）。这些高反光颗粒物的具体性质、术后转归和对视力预后的影响，还需要更长期的随访研究。

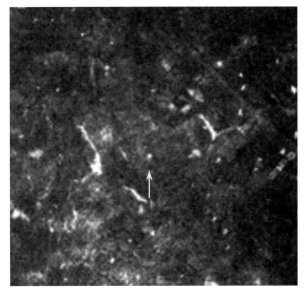

图 12-2-13　术后 2 个月，基质微透镜取出界面上可见散在细沙样高反光颗粒物（黄色箭头）沉着

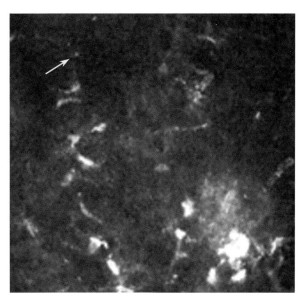

图 12-2-14　术后 12 个月，基质微透镜取出界面上的高反光颗粒物明显减少（黄色箭头）

第三节　准分子激光角膜表面切削术

一、概述

准分子激光角膜表面切削术（photorefractive keratectomy，简称 PRK），手术的原理为应用准分子激光切削角膜中央前表面，即除去上皮层、前弹力层和浅层基质，使角膜前表面弯曲度减小。曲率半径增加，屈光力减低，焦点向后移至视网膜上，达到矫正近视的效果。

由于 PRK 手术去除了角膜前弹力层，易诱发角膜上皮增生、角膜组织修复反应、角膜雾样混浊（haze）（图 12-3-1），从而影响了手术的预测性和稳定性。这种影响在低度近视表现不明显，但在中、高度近视则预测性和稳定性明显下降。

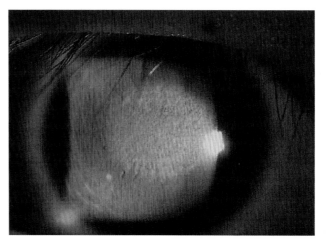

图 12-3-1　PRK 术后角膜 haze 形成，角膜中央呈雾状混浊

二、准分子激光角膜表面切削术后在共聚焦显微镜下的表现

共聚焦显微镜下，PRK 术后早期出现基质细胞激活状态，正常情况下可逐渐恢复静止状态。共聚焦显微镜可观察到术后 haze 形成。haze 发生区域呈现大片高反光，无法分辨细胞形态（图 12-3-2，图 12-3-3）；在 haze 周边区域的角膜内大多表现为上皮、基质细胞激活态，甚至可见基质细胞核反光减弱（图 12-3-4，图 12-3-5）、细胞质固缩、突起减少，呈现凋亡形态。

国外有研究者用共聚焦显微镜比较了 LASIK 和 PRK 术后角膜基质和角膜内皮的变化，发现两种手术术后 6 个月左右，角膜浅基质的基质细胞密度分别较术前下降 34.7% 和 31.1%，两种术式之间没有差异；两组的角膜内皮细胞密度也没有差异。因此研究者认为 PRK 术后的角膜基质 haze 形成的主要原因还是与该术式破坏了角膜上皮和上皮下神经，致使角膜基质细胞发生成纤维化改变有关。

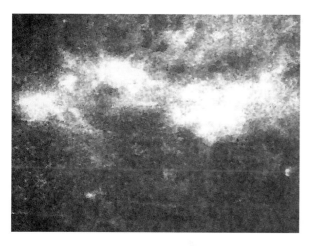

图 12-3-2 PRK 术后发生 haze，共聚焦显微镜下可见前弹力层出现团块状高反光，高反光区域内无法分辨细胞结构

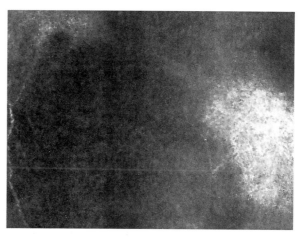

图 12-3-3 haze 所在区域呈现团块状高反光，细胞结构无法分辨，其周围的角膜上皮细胞和上皮下神经仍然可以分辨（800×）

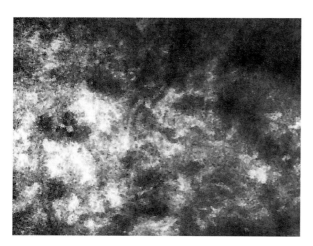

图 12-3-4 PRK 术后发生 haze 的患眼，浅基质层内也见团块样高反光，其中的细胞结构无法分辨，周围的基质细胞形态仍然可以分辨，但是胞核反光减弱，形态欠规则（800×）

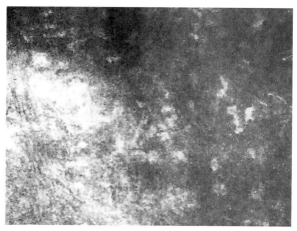

图 12-3-5 PRK 术后发生 haze 的患眼，浅基质层内也见团块样高反光，其中的细胞结构无法分辨，周围的基质细胞形态仍然可以分辨，但是胞核反光减弱，形态欠规则（800×）

（乐琦骅 郑天玉）

（本章内所有图片均由周行涛教授提供。）

1. Vesaluoma M H, Petroll W M, Pérez-Santonja J J, et al. Laser in situ keratomileusis flap margin: wound healing and complications imaged by in vivo confocal microscopy. Am J Ophthalmol, 2000, 130(5): 564-573.

2. Moilanen J A, Vesaluoma M H, Müller L J, et al. Long-term corneal morphology after PRK by in vivo confocal microscopy. Invest Ophthalmol Vis Sci, 2001, 44(3): 1064-1069.

3. Moilanen J A, Holopainen J M, HelintöM, et al. Keratocyte activation and inflammation in diffuse lamellar keratitis after formation of an epithelial defect. J Cataract Refract Surg, 2004, 30(2): 341-349.

4. Erie J C, McLaren J W, Hodge D O, et al. Recovery of corneal subbasal nerve density after PRK and LASIK. Am J Ophthalmol, 2005, 140(6): 1059-1064.

5. Wirbelauer C, Pham D T. Imaging interface fluid after laser in situ keratomileusis with corneal optical coherence tomography. J Cataract Refract Surg, 2005, 31(4): 853-856.

6. Ying L, Xiao Z, Liuxueying Z, et al. Clinical use of in vivo confocal microscopy through focusing in corneal refractive surgery. J Refract Surg, 2006, 22(9 Suppl): S1041-S1046.

7. 郭宁, 周跃华, 瞿佳, 等. 准分子激光原位角膜磨镶术后弥漫性板层角膜炎的共聚焦显微镜观察. 中华眼科杂志, 2006, 42(4): 330-333.

8. Ying L, Xiao Z, Liuxueying Z, et al. Clinical use of in vivo confocal microscopy through focusing in corneal refractive surgery. J Refract Surg, 2006, 22(9 Suppl): S1041-S1046.

9. Patel S V, Erie J C, McLaren J W, et al. Confocal microscopy changes in epithelial and stromal thickness up to 7 years after LASIK and photorefractive keratectomy for myopia. J Refract Surg, 2007, 23(4): 385-392.

10. Lenhart P D, Randleman J B, Grossniklaus H E, et al. Confocal microscopic diagnosis of epithelial downgrowth. Cornea, 2008, 27(10): 1138-1141.

11. Ramos J L, Zhou S, Yo C, et al. High-resolution imaging of complicated LASIK flap interface fluid syndrome. Ophthalmic Surg Lasers Imaging, 2008, 39: S80-S82.

12. Amoozadeh J, Aliakbari S, Behesht-Nejad A H, et al. Confocal microscopy of corneal stroma and endothelium after LASIK and PRK. J Refract Surg, 2009, 25(10 Suppl): S963-S967.

13. Li M, Niu L, Qin B, et al. Confocal comparison of corneal reinnervation after small incision lenticule extraction(SMILE)and femtosecond laser in situ keratomileusis(FS-LASIK). PLoS One, 2013, 8(12): e81435.

14. Mohamed-Noriega K, Riau AK, Lwin NC, et al. Early corneal nerve damage and recovery following small incision lenticule extraction(SMILE)and laser in situ keratomileusis(LASIK). Invest Ophthalmol

Vis Sci, 2014, 55（3）: 1823-1834.

15. Liu M, Zhang T, Zhou Y, et al. Corneal regeneration after femtosecond laser small-incision lenticule extraction: a prospective study. Graefes Arch Clin Exp Ophthalmol, 2015, 253（7）: 1035-1042.

16. Agca A, Cankaya K I, Yilmaz I, et al. Fellow eye comparison of nerve fiber regeneration after SMILE and femtosecond laser-assisted LASIK: a confocal microscopy study. J Refract Surg, 2015, 31（9）: 594-598.

17. Liu Y C, Ang H P, Teo E P, et al. Wound healing profiles of hyperopic-small incision lenticule extraction（SMILE）. Sci Rep, 2016, 6: 29802.

18. Li M, Li M, Sun L, et al. In vivo confocal microscopic investigation of the cornea after autologous implantation of lenticules obtained through small incision lenticule extraction for treatment of hyperopia. Clin Exp Optom, 2018, 101（1）: 38-45.

19. Bech F, González-González O, Artime E, et al. Functional and morphologic alterations in mechanical, polymodal, and cold sensory nerve fibers of the cornea following photorefractive keratectomy. Invest Ophthalmol Vis Sci, 2018, 59（6）: 2281-2292.

第十三章

共聚焦显微镜在眼部蠕形螨感染诊疗中的应用

一、眼部蠕形螨感染概述

人类的寄生螨主要有三种，恙螨、疥螨、蠕形螨。其中只有蠕形螨（demodex mites）是人体永久性寄生螨。蠕形螨在生物形态学上属节肢动物门的蛛形纲、蜱螨亚纲中的真螨目、前气门亚目、食肉螨总科、蠕形螨科、蠕形螨属，目前已知 140 余种及亚种。其生活发育分为五个阶段：卵、幼虫、前若虫、若虫及成虫，寿命约为 28~100 天不等。成虫虫体分为颚体和躯体两部分，颚体位于虫体前端呈梯形，躯体又分为前体和末体。

蠕形螨是人类最常见的寄生虫，属专性寄生螨，具有宿主特异性，主要分布于人体的眼睑、睫毛、睑板腺、面部和外耳道。蠕形螨有很多种类，但是寄生于人体的蠕形螨只有两种：毛囊蠕形螨（demodex folliculorum）和皮脂蠕形螨（demodex brevis）。毛囊蠕形螨寄生于睫毛毛囊，常多个群居于一个毛囊内，成虫长约 0.3~0.4mm；皮脂蠕形螨则常单个寄生于睫毛皮脂腺和睑板腺深处，成虫长约 0.2~0.3mm。由于眼睑的解剖结构较为特殊，无法对蠕形螨进行日常清洁卫生，为蠕形螨的繁衍和传播提供了一个有利环境。

二、眼部蠕形螨感染的病理机制

蠕形螨寄居于人体，一般为共栖状态。当疲劳、精神紧张、刺激性食物或局部卫生条件下降时共栖状态失调，可导致睑板腺功能障碍（meibomian gland dysfunction，MGD）和慢性睑缘炎等疾病。蠕形螨感染的致病机制可能与以下几个因素有关：①蠕形螨携带的异种抗原和吞噬睑脂后所产生的脂类降解产物，均可诱发机体产生变态反应，致使睑板腺上皮细胞内的促炎因子水平上升，引起细胞损伤和导管狭窄；②蠕形螨在腺体内活动时，触爪可造成腺体导管和腺体上皮细胞发生机械性损伤，诱发慢性炎症反应，加重腺体细胞的损伤；③蠕形螨寄生在睑板腺内，虫体阻塞在睑板腺内，造成睑板腺机械性阻塞；④虫体进出毛囊活动可将眼表寄生的细菌（如葡萄球菌、芽孢杆菌、链球菌等）带入毛囊内，诱发炎症反应，加重细胞损伤；⑤睑板腺的萎缩或阻塞和虫体的不断增殖都可导致虫体在腺体内的活动空间缩小，加重虫体对导管造成的机械性损伤。以上因素相互叠加造成恶性循环，最终导致睑板腺的结构被完全破坏，睑板腺丧失正常功能。也有研究表明眼部蠕形螨感染与胬肉复发、眼睑基底细胞癌等疾病可能也有关。

三、眼部蠕形螨感染的临床表现

在眼部蠕形螨感染中，患者常主诉反复眼痒、异物感、烧灼感、畏光、流泪、眼红、分泌物增多。查体可见睑缘充血肥厚或形态不规则、睫毛根部鳞屑及袖套状分泌物、倒睫乱睫甚至睫毛脱落、睑缘毛细血管扩张、睑缘角质化、睑板腺开口阻塞或者出现脂栓；结膜充血、滤泡形成及（或）乳头增生；严重时可累及角膜出现角膜上皮点状缺损、基质浸润、新生血管、角膜溃疡等，病情累及角膜时可影响视力。

四、眼部蠕形螨感染的检测方法

目前检测皮肤蠕形螨的诊断方法包括浅表皮肤刮片/活检、皮脂腺新鲜分泌物的直接显微镜检查。检测眼部蠕形螨感染的主要方法为拔取睫毛在显微镜下镜检。睫毛镜检的具体方法是：在上下睑鼻侧、颞侧、中央各拔取1根睫毛，共6根/眼，置于载玻片，盖上盖玻片后，将滴上生理盐水的荧光素条的头端置于盖玻片一侧，待液体扩散至对侧后，将其置于光学显微镜下观察。蠕形螨成虫体长0.15~0.4mm，体型细长透明，尾端尖细，胸前腹侧有四对分布均匀的短足，腹部有重叠的横纹。显微镜镜检除了需要观察是否存在蠕形螨感染外，还要观察蠕形螨的活动情况、判断虫体死活，并评估蠕形螨数量。

蠕形螨的检出率与年龄正相关，70岁以上的人群检出率100%。皮肤感染中皮肤活检蠕形螨密度>5个/毛囊或5个/cm^{2}被认为具有致病性，但目前对于眼部蠕形螨感染的诊断尚未有明确标准。国外文献报道，拔取16根睫毛（即每个眼睑4根），蠕形螨多于每16根睫毛6只或每根睫毛4~5只蠕形螨时，则视为蠕形螨检查阳性。该种方法拔取睫毛较多，患者痛苦较大。北京市眼科研究所将该方法进行改良，在裂隙灯检查下分别拔取每个眼睑睑缘带有鳞屑的3根睫毛（共12根），如蠕形螨≥每3根睫毛3只蠕形螨，则判定为蠕形螨阳性；如发现每3根睫毛2只蠕形螨时判定为蠕形螨检查可疑阳性。改良后的方法既可避免拔取过多睫毛给患者带来不适，提高患者对检查的依从性，又可避免因拔取过少睫毛所致的检查结果偏差，因此该判断标准现在被国内大部分医院所采用。

拔睫毛进行镜检的传统方法的优点是：①不仅可以观察到虫体，还可以观察虫卵；②可以根据虫体的活动特性判断蠕形螨是否死亡，有利于评估治疗效果；③可以对虫体数量进行精确计数，评估感染的严重程度。但是传统诊断方法的缺点也较多：①有创性检查，给患者造成一定痛苦，且儿童及少部分成人常常不能配合；②睫毛采样的方法存在一定的主观性和盲目性，拔取哪一根睫毛的选择可能会影响蠕形螨感染的诊断，如选择不当可能造成假阴性结果；③在睫毛拔出毛囊过程中，附着在睫毛上的螨虫可能掉落，导致镜检时出现假阴性结果；④由于拔取的睫毛数量有限，不能完全真实反映出螨虫感染的情况；⑤不适用于睫毛数量稀少的患者。

五、共聚焦显微镜在眼部蠕形螨感染诊断中的应用

1. 共聚焦显微镜检查的优势　与传统诊断方法相比，使用共聚焦显微镜进行蠕形螨检查有许多优势。

（1）共聚焦显微镜能在几分钟内检测实时环境下的蠕形螨数量，不需要拔睫毛，检查过程无痛无创，不会给患者带来不适。

（2）共聚焦显微镜可同时对多个毛囊进行快速检测并计数，覆盖面更广，蠕形螨的检出率更高。

（3）除了位置比较表浅的螨虫，也可以查到躲藏在毛囊和腺体深处的蠕形螨。

（4）除了观察虫体外，还能同时观察周边睑缘及睑板腺的结构，不需要任何进一步的设备或实验室仪器。

（5）对于睫毛缺失的患者可对残存毛囊进行检查，适合睫毛稀少的患者。

（6）共聚焦显微镜检查的可重复性较好，可以每周或每月检查，便于在杀螨治疗后进行随访，评估治疗效果。

2. 检查方法　使用共聚焦显微镜对受试者进行螨虫检查的基本操作步骤与其他部位的检查一致。需要特别注意的是，检查要覆盖不同位置的睫毛毛囊、睑板腺开口及腺泡。每眼至少检查6个睫毛囊及鼻、中、颞侧3个不同部位的睑板腺，单眼检查时间约为3分钟，原则上不超过5分钟。

3. 共聚焦显微镜下蠕形螨的表现　共聚焦显微镜下蠕形螨的典型表现如下（图13-0-1~图13-0-5）：

（1）足部为对称的点线状高反光。

（2）毛囊蠕形螨前体与末体交界处成三角锥形高反光，尾部呈长三角锥低反光。

（3）皮脂蠕形螨或未成熟的毛囊蠕形螨前体与末体交界处呈圆形或椭圆形高反光。

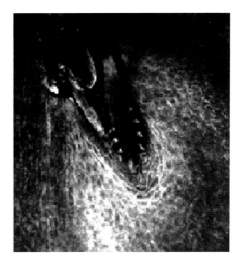

图 13-0-1　在共聚焦显微镜下典型的毛囊蠕形螨的足部表现为对称的点线状高反光（800×）

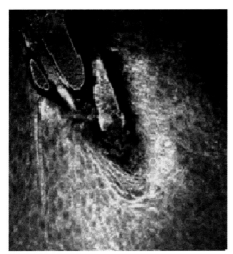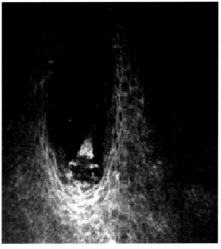

图 13-0-2　在共聚焦显微镜下典型的毛囊蠕形螨的前体与末体交界处成三角锥形高反光，尾部呈长三角锥低反光（800×）

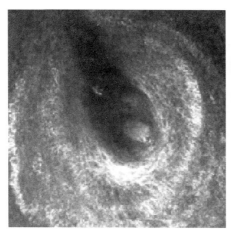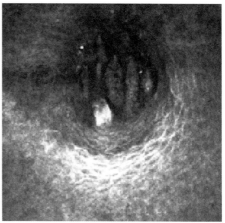

图 13-0-3　在共聚焦显微镜下螨虫前体与末体交界处呈圆形或椭圆形高反光，但是仅从形态上难以鉴别是皮脂蠕形螨或未成熟的毛囊蠕形螨（800×）

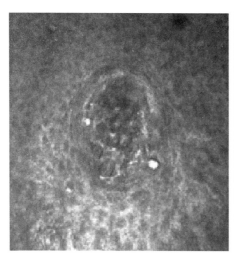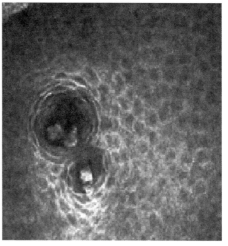

图 13-0-4　共聚焦显微镜下见聚集于睑板腺开口处的多个蠕形螨（800×）

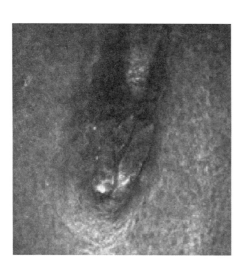

图 13-0-5　共聚焦显微镜下见睫毛根部的毛囊深处有多个蠕形螨聚集，颚体朝向毛囊基底部（800×）

在检测过程中，需要注意与睫毛进行鉴别。睫毛较长，从浅层查至深层为宽度较为均一的圆柱形高反光结构，没有成对的点线状高反光足部，也没有三角锥样尾部（图 13-0-6）。

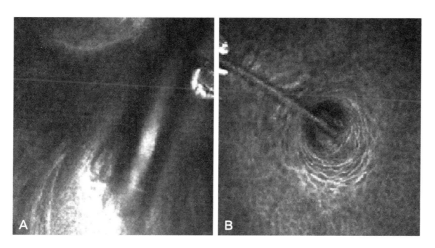

图 13-0-6　共聚焦显微镜下睫毛表现为由浅至深粗细均匀一致的中高反光结构，要注意与螨虫进行鉴别（800×）

A. 毛囊内的睫毛根部；B. 睫毛穿出毛囊口

4. 不足之处　相较于传统光学显微镜，共聚焦显微镜虽然在检查蠕形螨方面具有很多优点，但在实际应用中也有一些不足之处。

（1）受到分辨率的限制，共聚焦显微镜只能检查虫体，难以检出螨虫的虫卵。

（2）仅凭共聚焦显微镜图像难以鉴别蠕形螨的种类和不同时期的螨虫。

（3）由于图像采集角度关系，不同的虫体在同一切面上的表现不同，难以对虫体精确计数，也无法判断虫体死活。

（4）共聚焦显微镜视野狭小，操作者需要反复移动以获取较好的视野，检查结果非常依赖操作者经验。

（5）检查的耗时较长，对患者配合要求高，重复检查时，难以始终检测同一区域。

为了弥补共聚焦显微镜的受限之处，在临床诊断中还是建议视患者情况将多种诊断方法联合使用，在尽量减少患者创伤和痛苦的前提下提高诊断阳性率。

（任　毅　乐琦骅）

1. Morras P G, Santos S P, Imedio I L, et al. Rosacea-like demodicidosis in an immunecompromised child. Pediatr Dermatol, 2003, 20: 28-30.

2. Erbagci Z, Erbagci I, Erkilic S. High incidence of demodicidosis in eyelid basal cell carcinomas. Int J Dermatol, 2003, 42: 567-571.

3. Gao Y Y, Di P M A, Li W, et al. High prevalence of Demodexin eyelashes with cylindrical dandruff. Invest Ophthalmol Vis Sci, 2005, 46 (9): 3089-3094.

4. Lacey N, Kavanagh K, Tseng S C. Under the lash: Demodex mites in human diseases. Biochem (Lond), 2009, 31: 2-6.

5. Lee S H, Chun Y S, Kim J H, et al. The relationship between demodex and ocular discomfort. Invest Ophthalmol Vis Sci, 2010, 51 (6): 2906-2911.

6. Kojima T, Ishida R, Sato E A, et al. In vivo evaluation of ocular demodicosis using laser scanning confocal microscopy. Invest Ophthalmol Vis Sci, 2011, 52 (1): 565-569.

7. Longo C, Pellacani G, Ricci C, et al. In vivo detection of Demodex folliculorum by means of confocal microscopy. Br J Dermatol, 2012, 166 (3): 690-692.

8. Chen W, Plewig G. Human demodicosis: revisit and a proposed classification. Br J Dermatol, 2014, 170: 1219-1225.

9. Randon M, Liang H, El Hamdaoui M, et al. In vivo confocal microscopy as a novel and reliable tool for the diagnosis of Demodex eyelid infestation. Br J Ophthalmol, 2015, 99: 336-341.

10. Xiaohui L, Jing L. Ocular demodicosis as a potential cause of ocular surface inflammation. Cornea, 2017, 36 (Suppl I): S9-S14.

11. Gerd G, Christophe B. Emerging strategies for the diagnosis and treatment of meibomian gland dysfunction: Proceedings of the OCEAN group meeting. Ocul Surf, 2017, 15: 179-192.

12. Liang H, Randon M, Michee S, et al. In vivo confocal microscopy evaluation of ocular and cutaneous alterations in patients with rosacea. Br J Ophthalmol, 2017, 101 (3): 268-274.

13. 亚洲干眼协会中国分会, 海峡两岸医药交流协会眼科专业委员会眼表与泪液病学组. 我国睑板腺功能障碍诊断与治疗专家共识（2017年）. 中华眼科杂志, 2017, 53（9）: 657-661.

14. Zhang XB, Ding YH, He W. The association between demodex infestation and ocular surface manifestations in Meibomian gland dysfunction. Int J Ophthalmol, 2018, 11（4）: 589-592.

15. 程胜男，黄渝侃. 活体共聚焦显微镜对睑板腺功能障碍患者眼部蠕形螨的定量检测. 临床眼科杂志, 2019, 27: 446-449.

第十四章

共聚焦显微镜在其他常见眼表疾病诊疗中的应用

第一节　接触镜相关性眼表疾病

一、概述

长期配戴接触镜可导致角膜缘上皮细胞和角膜上皮细胞缺氧、处于应激状态，并刺激炎症细胞浸润角膜。配适不良的角膜接触镜不仅加重角膜上皮细胞缺氧，还会对细胞造成机械性损伤。这些因素相互叠加，导致角膜上皮脱落、反复糜烂甚至感染，也可导致慢性炎症状态和角膜新生血管。角膜缘的长期缺氧状态和持续性慢性炎症会损伤角膜缘干细胞和干细胞龛，并导致角膜缘干细胞功能障碍。

二、共聚焦显微镜在接触镜相关性眼表疾病诊疗中的应用

相比裂隙灯等传统检查手段，共聚焦显微镜可观察到长期接触镜配戴者的早期角膜改变。研究发现，长期接触镜配戴者基质细胞密度减少，内皮细胞密度减少、异形性增加。角膜浅基质内见点状沉积物、周边角膜内见朗格汉斯细胞浸润也是长期接触镜配戴者的常见表现。在角膜上皮脱落、反复糜烂等急性病变期，还可见角膜上皮层炎症细胞浸润（图 14-1-1~ 图 14-1-7）。关于长期配戴接触镜导致角膜缘干细胞功能障碍（第六章）、接触镜使用不当引起感染性角膜病（第四章）等相关内容，详见相应章节。

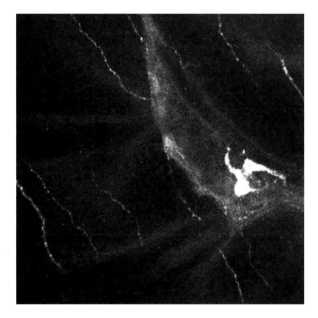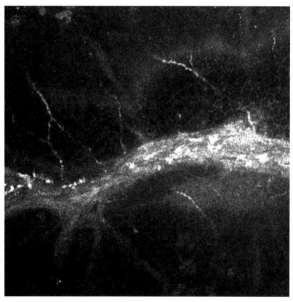

图 14-1-1　**长期接触镜配戴者，前弹力层界面可见不规则形态的高反光沉积物，伴前弹力层皱褶，上皮下神经走行受到影响，不伴炎症细胞浸润（800×）**

图 14-1-2　**长期接触镜配戴者，前弹力层界面可见高反光条带，条带内多枚高反光点状、片状沉积物，伴前弹力层皱褶，上皮下神经走行受到影响，不伴炎症细胞浸润（800×）**

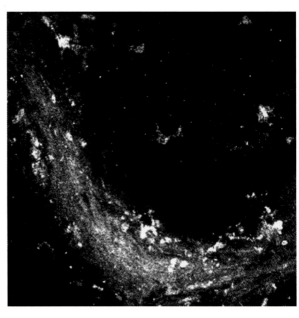

图 14-1-3　长期接触镜配戴者，浅基质内局限性混浊，伴多枚点状高反光沉积物，基质细胞形态未见明显异常（800×）

图 14-1-4　长期接触镜配戴者，浅基质内局限性条索状混浊，伴多枚点状、片状高反光沉积物，基质细胞形态未见明显异常（800×）

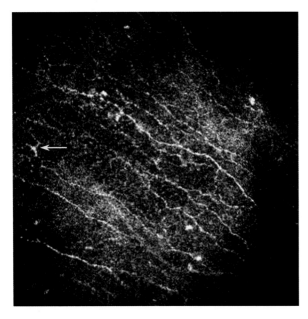

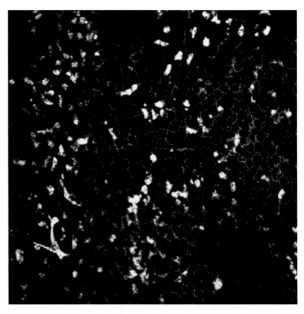

图 14-1-5　长期接触镜配戴者，周边角膜上皮下可见少量朗格汉斯细胞浸润（箭头），未见明显沉积物，上皮下神经的形态基本正常（800×）

图 14-1-6　长期接触镜配戴者，处于急性角膜糜烂病变期，角膜上皮基底层可见中大量圆形高反光炎症细胞浸润（800×）

　　除了对角膜的不利影响，长期配戴接触镜还会影响睑板腺功能。有研究表明，长期配戴接触镜可能引发或者加重蠕形螨感染，造成睑板腺腺体内炎症细胞浸润和导管狭窄，导致睑板腺功能障碍（图 14-1-8，图 14-1-9）。

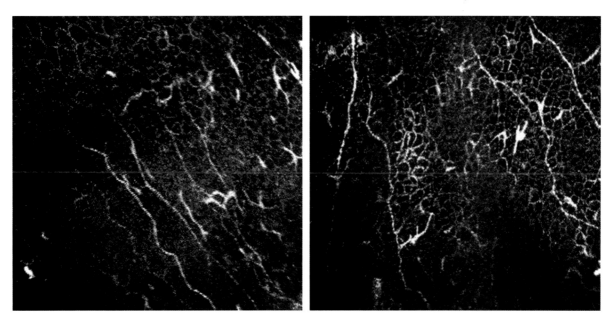

图 14-1-7　处于急性角膜上皮糜烂病变期的接触镜配戴者，角膜上皮下可见中量朗格汉斯细胞浸润，角膜上皮下神经较为扭曲和稀疏（800×）

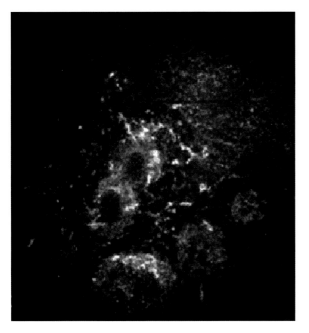

图 14-1-8　长期接触镜配戴者的睑板腺上皮细胞内可见少到中量朗格汉斯细胞浸润（800×）

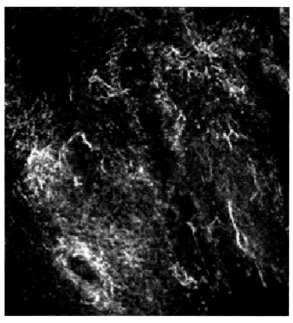

图 14-1-9　长期接触镜配戴者的睑板腺上皮细胞内可见中量朗格汉斯细胞浸润，伴导管狭窄和导管壁纤维化（800×）

第二节　翼状胬肉

一、概述

翼状胬肉是世界范围内常见的眼表疾病，好发于鼻侧的睑裂区。异常增生的纤维血管样组织与结膜相连并呈翼状向角膜表面生长，既影响患者的外观，又会引起异物感和视力下降（图14-2-1，图14-2-2）。该病的发生与紫外线损伤密切相关，纬度位于20°~30°的国家和地区内的翼状胬肉的患病率明显高于其他地区。我国翼状胬肉的总体患病率为9.9%，但是不同地区人群的患病率差异极大。根据流行病学调查结果，在我国西藏、云南等内陆高海拔地区，翼状胬肉的患病率为22.7%~27.2%；在低纬度沿海地区如福建和海南，患病率为12%~17.9%；而在北京城郊人群中患病率仅为3.6%。可见翼状胬肉是我国内陆高海拔和低纬度沿海地区等紫外线照射较强地区非常常见的眼病。

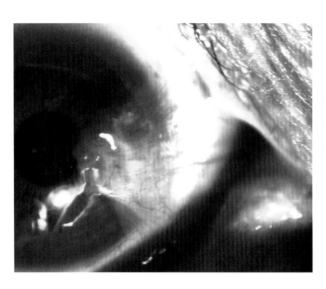

图 14-2-1　46岁的男性患者，鼻侧角巩膜缘处见翼状胬肉，侵入角膜缘内约3mm

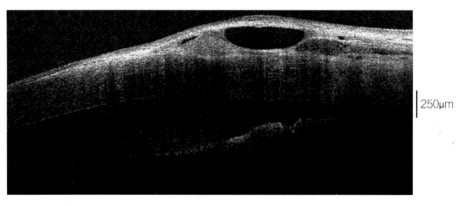

250μm

图 14-2-2　该患者的前节OCT图片，可见胬肉表层的纤维组织较为疏松，反光较弱，深层的纤维组织较为致密，反光较强，胬肉与角膜表面之间存在空隙

二、发病机制

以前的学说认为翼状胬肉是一种变性疾病，但是随着对角膜缘干细胞认识的深入，目前的观点认为角膜缘干细胞功能障碍是其主要发病基础。长期大剂量的紫外线照射可造成干细胞的功能障碍和数量减少，而完整的角膜缘是阻止结膜向角膜生长的屏障。一旦此屏障被破坏则结膜成纤维细胞增殖活跃，并发生结缔组织重塑和血管化，并向角膜内生长，从而发生翼状胬肉。紫外线除了损伤角膜缘干细胞外，还可诱导结膜上皮和基质分泌大量促炎细胞因子（如 IL-1、IL-6、IL-8、TNF-α）、促新生血管生长因子、碱性成纤维细胞生长因子和基质金属蛋白酶，促进纤维血管组织增殖并向角膜侵袭。除紫外线外，人类乳头瘤状病毒（HPV）也可能通过调控 p53 失活参与诱导翼状胬肉发病，但是 HPV 不是翼状胬肉发病的必要条件，可能只是一个协同因素。

组织病理学上，胬肉组织的上皮细胞排列比正常的结膜上皮紊乱，上皮下可见纤维血管和结缔组织增殖，增殖的组织排列杂乱无序，部分组织可出现嗜碱性变性。活跃期的胬肉组织内可见炎症细胞浸润，并可见上皮下和结缔组织内的空泡样变（图 14-2-3）。

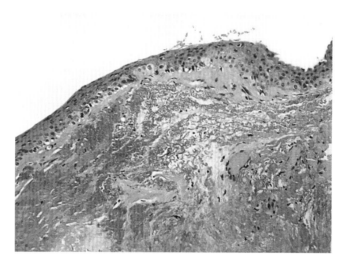

图 14-2-3　胬肉组织的结膜上皮下组织嗜碱性变性，伴弹性纤维沉积（HE 染色，200×）（毕颖文副教授提供）

三、共聚焦显微镜下翼状胬肉的表现

在共聚焦显微镜下，翼状胬肉患者的上方和下方的角膜缘结构大多正常，可见清晰的 Vogt 栅栏结构，栅栏结构的存在提示有功能正常的角膜缘干细胞。但是在发生胬肉的区域（鼻侧和／或颞侧），往往见不到 Vogt 栅栏结构，取而代之的是大量的纤维组织，伴有丰富的血管。处于活动期的胬肉组织内往往可见大量的炎症细胞和朗格汉斯细胞。在上皮层下可见散在的小囊泡（图 14-2-4～图 14-2-11）。

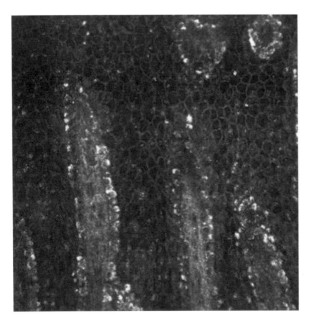

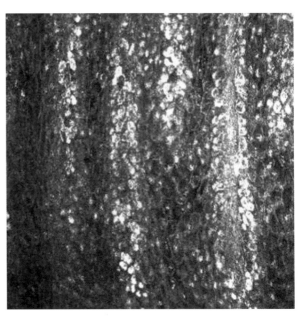

图 14-2-4　翼状胬肉患者的下方角巩膜缘可见清晰的 Vogt 栅栏结构（800×）

图 14-2-5　该患者的上方角巩膜缘也可见清晰的 Vogt 栅栏结构（800×）

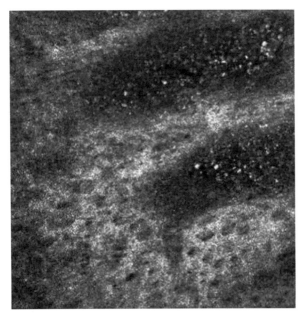

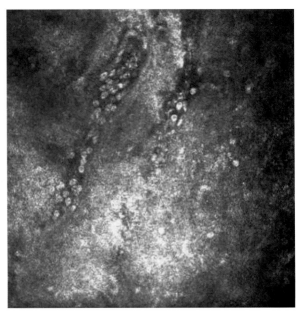

图 14-2-6　该患者的颞侧角膜缘未见胬肉生长，在角巩膜缘处可见 Vogt 栅栏结构，但是在上皮柱内高反光的小圆细胞数量较少（800×）

图 14-2-7　该患者的鼻侧角膜缘处见不到 Vogt 栅栏结构，组织内见粗大的血管，在其中可见滚动的血细胞（800×）

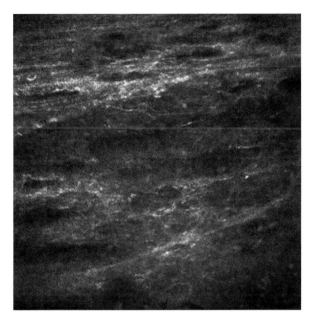

图 14-2-8 在龈肉组织浅层可见大量疏松的纤维组织（800×）

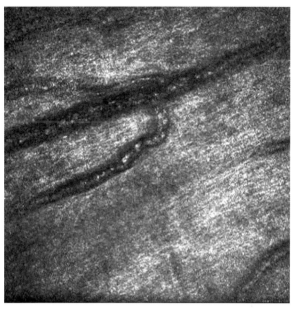

图 14-2-9 在龈肉的深层组织内见大量致密的纤维结缔组织，其中夹杂血管网（800×）

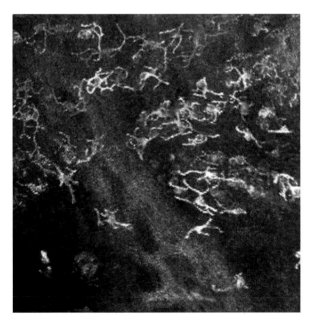

图 14-2-10 活动期龈肉的上皮细胞层内见大量的朗格汉斯细胞（800×）

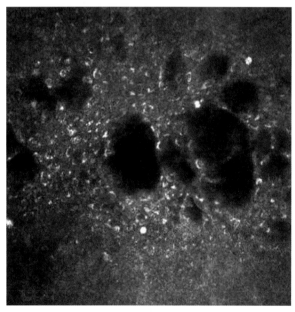

图 14-2-11 龈肉组织内可见散在的小囊泡，囊泡周围有少量炎症细胞（800×）

第三节　药物毒性角膜炎

一、定义及概述

药物毒性角膜病变，顾名思义，为长时间使用滴眼液或短期内大剂量联合使用多种药物导致的角膜病变。患者多有眼红、眼痛、畏光等表现，病情较轻者多表现为角膜上皮点状脱落（图14-3-1，图14-3-2），早期需与干眼、Thygeson浅层点状角膜病变（TSPK）等疾病进行鉴别；病情严重者的临床表现与各类角膜溃疡较为相似。该病临床特异性不强，常需结合既往用药史以及诊断性治疗来进行确诊。目前有关药物毒性角膜病变早期诊断的相关研究较少，仅有少数病例报道分析了该病的共聚焦显微镜表现特点，但有限的样本量不能为该病的早期诊断提供依据。

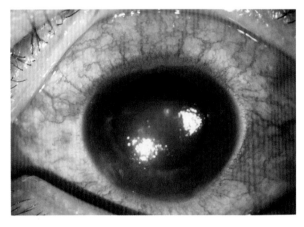

图14-3-1　患者因长期使用抗青光眼药物后发生药物毒性角膜炎，裂隙灯下见结膜充血，角膜上皮粗糙

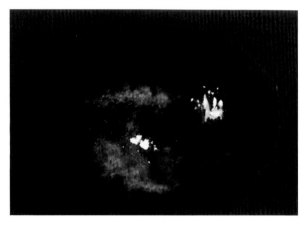

图14-3-2　角膜荧光染色可见角膜上皮呈弥漫性点状剥脱

二、共聚焦显微镜下表现

笔者使用共聚焦显微镜对16例表现为角膜上皮点状脱落的药物毒性角膜病变患者进行了观察，同时纳入16例干眼患者和10例正常组进行对照，试图归纳药物毒性角膜病变患者的特异性病理表现。通过比对图像，我们发现药物毒性角膜炎患者的浅表角膜上皮细胞的反光增强、细胞核明显且核浆比上升，角膜上皮细胞呈现"雪花样"外观；值得一提的是，75%的药物毒性角膜炎患者出现"雪花样"角膜上皮，而干眼患者和正常人群中无一人出现此表现。因此"雪花样"角膜上皮可能是通过共聚焦显微镜早期诊断药物毒性角膜炎比较有特征性的表现。除此之外，37.5%患者出现浅层基质细胞激活和基质内细小高亮颗粒样物质沉积（图14-3-3~图14-3-6）。研究表明，在药物毒性角膜病变的患者角膜基质中发现细小高亮颗粒样物质沉积的概率远高于正常眼，提示这一表现可能有助于临床发现比较隐匿的药物毒性角膜病变。

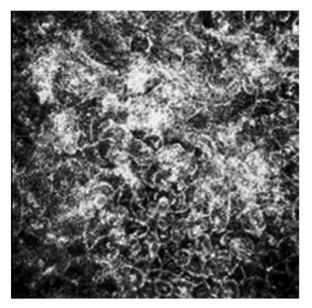

图 14-3-3　药物毒性角膜炎患者的浅表上皮细胞反光增强（800×）

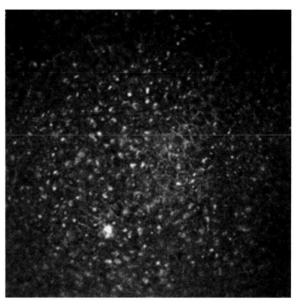

图 14-3-4　药物毒性角膜炎患者的基底层上皮细胞的胞核反光增强，核浆比增加（800×）

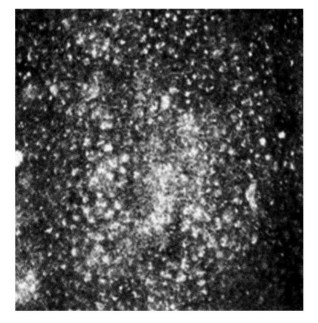

图 14-3-5　药物毒性角膜炎患者的上皮细胞呈"雪花样"外观（800×）

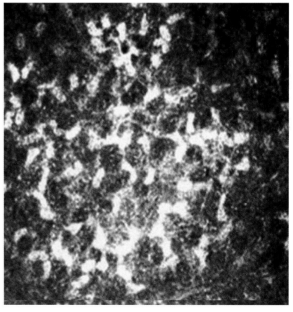

图 14-3-6　药物毒性角膜炎患者的浅层角膜基质细胞呈激活态，并可见细小的高亮颗粒样物质沉积（800×）

　　通过对角膜不同层次细胞的密度计数，我们发现药物毒性角膜病变患者的浅表层角膜上皮细胞密度明显降低，基底层上皮细胞密度无明显变化，上皮下神经纤维数量和扭曲程度均减少，而基质细胞、树突状细胞数量无明显变化。与干眼患者相比，患者角膜上皮细胞层内的炎症细胞浸润不明显，炎症细胞密度低于干眼患者。

第四节　眼表新生物

一、概述

眼表新生物大多发生在结膜和眼睑，除皮样瘤外角膜表面很少出现新生物。眼表常见的良性肿瘤依次为色素痣（30.2%）、皮样瘤（27.5%）、囊肿（20.7%）、乳头状瘤（13.4%）和血管瘤（5.9%）；在恶性肿瘤中，鳞状细胞癌高居首位，占81.4%，较占第二位的黑色素瘤（8.4%）高10倍。诊断眼表新生物最常规最经典的方法是手术切除后进行病理检查。

二、共聚焦显微镜在眼表新生物诊断中的应用

共聚焦显微镜具备对活体组织进行三维实时成像的能力，因此，利用共聚焦显微镜的"活体切片"作用，可以获取眼表新生物内细胞的活体影像，既为判断其性质提供辅助依据，又能为手术方案的设计提供额外线索，是病理学诊断的有力补充。但是共聚焦显微镜毕竟只是影像学诊断工具，不能替代病理诊断。对于眼表新生物的确诊主要还是依靠病理诊断。

目前国内外共有20余篇文献报道了不同种类的眼表新生物在共聚焦显微镜下的表现以及与病理检测的对比。研究结果发现，结膜上皮内瘤样病变（CIN）患者在病变区域出现大量高反光、多形性上皮细胞异常增生，但边界清晰，局限于上皮层内。增生的细胞边界模糊，细胞质反光增强，细胞核增大呈低反光，部分核仁呈高反光，偶尔可见双核细胞。结膜上皮鳞状细胞癌（SCC）的细胞异形性进一步加重，异形性细胞突破基底膜向基质层浸润生长；增生的细胞大小形态不一、排列紊乱，呈梭形和/或小叶状分布排列，聚集形成大小不一的癌巢、条索和角化珠；由于细胞增生活跃，上皮层及浅基质层部分区域可出现细胞碎片，部分患者可见大量新生血管或滋养血管；由于病灶区内细胞结构紊乱，上皮深层与基质层界限通常难以区分。共聚焦显微镜下的所见与病理检查的结果具有较好的一致性。对共聚焦显微镜结果进行定量分析之后发现：角膜上皮细胞异形性、胞质高反光、核质比增高是眼表鳞状上皮新生物在共聚焦显微镜下的三大特征，而浅基质层异常细胞、核有丝分裂象及漩涡状细胞巢状结构的出现是鉴别CIN与SCC的主要鉴别要点。

三、共聚焦显微镜下色素性新生物的表现

我们使用共聚焦显微镜对三例发生于角巩膜缘的色素性新生物（图14-4-1）进行检查，发现在新生物内见大量形态不规则的细胞，细胞呈高反光性，其中夹杂着朗格汉斯细胞。有两例患者可见这种不规则形的细胞排列形成"细胞巢"，新生物周围和基底部均见丰富的血管。还有一例患者在不规则形的细胞周边可见大量大小均一的小圆形细胞（图14-4-2~图14-4-10）。

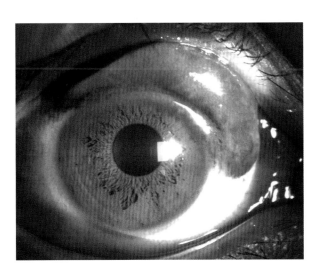

图 14-4-1　患者，男性，38 岁，在上方角膜缘可见一巨大的色素性新生物

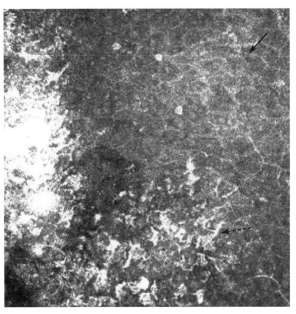

图 14-4-2　图 14-4-1 患者新生物的边缘，上方可见形态尚属正常的上皮细胞（实线箭头），但在下方可见成堆呈高反光的多角形细胞（虚线箭头），其形态与上方的上皮细胞有显著差异（800×）

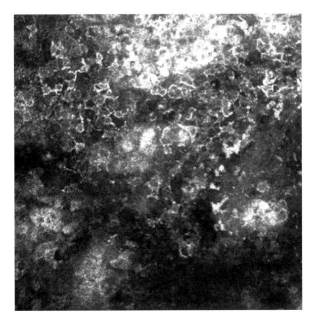

图 14-4-3　图 14-4-1 患者在新生物内部可见大量呈高反光的多角形细胞，细胞形态不规则（800×）

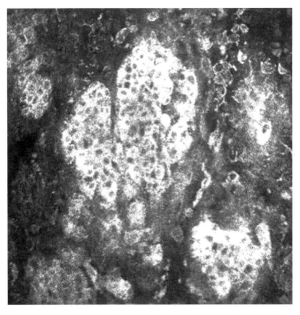

图 14-4-4　图 14-4-1 患者新生物内可见形态不规则的细胞排列成细胞巢（800×）

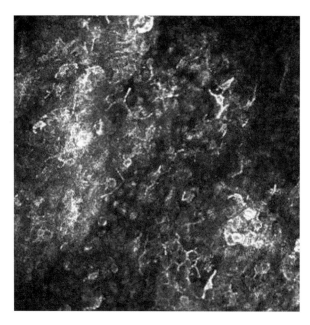

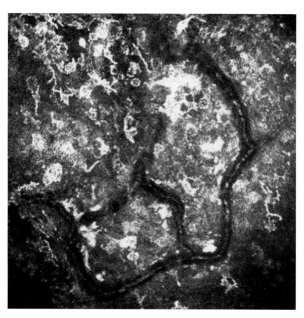

图 14-4-5　图 14-4-1 患者在多角形细胞之间夹杂大量朗格汉斯细胞（箭头处）（800×）

图 14-4-6　图 14-4-1 患者新生物内见丰富的血管组织，其中可见滚动的血细胞（800×）

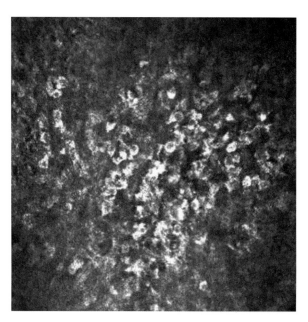

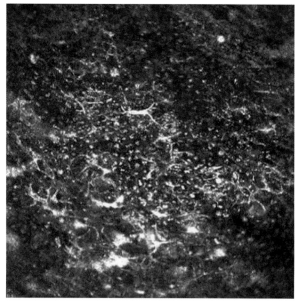

图 14-4-7　患者，男性，56 岁，在其角膜缘的色素性新生物内也可见大量的多角形细胞，呈高反光性，细胞形态与前一名患者类似（800×）

图 14-4-8　图 14-4-7 患者新生物内也可见大量的朗格汉斯细胞（800×）

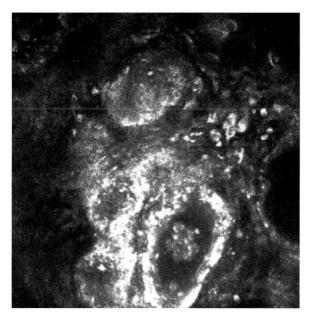

图 14-4-9 图 14-4-7 患者新生物内也可见细胞巢样结构（800×）

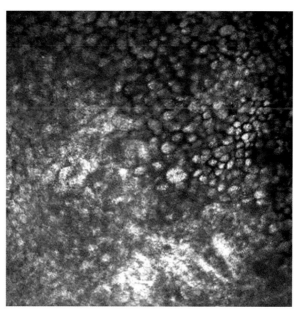

图 14-4-10 图 14-4-7 患者在新生物内可见大量大小基本一致的小圆形细胞（800×）

（乐琦骅）

1. Messmer E M, Mackert M J, Zapp D M, et al. In vivo confocal microscopy of pigmented conjunctival tumors. Graefes Arch Clin Exp Ophthalmol, 2006, 244（11）: 1437-1445.

2. Zhivov A, Stave J, Vollmar B, et al. In vivo confocal microscopic evaluation of langerhans cell density and distribution in the corneal epithelium of healthy volunteers and contact lens wearers. Cornea, 2007, 26（1）: 47-54.

3. Knappe S, Stachs O, Guthoff R. Corneal changes after wearing orthokeratology contact lenses: an investigation using in vivo confocal laser scanning microscopy. Ophthalmologe, 2007, 104（8）: 681-687.

4. Linke S, Bartsch U, Richard G, et al. In vivo confocal microscopy of pre-endothelial deposits. Graefes Arch Clin Exp Ophthalmol, 2007, 245（2）: 309-312.

5. Wang Y, Zhao F, Zhu W, et al. In vivo confocal microscopic evaluation of morphologic changes and dendritic cell distribution in pterygium. Am J Ophthalmol, 2010, 150（5）: 650-655.

6. Labbé A, Gheck L, Iordanidou V, et al. An in vivo confocal microscopy and impression cytology evaluation of pterygium activity. Cornea, 2010, 29（4）: 392-399.

7. Wang Y, Le Q, Zhao F, et al. Application of in vivo laser scanning confocal microscopy for evaluation of ocular surface diseases: lessons learned from pterygium, meibomian gland disease, and chemical burns. Cornea, 2011, 30（Suppl 1）: S25-28.

8. Parrozzani R, Lazzarini D, Dario A, et al. In vivo confocal microscopy of ocular surface squamous neoplasia. Eye（Lond）, 2011, 25（4）: 455-460.

9. Alomar T S, Nubile M, Lowe J, et al. Corneal intraepithelial neoplasia: in vivo confocal microscopic study with histopathologic correlation. Am J Ophthalmol, 2011, 151（2）: 238-247.

10. Xu Y, Zhou Z, Xu Y, et al. The clinical value of in vivo confocal microscopy for diagnosis of ocular surface squamous neoplasia. Eye（Lond）, 2012, 26（6）: 781-787.

11. Hau S C, Allan B D. In vivo confocal microscopy findings in central toxic keratopathy. J Cataract Refract Surg, 2012, 38（4）: 710-712.

12. Nguena M B, van den Tweel JG, Makupa W, et al. Diagnosing ocular surface squamous neoplasia in East Africa: case-control study of clinical and in vivo confocal microscopy assessment. Ophthalmology, 2014, 121（2）: 484-491.

13. Cinotti E, Perrot J L, Labeille B, et al. Handheld reflectance confocal microscopy for the diagnosis of conjunctival tumors. Am J Ophthalmol, 2015, 159（2）: 324-333.

14. Malhotra C, Jain A K, Chakma P. In vivo histologic image of ocular surface squamous neoplasia by confocal microscopy. JAMA Ophthalmol, 2015, 133（4）: e145357.

15. Colorado L H, Pritchard N, Cronin B G, et al. Characterization of goblet cells in a pterygium biopsy using laser scanning confocal microscopy and immuno-histochemistry. Cornea, 2016, 35（8）: 1127-1131.

16. 黄晶晶，梁庆丰，李彬. 活体共聚焦显微镜在角结膜肿瘤临床评价中的应用研究. 中华眼科杂志, 2016, 52（10）: 789-793.

17. 梁庆丰，高超，梁红，等. 活体共聚焦显微镜检查对翼状胬肉活动性评价的应用研究. 中华眼科杂志, 2016, 52（10）: 755-763.

18. Chen Y, Le Q, Hong J, et al. In vivo confocal microscopy of toxic keratopathy. Eye（Lond）, 2017, 31（1）: 140-147.

19. Dogan A S, Gurdal C, Arslan N. Corneal confocal microscopy and dry eye findings in contact lens discomfort patients. Cont Lens Anterior Eye, 2018, 41（1）: 101-104.

20. 梁庆丰，黄晶晶，曹凯，等. 眼表鳞状上皮肿瘤的组织病理学与活体共聚焦显微镜影像学特征分析. 中华眼科杂志, 2018, 54（9）: 652-660.

21. Golebiowski B, Chao C, Bui K A, et al. Effect of age and contact lens wear on corneal epithelial dendritic cell distribution, density, and morphology. Cont Lens Anterior Eye, 2020, 43（1）84-90.

第十五章

共聚焦显微镜在其他眼部疾病相关性角膜病变诊疗中的应用

第一节 青 光 眼

一、概述

青光眼是世界首位不可逆性致盲性眼病，预计 2040 年全世界范围内罹患青光眼的人数将达到 8 000 万之多，其中半数以上为亚洲人口。亚洲 40~80 岁人群中原发性开角型青光眼（POAG）和原发性闭角型青光眼（PACG）的患病率约为 2.31% 和 1.09%。绝大多数的青光眼患者一经诊断都需要终身使用抗青光眼药物或 / 和手术来控制眼压，青光眼相关的眼表损伤主要与这两个因素有关。

二、抗青光眼药物对眼表组织的影响

1. 损伤机制 POAG 患者的首选治疗方法为通过药物降低眼压。然而，长期使用抗青光眼药物虽然能够保护视神经、避免视神经进一步损伤，但同时也会带来很大的副作用，尤其是对角结膜上皮细胞的损害。目前主流观点认为，青光眼药物中的有效成分可能诱发眼表慢性炎症反应；而防腐剂，特别是苯扎氯铵（BAK），可诱导毒性或 Th2 介导的炎症反应，破坏角结膜上皮细胞。病理研究结果表明，抗青光眼药物长期作用于结膜上皮后，结膜上皮细胞出现鳞状化生、上皮细胞层增厚、角质化，杯状细胞丢失，细胞凋亡以及炎症细胞浸润。

2. 青光眼患者的结膜上皮改变及共聚焦显微镜下形态 笔者使用共聚焦显微镜对长期使用抗青光眼药物的患者的结膜上皮进行观察，发现此类患者结膜上皮细胞的体积增大，形态逐渐不规则，细胞间隙呈现高反光状态。这些表现往往在患者使用含防腐剂的降眼压药物半年左右即可出现。随着用药时间延长，上皮细胞形态逐渐模糊，并出现较多高反光物质，提示上皮细胞发生鳞状化生和角质化状态，伴随树突状细胞浸润。与健康的结膜组织相比，长期使用抗青光眼药物后患者的结膜杯状细胞的数量显著降低，影响泪膜中黏蛋白的分泌，这是青光眼患者产生干眼的重要原因之一。由于眼表炎症反应较重，结膜基质层内往往可见大量树突状细胞浸润（图 15-1-1~ 图 15-1-4）。

3. 青光眼患者的角膜上皮改变及共聚焦显微镜下形态 除了对结膜上皮的损伤，长期使用抗青光眼药物对角膜上皮也会造成严重不良影响。有研究表明，抗青光眼药物能直接损害角膜浅表层上皮细胞，使其密度降低；受到浅表层上皮细胞损伤的刺激，角膜基底层上皮细胞反而增生，细胞密度增加。角膜上皮下神经丛的形态也发生明显变化。与健康人的上皮下神经对比，此类患者的神经纤维明显变细，神经纤维长度变短，走行不规则度、扭曲度增加，常伴有较多激活态树突状细胞浸润，提示上皮下神经丛存在明显的炎症状态。这些形态学改变与干眼较为类似，有学者称其为"医源性神经营养性角膜病变"。除角膜上皮损伤外，此类患者也经常发生角膜基质细胞激活状态增多，角膜内皮细胞形态大小不均、细胞密度逐年降低（图 15-1-5~ 图 15-1-7）。

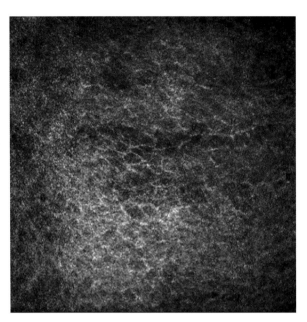

图 15-1-1 长期使用抗青光眼药物的患者，结膜上皮细胞体积增大，形态不规则，细胞间隙高反光（800×）

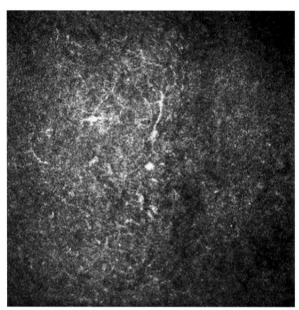

图 15-1-2 患者结膜上皮细胞层内可见树突状细胞浸润，并见些许高反光物质，提示结膜鳞状化生和角质化现象（800×）

图 15-1-3 患者的结膜杯状细胞密度较健康人显著减少（800×）

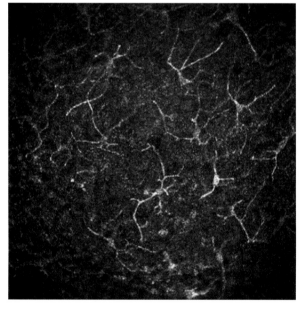

图 15-1-4 患者的结膜基质层内见大量树突状细胞浸润（800×）

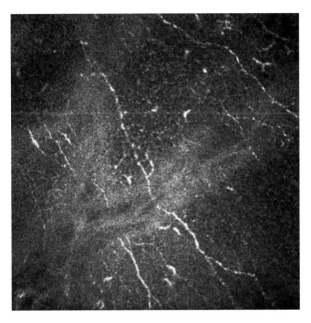

图 15-1-5 患者的角膜上皮下神经纤维变细、走行迂曲，并伴树突状细胞浸润（800×）

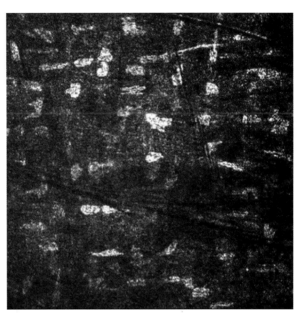

图 15-1-6 患者的角膜浅基质层背景反光增强，浅层基质细胞常呈激活态（800×）

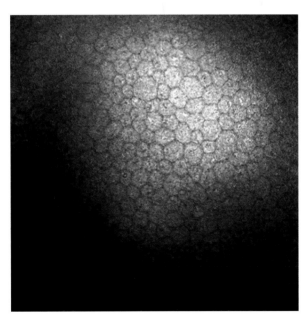

图 15-1-7 患者的角膜内皮细胞大小不均，细胞密度逐年降低（800×）

三、抗青光眼手术后共聚焦显微镜对滤过泡评估的应用

1. 裂隙灯下的滤过泡分级　亚洲人群PACG的患病率较高，虽然现在针对早期患者多采用虹膜激光打孔和白内障＋房角分离手术来进行治疗，但是以小梁切除术为代表的滤过性手术仍是中国青光眼患者最常用的术式。滤过性手术分为全厚度滤过、控制性（限制性）滤过（小梁切除术）和非穿透性小梁手术（深层巩膜切除术）。手术的成功与否是以建立有效的永久性房水流出通道来评价的，临床上以形成功能性滤过泡为特征。

滤过泡的功能评价标准目前国际上认可的有印第安纳滤泡形态分级标准（IBAGS）和摩尔菲尔德滤泡评价标准（MBGS）两种，通过滤泡的高度、充血程度、是否有渗漏等各方面的指标来进行功能性评估。一般来说，功能性滤过泡可以是薄壁和多囊状的，也可以是比较弥漫平坦、壁较厚但相对周围结膜组织是少或无血管的（图15-1-8）。失败的滤过性手术的滤过泡也有两种，一种滤过泡完全消失、形成纤维瘢痕（图15-1-9），另一种在滤过口处形成局限的肥厚的Tenon筋膜包裹性囊肿，或称包裹性滤过泡，这种滤过泡虽有形态，但是不具备房水引流功能。

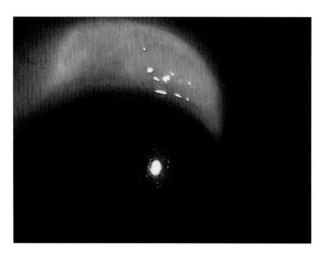 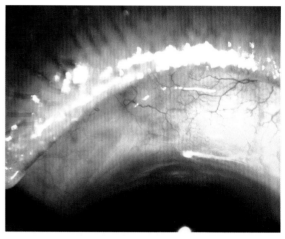

图15-1-8　青光眼术后功能性滤过泡的裂隙灯下所见，可见上方结膜处形成薄壁的无血管滤过泡　　图15-1-9　青光眼术后无功能性滤过泡的裂隙灯下所见，可见结膜下形成了明显的瘢痕组织

组织病理学发现，功能性滤过泡结膜上皮下的结缔组织排列疏松，并在结膜上皮下存在多囊状清亮空隙。而无功能性滤过泡的结膜上皮下有异常增厚的、多层的致密胶原纤维结缔组织，伴成纤维细胞的活跃增生，囊泡内衬纤维素性无细胞结构。

2. 共聚焦显微镜下对滤过泡功能的评估　共聚焦显微镜下功能性滤过泡在结膜上皮下可见大量上皮内微小囊肿（呈低反光性），同时上皮下的结缔组织排列非常疏松（图15-1-10，图15-1-11）；而无功能性滤过泡内结膜上皮下没有或只有少数几个上皮内小囊肿，上皮下的纤维结缔组织排列十分致

密，其中可见炎症细胞浸润（图 15-1-12~ 图 15-1-14）。研究结果表明，使用共聚焦显微镜对滤过泡进行活体观察是与来自活体组织学检查完全吻合的一种新方法。共聚焦显微镜在滤过泡的活体观察中所见到的微小囊肿的数量及上皮下结缔组织的密度与滤过泡的功能相关。通过共聚焦显微镜对滤过泡的观察，可以在临床出现相应症状之前提早发现滤泡功能失活的表现，有利于临床医师尽早对患者的病情变化做出相应处理，提高滤过手术的成功率。

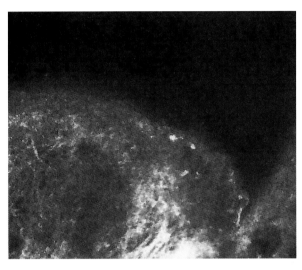

图 15-1-10　共聚焦显微镜下可见，功能性滤过泡的结膜上皮下存在微小囊肿（800×）

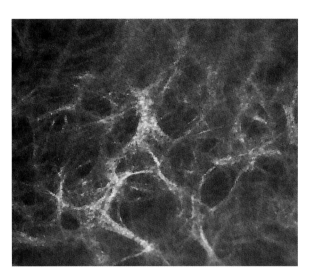

图 15-1-11　功能性滤过泡的滤过口处见大量疏松的纤维结缔组织（800×）

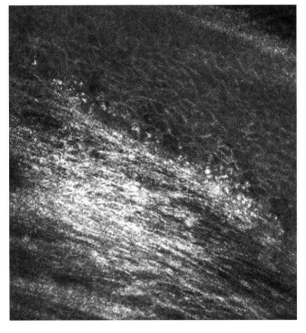

图 15-1-12　无功能性滤过泡在共聚焦显微镜下可见结膜上皮内无微小囊肿存在，上皮下的纤维结缔组织致密（800×）

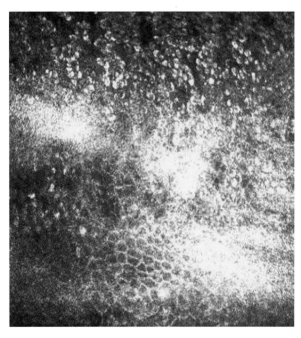

图 15-1-13　无功能性滤过泡的结膜上皮内可见成堆炎症细胞浸润（800×）

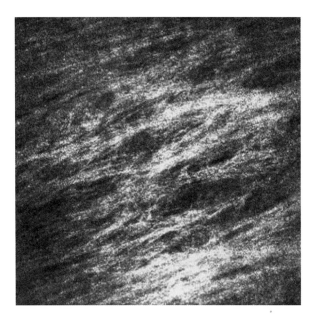

图 15-1-14　无功能性滤过泡在滤过口处见大量致密的纤维结缔组织，形成包裹（800×）

第二节　硅油性角膜病变

一、概述

硅油性角膜病变是视网膜脱离复位硅油注入术后的晚期并发症之一，包括角膜内皮功能失代偿、大泡性角膜病变和带状角膜病变。患者出现角膜基质水肿和混浊、视力下降。硅油进入前房与角膜内皮产生接触并进而沉积于角膜内皮面是导致硅油性角膜病变的主要原因（图 15-2-1，图 15-2-2）。硅油性角膜病变的表现非常多样，但是临床上最常见的是大泡性角膜病变和角膜带状变性。无晶状体眼、人工晶状体眼和老年患者都是玻璃体视网膜术后发生硅油性角膜病变的高危因素。

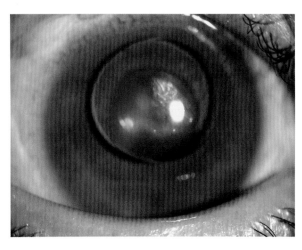

图 15-2-1　视网膜脱离复位硅油注入术后 3 个月，见硅油进入前房内

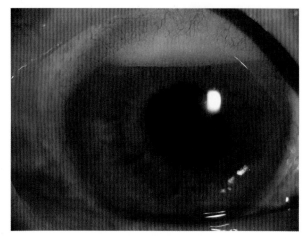

图 15-2-2　视网膜脱离复位硅油注入术后 3 个月，前房内见乳化的硅油

二、共聚焦显微镜在硅油性角膜病变诊断中的应用

笔者针对 99 例视网膜脱离复位硅油注入术后患者进行共聚焦显微镜检查。结果显示，硅油性角膜病变在共聚焦显微镜下主要表现为：角膜内皮细胞密度下降和细胞多形性增加、内皮细胞表面见油膜或油滴附着、角膜基质内斑块状高亮不规则物质沉积、角膜上皮下朗格汉斯细胞浸润。附着于内皮细胞表面的硅油颗粒可影响角膜内皮细胞形态和生理功能。共聚焦显微镜下，硅油表现为位于内皮面的高反光、不规则形态泡状或者膜状物质；由于硅油造成光线折射，与硅油接触区域的角膜内皮形态往往扭曲或者分辨不清。除内皮细胞的异常外，还可伴有角膜上皮大泡、基质水肿、基质细胞激活等表现（图 15-2-3~ 图 15-2-14 ）。

研究结果还表明，对于早期硅油性角膜病变，裂隙灯的检出率仅为 12.1%，而共聚焦显微镜的检出率为 40.4%，说明共聚焦显微镜对于临床尚无症状的硅油性角膜病变的早期诊断和及时干预具有重要意义。

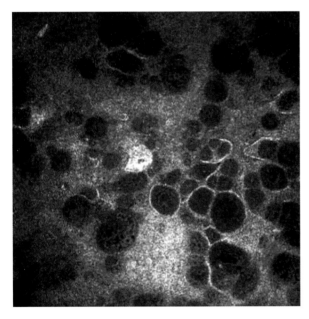

图 15-2-3　硅油性角膜病变晚期患者角膜上皮大泡（800×）

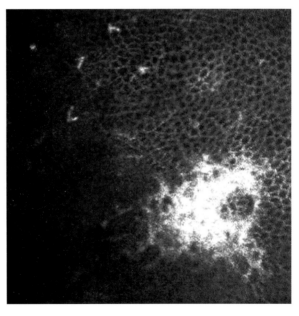

图 15-2-4　硅油性角膜病变患者的角膜上皮下见团块状高反光沉积物，并渗入周围基底细胞间隙（800×）

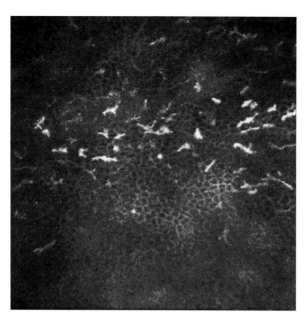

图 15-2-5　硅油性角膜病变患者的角膜上皮下大量朗格汉斯细胞浸润（800×）

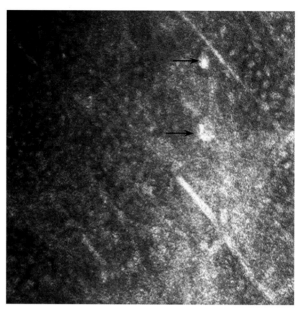

图 15-2-6　硅油性角膜病变患者，共聚焦显微镜下见上皮下条索状和圆形斑片状（箭头）高反光沉积物（800×）

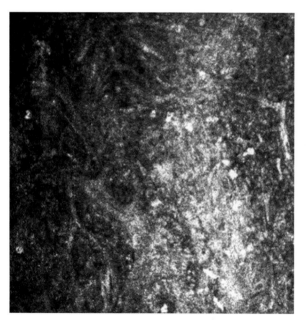

图 15-2-7　共聚焦显微镜下，硅油性角膜病变患者角膜浅基质层和前弹力层界面反光增强，见大量点状、条索状、不规则形状的高反光沉积物（800×）

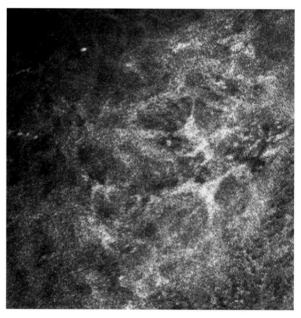

图 15-2-8　硅油性角膜病变患者，裂隙灯下已见明显基质水肿，共聚焦显微镜下见基质细胞呈激活状态，由于基质水肿明显，该患者内皮窥不清（800×）

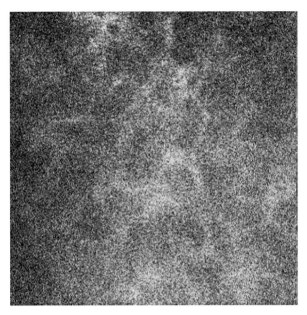

图 15-2-9 硅油性角膜病变晚期患者角膜基质明显水肿，背景反光增强，基质细胞轮廓模糊（800×）

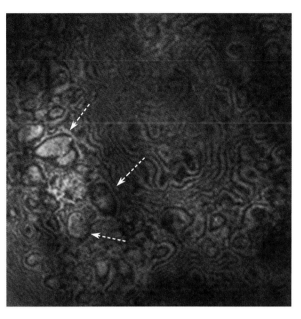

图 15-2-10 共聚焦显微镜下与硅油泡接触区域的角膜内皮细胞变形，轮廓隐约可辨（白色虚线箭头所示）（800×）

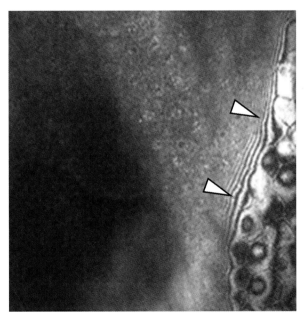

图 15-2-11 共聚焦显微镜下硅油泡与角膜内皮接触的边缘呈高亮反光（白色三角箭头）（800×）

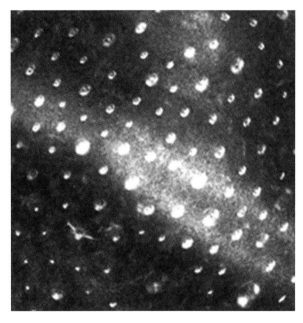

图 15-2-12 共聚焦显微镜下见乳化硅油泡呈"满天星"样，硅油乳化区的角膜内皮细胞无法分辨轮廓和形态（800×）

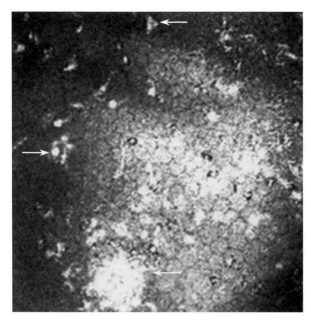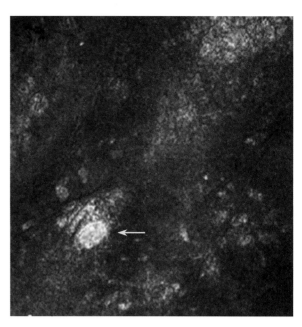

图 15-2-13　共聚焦显微镜下见硅油性角膜病变患者角膜内皮面附着的角膜后沉积物（白色箭头）和硅油小滴（黄色箭头）（800×）

图 15-2-14　共聚焦显微镜下，硅油性角膜病变患者角膜深层基质内见斑块状高反光沉积物（黄色箭头）（800×）

第三节　先天性无虹膜

一、概述

先天性无虹膜是一种严重影响患者生存质量的眼部先天性发育性疾病，在北欧人种中患病率较高，约为 1∶70 000，我国人群中患病率约为十万分之一。约 70% 患者有明显家族史，其余 30% 为散发病例。

最常见的先天性无虹膜的致病基因为位于 11p13 染色体的 *PAX6* 基因。研究表明，超过 80% 的先天性无虹膜的发病与 *PAX6* 基因突变有关。*PAX6* 的序列高度保守，在眼、鼻、胰腺、肠道和中枢神经系统发育过程中均起到重要作用。*PAX6* 基因内突变、片段丢失或染色体重排，都可导致先天性无虹膜。除 *PAX6* 基因外，*ABCB6* 基因、*FOX* 基因、*PITX* 基因、*CYP1B1* 基因和 *SOX2* 基因异常导致先天性无虹膜的发病和家系也有报道。

先天性无虹膜主要表现为虹膜先天性发育不全、虹膜组织部分或完全缺失（图 15-3-1），部分患者在婴儿期就出现视力下降和眼球震颤。眼部病变常随年龄增长而逐渐加重，对视功能的影响也日益严重。患者大多合并角膜缘、房角和晶状体发育异常，可出现青光眼、白内障、角膜缘干细胞功能障碍和角膜混浊等并发症（图 15-3-2），甚至致盲。

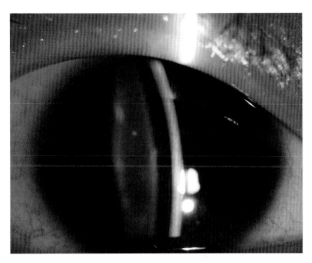

图 15-3-1　先天性无虹膜患者的虹膜先天性发育异常，完全缺失，伴晶状体混浊

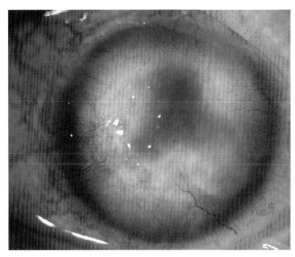

图 15-3-2　裂隙灯下可见先天性无虹膜病程超过 40 年的患者出现明显角膜缘干细胞功能障碍表现，角膜上皮和基质混浊，周边出现大量浅表新生血管

二、共聚焦显微镜下先天性无虹膜的表现

PAX6 基因异常导致角膜缘干细胞龛发育异常，影响干细胞的功能和代谢。在患者年幼时影响尚不明显，但疾病缓慢发展，到中年之后会逐渐出现各种角膜缘干细胞功能障碍的表现。角膜缘干细胞功能障碍的详细内容阐述见第六章。本节主要介绍先天性无虹膜引起的角膜上皮和角膜缘干细胞的进行性病变。

在共聚焦显微镜下，年轻患者的角膜上皮细胞形态基本正常，但是细胞密度较正常人低，上皮下神经丛密度也低于正常人；角膜缘可以见到 Vogt 栅栏结构，但是大部分患者的 Vogt 栅栏结构形态都不典型，出现萎缩迹象（图 15-3-3~图 15-3-6）。老年患者的角膜上皮被结膜上皮所取代，细胞形态和反光度异常，并可以出现结膜杯状细胞；角膜基质细胞结构紊乱，基质内可出现新生血管；角膜缘的 Vogt 栅栏结构被完全破坏，栅栏样条索结构完全消失，仅见裸露的血管（图 15-3-7~图 15-3-10）。

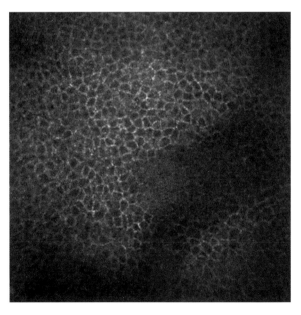

图 15-3-3　一 24 岁先天性无虹膜患者，角膜上皮形态基本正常，细胞密度略低于正常人（800×）

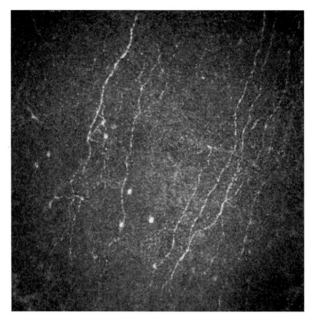

图 15-3-4　图 15-3-3 患者的上皮下神经较为纤细，密度也略低于正常人，可见少量炎症细胞（800×）

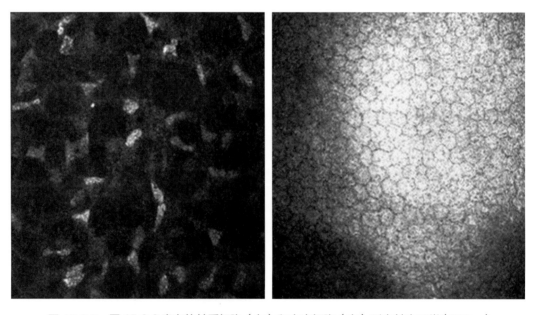

图 15-3-5　图 15-3-3 患者的基质细胞（左）和内皮细胞（右）形态基本正常（800×）

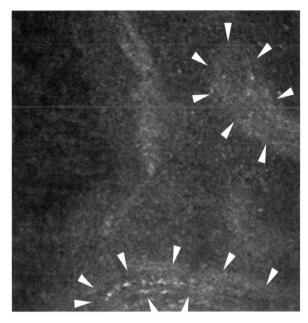

图 15-3-6　图 15-3-3 患者角膜缘可见指状的 Vogt 栅栏结构（三角箭头所示），但是排列较为稀疏，且基质条索外围的高亮基底细胞消失（800×）

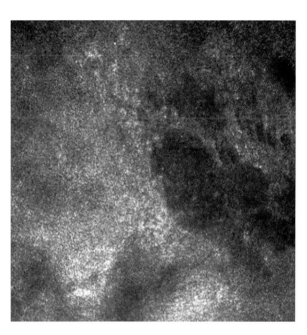

图 15-3-7　一 62 岁先天性无虹膜患者，大部分角膜上皮被结膜上皮取代，细胞质反光增强，细胞轮廓模糊（800×）

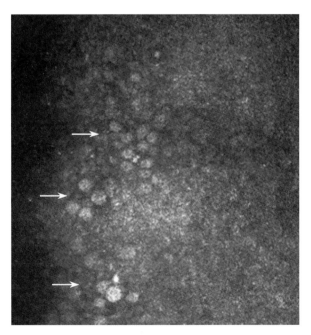

图 15-3-8　图 15-3-7 患者角膜上皮内可见杯状细胞（白色箭头）（800×）

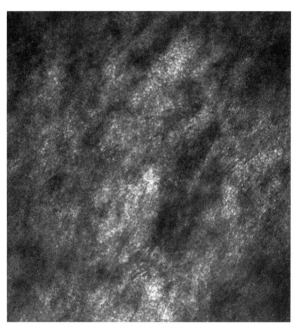

图 15-3-9　图 15-3-7 患者的角膜基质完全被破坏，基质细胞的轮廓无法分辨（800×）

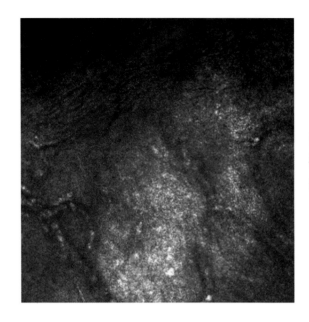

图 15-3-10 图 15-3-7 角膜缘 Vogt 栅栏结构完全萎缩，指样基质条索消失，仅见裸露的血管（800×）

第四节 甲状腺相关性眼病

甲状腺相关性眼病是一种成人最常见的眼眶疾病之一，多为双眼发病。甲状腺相关性眼病的发病机制目前尚不完全清楚，一般认为与环境因素、遗传因素和自身免疫性炎症反应有关，大部分患者伴有甲状腺功能亢进，少数患者存在甲状腺功能低下。

甲状腺相关性眼病的累及范围广，临床表现差异大，病变不仅累及眼眶结缔组织，也可波及眼睑、泪腺、结膜和角膜等眼表组织。研究表明，甲状腺相关性眼病患者中 40%~72% 可出现眼表组织受累，如突眼、结膜充血、瞬目减少、泪液蒸发加快、浅层点状角膜炎和暴露性角膜炎。印迹细胞学检测结果表明，慢性炎症反应是引起甲状腺相关性眼病的主要因素，因此树突状细胞在眼表各个组织内浸润是甲状腺相关性眼病的重要特征。这一点也通过共聚焦显微镜得到了印证。笔者对 38 例甲状腺相关性眼病患者进行共聚焦显微镜检查，发现角膜中央的上皮细胞层下见大量处于活跃状态的树突状细胞，树突状细胞密度与甲状腺眼病的活跃程度呈正相关，活跃期患者角膜中央的树突状细胞密度为 76.38 个 /mm²，非活跃期患者角膜中央树突状细胞密度为 47.49 个 /mm²，而正常对照仅为 21.46 个 /mm²（图 15-4-1~ 图 15-4-3）。

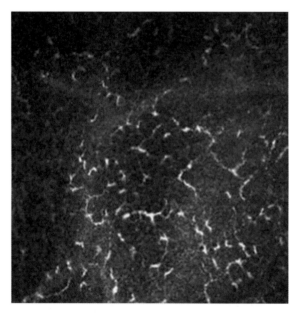

图 15-4-1 活跃期甲状腺相关性眼病患者的角膜上皮下见大量树突状细胞浸润（800×）

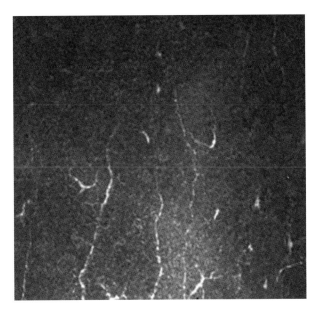 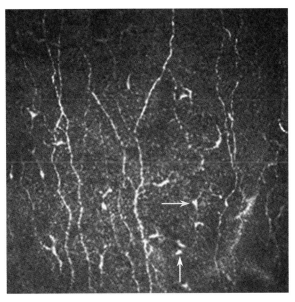

图 15-4-2　活跃期甲状腺相关性眼病患者的角膜上皮下神经丛密度显著降低（800×）

图 15-4-3　非活跃期甲状腺相关性眼病的角膜上皮下见浸润的树突状细胞数量明显少于活跃期患者，上皮下神经密度显著高于活跃期患者（800×）

　　受长期慢性眼表炎症的影响，甲状腺相关性眼病患者的角膜上皮下神经丛也发生异常变化，角膜神经纤维密度、分支密度、神经长度和扭曲度均明显低于正常对照。活跃期患者的神经纤维密度和扭曲度明显低于非活跃期患者，而另外两项参数在两个亚组之间无明显差异。相关性分析结果表明，角膜上皮下神经丛异常与眼睑肿胀、结膜充血和 OSDI 量表评分均存在显著的负相关性，与 Schirmer 试验结果存在正相关性。

（乐琦骅　郑天玉　崔心瀚）

1. Labbe A, Dupas B, Hamard P, et al. An evaluation of belbs after filtering surgery with the in vivo confocal microscope. J Fr Ophthalmol, 2004, 27（10）: 1083-1089.

2. Szaflik J P, Kmera-Muszyńska M. Confocal microscopy imaging of the cornea in patients with silicone oil in the anterior chamber after vitreoretinal surgery. Graefes Arch Clin Exp Ophthalmol, 2007, 245（2）: 210-214.

3. Zhivov A, Beck R, Guthoff R F. Corneal and conjunctival findings after mitomycin C application in pterygium surgery: an in-vivo confocal microscopy study. Acta Ophthalmol, 2009, 87（2）: 166-172.

4. Martone G, Frezzotti P, Tosi G M, et al. An in vivo confocal microscopy analysis of effects of topical antiglaucoma therapy with preservative on corneal innervation and morphology. Am J Ophthalmol, 2009, 147（4）: 725-735.

5. Morita K, Gao Y, Saito Y, et al. In vivo confocal microscopy and ultrasound biomicroscopy study of filtering blebs after trabeculectomy: limbus-based versus fornix-based conjunctival flaps. J Glaucoma, 2012, 21（6）: 383-391.

6. Le Q, Wang X, Lv J, et al. In vivo laser scanning confocal microscopy of the cornea in patients with silicone oil tamponade after vitreoretinal surgery. Cornea, 2012, 31（8）: 876-882.

7. Wu L Q, Cheng J W, Cai J P, et al. Observation of corneal langerhans cells by in vivo confocal microscopy in thyroid-associated ophthalmopathy. Curr Eye Res, 2016, 41（7）: 927-932.

8. Cui X, Xiang J, Zhu W, et al. Vitamin a palmitate and carbomer gel protects the conjunctiva of patients with long-term prostaglandin analogs application. J Glaucoma, 2016, 25（6）: 487-492.

9. Caglar C, Karpuzoglu N, Batur M, et al. In vivo confocal microscopy and biomicroscopy of filtering blebs after trabeculectomy. J Glaucoma, 2016, 25（4）: e377-e383.

10. Agnifili L, Fasanella V, Mastropasqua R, et al. In vivo confocal imaging of the conjunctiva as a predictive tool for the glaucoma filtration surgery outcome. Invest Ophthalmol Vis Sci, 2016, 57（7）: 2928-2935.

11. Saini M, Vanathi M, Dada T, et al. Ocular surface evaluation in eyes with chronic glaucoma on long term topical antiglaucoma therapy. Int J Ophthalmol, 2017, 10（6）: 931-938.

12. Patel D V, Zhang J, McGhee C N. In vivo confocal microscopy of the inflamed anterior segment: A review of clinical and research applications. Clin Exp Ophthalmol, 2019, 47（3）: 334-345.

13. Agnifili L, Brescia L, Oddone F, et al. The ocular surface after successful glaucoma filtration surgery: a clinical, in vivo confocal microscopy, and immune-cytology study. Sci Rep, 2019, 9（1）: 11299.

14. Rossi GCM, Scudeller L, Lumini C, et al. An in vivo confocal, prospective, masked, 36 months

study on glaucoma patients medically treated with preservative-free or preserved monotherapy. Sci Rep, 2019, 9 (1): 4282.

15. Baghdasaryan E, Tepelus T C, Vickers L A, et al. Assessment of corneal changes associated with topical antiglaucoma therapy using in vivo confocal microscopy. Ophthalmic Res, 2019, 61 (1): 51-59.

16. Wu L Q, Mou P, Chen Z Y, et al. Altered corneal nerves in chinese thyroid-associated ophthalmopathy patients observed by in vivo confocal microscopy. Med Sci Monit, 2019, 25: 1024-1031.

Atlas of Ocular Surface
in Vivo Confocal Microscope

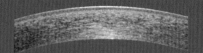